ガイドライン対応

臨床検査知識の整理

臨床化学

● 新臨床検査技師教育研究会 編

医歯薬出版株式会社

序

　臨床検査技師になるためには膨大な量を短時日のうちに勉強しなければならない．そのうえ，授業内容も検査技術の進歩とともに新しくなっている．

　このような授業内容を消化吸収していくことは容易なことではない．さらに学生生活をしめめくり，実社会に出ていく関門として国家試験が待っている．しかも，その国家試験がきわめて難関である．臨床検査技師を志して入学したからには，どうしてもこの関門をクリアーしなければならない．

　本書は，そのような負担の多い学生の勉強に少しでも役立つように配慮してつくられたものである．著者には臨床検査技師教育に携わってきたベテランの教師陣を配し，学校における授業の理解度を高め，平素の勉学にはもちろん，試験にあたっても利用できるよう構成されている．

　各章の冒頭には，「学習の目標」を揚げ，できるだけ教科書に並行した勉学ができるよう内容を組み立ててある．また，各章末の「セルフ・チェック」の A では，自分の理解度がチェックできるようになっている．不明な点は「解答」で解決できよう．もう一つのねらいの国家試験のためには「セルフ・チェック」 B の五肢択一式の問題で，その対策を講ずること

ができる．したがって，本書をマスターすることにより国家試験は間違いなく合格できるとみずから確信できるようになろう．

なお，本シリーズは平成十四年に発表された臨床検査技師の国家試験出題基準（ガイドライン）に対応するため，その掲載項目と照合し，必要と思われる事項について解説を加えた．ガイドラインと掲載頁の対照表も添付したので受験される際の確認としても参考にされたい．

最後に，本書は携帯に便利なサイズであるから，電車やバスの中で寸暇をみつけて愛用して勉強していただきたい．そして，本書を利用した学生がすべて臨床検査技師の免許を取得されることを心から祈ってやまない．

編　者

本書の使い方

1）[本書の記載範囲] 本書では『臨床検査技師国家試験出題基準』(ガイドライン)の「人体の構造と機能(生化学)生物化学分析検査学(臨床化学，放射性同位元素検査技術学)」のうち，「生化学，臨床化学」の領域について記載している．

2）本書の内容は，上記ガイドラインの大・中・小項目に出来るだけ準拠して記述されており，また各章ごとに「学習の目標」と問題「セルフ・チェック」を設け，能率的に学習し，かつ理解できたかを自分でチェックできるように構成されている．

3）重要事項・語句はゴチック体，赤文字で表している．赤文字の箇所は当社作成のメモリー・シート*を利用すると記憶するのに便利である．

4）巻末には索引に代えてチェック項目を設けた．一通りの勉強が終わって，試験日が近づいたなら，チェック項目について理解できているかを確かめてほしい．理解できていない場合は□□欄に×なりをつけて該当ページを読み返していただきたい．

---

* メモリー・シートをご希望の方は，当社第一出版部・宣伝まで80円切手同封のうえ，お申し込みください．

目　次

●「臨床検査技師国家試験出題基準」と本書との対照………前付

A. 生命のメカニズム …………………………………………1
B. 生物化学分析の基礎 ………………………………………9
C. 生物化学分析の原理と方法 ………………………………40
D. 無機質 ………………………………………………………75
E. 糖質 …………………………………………………………103
F. 脂質 …………………………………………………………133
G. 蛋白質 ………………………………………………………169
H. 生体のエネルギー …………………………………………200
I. 非蛋白窒素 …………………………………………………202
J. 生体色素 ……………………………………………………218
K. 酵素 …………………………………………………………226
L. 薬物, 毒物（血中薬物モニタリング）…………………279
M. 微量金属（元素）…………………………………………283
N. ホルモン ……………………………………………………284
O. ビタミン ……………………………………………………295
O. 機能検査 ……………………………………………………304
P. 遺伝子（gene）……………………………………………326

「臨床検査技師国家試験出題基準」と本書との対照

●数字は本書の頁数

人体の構造と機能(生化学)
生物化学分析検査学(臨床化学,放射性同位元素検査技術学)

大項目	中項目	小項目
1 生命のメカニズム	A 生命現象の生体構成成分 *1*	a. 生体元素 *1* b. 生体物質 *2* c. 物質の代謝 *2* d. 恒常性 *2* e. 生体のリズム *2*
	B 細胞の構造と働き *2*	a. 細胞の基本構造 *2* b. 細胞内小器官の機能 *3* c. 細胞分画 *5*
2 生物化学分析の基礎	A 特徴 *9*	
	B 単位 *9*	
	C 分析試薬 *11*	a. 標準物質 *11* b. 取り扱いと調整 *12*
	D 検体の取り扱い *16*	a. 採血 *16* b. 搬送 *18* c. 遠心分離 *18* d. 保存 *18*
3 生物化学分析の原理と方法	A 吸光光度法 *41*	a. 分光光度計 *41* b. 原子吸光計 *45*
	B 発光光度法 *45*	a. 炎光光度計 *45* b. 蛍光光度計 *47*
	C 比濁法と比ろう法 *48*	
	D 電気泳動法 *49*	
	E 電気化学分析法 *54*	a. イオン選択電極 *54* b. 酵素電極 *55* c. pHメータ *56* d. 電量滴定 *57* e. ガス分析 *58*
	F 自動分析法 *58*	
	G 酵素法 *60*	a. 測定条件 *60* b. 発色系 *63* c. 生体成分の測定 *65*
	H 免疫化学的測定法 *67*	a. 測定原理 *67* b. 検出方法 *67* c. 生体内微量成分の測定 *68*

大項目	中項目	小項目
	I 分離分析法 68	a．クロマトグラフィ 68 b．塩析 69 c．抽出 69
4 無機質	A 水と無機質の調整及び代謝 75	a．生体内分布と生理的意義 75 b．調節機構 77 c．アニオンギャップ 78
	B 無機質の検査 78	a．ナトリウム 79 b．カリウム 79 c．クロール 93 d．カルシウム 82 e．マグネシウム 86 f．無機リン 95 g．血清鉄 88 h．血清銅 92 i．浸透圧 97 j．重炭酸イオン 98
5 糖質	A 糖質の構造と機能 103	a．糖質の生理的意義 104
	B 消化・吸収・代謝 105	a．血糖の調節機能 105 b．グルコースの代謝 106 c．クエン酸回路 108
	C 代謝異常 110	
	D 糖質の検査 111	a．血糖 111・尿糖 116 b．HbA_{1c} 118 c．75g経口ブドウ糖負荷試験 119 d．フルクトサミン 120 e．1.5-アンヒドログルシトール 121 f．ピルビン酸・乳酸 123
6 脂質	A 脂の構造と機能 133	a．脂質の生理的意義 135, 136, 141, 144, 146, 150, 152, 155, 159, 160, 161
	B 消化・吸収・代謝 135	a．脂肪酸の代謝 135
	C 代謝の異常 136	
	D 脂質の検査 136	a．トリグリセリド 136 b．コレステロール 141 c．HDL-コレステロール 144 d．LDL-コレステロール 146 e．リン脂質 146 f．遊離脂肪酸 150

大　項　目	中　項　目	小　項　目
		g．過酸化脂質　*152*
		h．リポ蛋白　*153*
		i．アポ蛋白　*159*
		j．胆汁酸　*160*
		k．Lp(a)　*161*
7　蛋白質	A　アミノ酸と蛋白質の構造と機能　*169*	
	B　消化・吸収・代謝　*173*	a．尿素回路　*173*
	C　代謝の異常　*175*	
	D　蛋白質の検査　*175*	a．血清総蛋白　*176*
		b．血清アルブミン　*180*
		c．血清蛋白分画　*182*
		d．セルロプラスミン　*186*
		e．ハプトグロビン　*187*
		f．CRP　*188*
		g．トランスフェリン　*188*
		h．フェリチン　*189*
		i．膠質反応　*189*
8　生体エネルギー	A　高エネルギー化合物の役割と種類　*200*	
	B　代謝とATP生成　*201*	
9　非蛋白性窒素	A　生体内の非蛋白性窒素成分の生成　*202*	
	B　核酸の構造と機能　*202*	
	C　核酸の代謝　*203*	
	D　非蛋白性窒素成分の検査　*204*	a．尿素窒素　*205*
		b．クレアチニン，クレアチン　*207*
		c．尿酸　*210*
		d．アンモニア　*212*
10　生体色素	A　ヘム　*218*	a．ポルフィリン体　*218*
		b．ヘムの合成　*220*
		c．胆汁色素の代謝　*220*
	B　生体色素の検査　*221*	a．総ビリルビン　*221*
		b．直接・間接ビリルビン　*221*
11　酵素	A　酵素の基礎　*227*	a．酵素の役割・種類　*227*

大　項　目	中　項　目	小　項　目
		b．酵素の化学的性質と組成　*229* c．生体内分布と血中酵素の起源　*229* d．アイソザイム　*230*
	B　酵素活性の測定　*230*	a．酵素反応速度論　*60, 230* b．酵素活性単位　*230*
	C　酵素の検査　*232*	a．アルカリホスファターゼ　*232* b．酸ホスファターゼ　*232* c．アミラーゼ　*239* d．コリンエステラーゼ　*244* e．CK　*247* f．AST　*251* g．ALT　*251* h．γ-GT　*254* i：LD　*256* j．LAP　*260* k．リパーゼ　*262* l．レシチンコレステロールアシルトランスフェラーゼ（LCAT）　*263*
12　薬物・毒物	A　検査目的　*279* B　生体内の薬物動態　*280* C　血中薬物測定法　*280* D　毒物・劇物の分析　*281*	
13　微量金属 　　（元素）	A　検査目的　*283* B　有害金属元素の中毒　*283*	
14　ホルモン	A　ホルモンの種類と性質　*284* B　ホルモンの作用と調節機序　*285* C　ホルモン検査と臨床的意義　*286*	a．下垂体前葉ホルモン　*286* b．下垂体後葉ホルモン　*287* c．甲状腺ホルモン　*287* d．視床下部ホルモン　*288* e．副甲状腺ホルモン　*287* f．副腎皮質ホルモン　*288*

大項目	中項目	小項目
		g．副腎髄質ホルモン　*289*
		h．性ホルモン　*289*
		i．膵臓ホルモン　*289*
		j．消化管ホルモン　*290*
15　ビタミン	A　ビタミンの種類と性質　*295*	
	B　ビタミンの作用と分類　*295*	a．脂溶性ビタミン　*295*
		b．水溶性ビタミン　*297*
16　機能検査	A　機能検査の目的　*304*	
	B　肝(胆道)機能検査　*305*	a．意義　*305*
		b．病態
		c．異物排泄機能検査　*305*
		d．解毒機能検査　*306*
	C　腎機能検査　*307*	a．意義
		b．腎血流量検査　*308*
		c．糸球体機能検査　*309*
		d．尿細管機能検査　*312*
	D　膵機能検査　*313*	a．外分泌機能検査　*313*
		b．内分泌機能検査　*313*
	E　内分泌機能検査　*313*	a．下垂体機能検査　*314*
		b．甲状腺機能検査　*314*
		c．副甲状腺機能検査　*316*
		d．副腎皮質機能検査　*316*
		e．副腎髄質機能検査　*320*
		f．性腺機能検査　*321*
	F　その他の機能検査　*321*	a．消化管機能検査の意義　*321*
17　遺伝子	A　情報の伝達基礎　*326*	
	B　核酸・DNAの複製　*326*	a．核酸の種類と構造　*326*
		b．核酸の代謝　*329*
		c．DNAの複製　*329*
		d．DNAの傷害と修復　*329*
	C　転写と翻訳　*331*	a．蛋白質の合成と分布　*331*
	D　遺伝子検査の基礎　*332*	a．検体の取り扱い　*332*
		b．遺伝子解析の基本技術　*332*
	E　遺伝子の臨床検査　*333*	a．遺伝子の構造と機能の異常　*333*
		b．遺伝子診断　*334*
	F　倫理　*334*	

大項目	中項目	小項目
18 放射性同位元素	A 放射能・放射線の性質	a．原子の構造 b．核種 c．α線，β線，γ線 d．原子核の崩壊
	B 放射能・放射線の測定	a．単位 b．放射能・放射線の測定原理と測定機器 c．臨床用体外測定装置 d．管理測定装置
	C 取り扱いと安全管理	a．生物学的基礎 b．放射線防御，保健関係 c．管理法

*「放射性同位元素」については，別に『臨床検査知識の整理/放射性同位元素検査技術学』があります．

A 生命のメカニズム

学習の目標

- □ 生体元素の種類
- □ 代謝
- □ 恒常性
- □ 生体のリズム
- □ 細胞の基本単位
- □ 細胞内小器官の構造
- □ 細胞分画

1 生命現象の生体構成成分

1）生体元素

生体は約20種の元素で構成されている。ことに有機元素といわれる少数の種類の元素(C, H, O, N)が大半を占める(表A-1)。

表 A-1 人の主な元素組成

元 素	60 kg 体重当りの重量 (g)	微量元素	60 kg 体重当りの重量 (g)
O	37,600	Fe	3.60
C	11,600	F	2.22
H	5,580	Zn	1.98
N	3,080	Cu	0.06
小 計	57,860	Se	0.012
Ca	828	Mn	0.012
S	384	I	0.012
P	378	Mo	0.006
Na	156	Cr	0.001
K	132	Co	0.001
Cl	108		
Mg	24		
合 計	59,870		

(Down Hutchin & Ross, 1972; Schroeder, H. A. & Nason, A. P., 1971 よりの値を 60 kg 当りに改変)

2) 生体物質

動物組織では生体の重さの60〜80%が水，ついで蛋白質と核酸である．糖質と脂質も欠かせない．

3) 物質の代謝

外界から種々の栄養を取り入れ消化分解し，細胞構成成分と同じ物質に作り変える"同化"と，不要になった部分を非自己化し，細胞外に排泄"異化"し，物質の交代を行っている．この過程を代謝といい，生命現象のもっとも基本的な過程である．

4) 恒常性(homeostasis)

外部環境の変化に対して，内部環境では浸透圧，pH，温度，糖，蛋白質濃度などが一定に保たれている．内部の細胞は体液で囲まれ，外部環境からの直接の影響を受けない．これを恒常性とよぶ．恒常性の維持機構が破綻した状態が病気であるといえる．逆に病気になった場合でもこの恒常性の維持機構が働いて，修復される．

5) 生体のリズム

生体リズムとは，地球の公転や自転に合わせた人体の生理的リズムをいう．このリズムを支配する体内時計機構は，視床下部の視交叉上核あるいは松果体に存在し，これが機能的に結びついて概日リズム（サーカディアンリズム）を形成していると考えられている．これは光と同調しており，光はもっとも強力な因子と考えられている．自転に伴う昼夜リズムを基にしているのが，ほぼ1日を周期として変動する概日リズムで，とくに医学的に重要視されている．ホルモンの分泌や，神経系の機能にも顕著な日内リズムがみられる．

2 細胞の構造と働き

1) 細胞の基本構造

細胞……
- 原核細胞（小器官をもたず，リボソームのみ，細胞膜と細胞質のみ）
- 真核細胞（多くの器官をもつ）
  （動物，植物などの細胞）

2）細胞内小器官の構造と機能（図A-1）

小器官
(organelles) ……
- 細胞膜(cell membrane)，または形質膜(plasma membrane)
- 核(nucleus)
- 小胞体(endoplasmic reticulum) { 滑面小胞体 / 粗面小胞体 }
- リボソーム(ribosome)
- ゴルジ体(Golgi body)
- ミトコンドリア(mitochondria)
- リソソーム(lysosome)
- ペルオキシソーム(peroxysome)
- 細胞骨格(cytoskeletor)

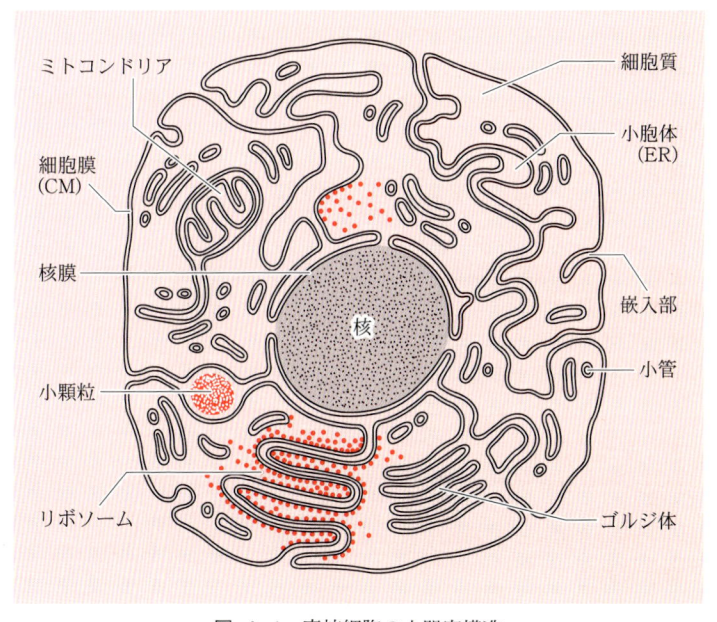

図 A-1　真核細胞の小器官構造
(阿南功一，阿部喜代司，原　諭吉：臨床検査学講座　生化学．医歯薬出版，2004，p.5，図2)

核以外の部分を細胞質とよぶ．

● 細胞膜

細胞膜は脂質を主成分とする膜(脂質2重層)によりできており，一部の分子は通すが，必要な物質は細胞内に閉じ込めておく働きをする．

● 核

核膜により包まれている．核膜は2重膜で核の内容物と細胞質を分離する．核は多くの場合球形で，4〜6 μm の大きさ．DNA, RNA, クロマチン (DNA と核蛋白の複合体)，核小体がみられる．クロマチンが凝縮して作られるものが染色体である．

● 小胞体

網目状の小腔膜系である．小胞体は種々物質の代謝の場．滑面小胞体は，膜の合成，解毒および水に不溶な物質の代謝の場．粗面小胞体は表面にリボソームをもっており，分泌蛋白の合成が行われている．

● リボソーム

メッセンジャーRNA の塩基配列を基にアミノ酸から蛋白質を合成する場．

● ゴルジ体

粗面小胞体から送られた多くの蛋白質に糖鎖を転移する場．

● リソソーム

酸性条件下で核酸や脂質，蛋白質，炭水化物などを分解できる加水分解酵素を含む．

● ペルオキシソーム

過酸化物を分解する酵素を含む小胞である．細胞にとって H_2O_2 は毒なので，ペルオキシソームに含まれるカタラーゼによって分解される．

● ミトコンドリア

糖質，脂質および蛋白質の熱量素を CO_2 と水にまで分解し，その酸化エネルギーをアデノシン-5′-三リン酸(ATP)に変換する．ミトコンドリアは，酸素を取り込んで CO_2 を排泄する呼吸の中心でもある．

● 細胞骨格

細胞質基質には線維状の蛋白質が存在し，これを細胞骨格とよぶ．この役割は，細胞の形態の保持，細胞小器官の結合，原形質流動やアメーバ運動を引き起こすことである．

A 生命のメカニズム ● 5

3 細胞分画（図 A-2，表 A-2）

細胞をホモゲナイザーで破壊し，大きさおよび比重の差を用いて遠心法で分画する．各小器官はそれぞれ特徴的な酵素をもっているので，それらの酵素活性を測定することで純度がわかる．

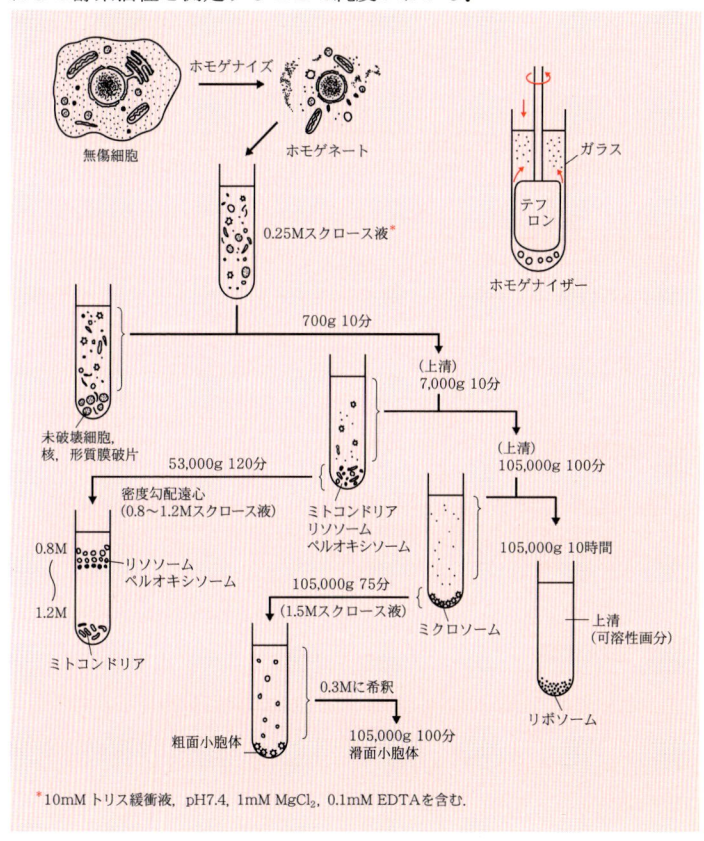

図 A-2 細胞分画
(阿南功一，阿部喜代司，原 諭吉：臨床検査学講座 生化学．医歯薬出版，2004，p. 9，図10)

表 A-2　肝細胞小器官の種類と標識酵素

小器官	標識酵素
核	DNA ポリメラーゼ
ゴルジ体	グリコシルトランスフェラーゼ
ミトコンドリア	モノアミンオキシダーゼ（外膜）
	チトクロームオキシダーゼ（内膜）
リソソーム	酸ホスファターゼ
小胞体	グルコース-6-ホスファターゼ
形質膜	$Na^+ \cdot K^+$ ATPアーゼ
ペルオキシソーム	ウリカーゼ
細胞質	LD

4　細胞の接着

① 細胞間接着：細胞同士が直接結合するもので，カドヘリン（接着因子）が重要な役目を果たす．
② 細胞基質間接着：コラーゲン，ラミニンなどの細胞外基質に結合．

5　細胞分裂

1個の細胞が2個に分裂する現象．
① 母細胞：分裂する前の細胞．
② 娘細胞：分裂してできる細胞．

6　細胞周期

① 細胞周期：細胞分裂開始，完了また次の分裂が始まるまでの間．
② G_1(Gap$_1$)期：有糸分裂（細胞分裂において，その構造に変化が起き，染色体が娘細胞に受け継がれること）期が過ぎて，RNAと蛋白質の合成が開始される時期．
③ S(Synthetic phase)期：DNAの複製が開始される時期．
　G_2期：S期の終りから，有糸分裂が始まるまでの期間．
　M期：細胞が分裂し，2個の娘細胞になるまでの時期．

セルフ・チェック

B

1. 細胞骨格を支持する蛋白質はどれか
   ① アクチン
   ② ミオシン
   ③ スペクトリン
   ④ ヒストン
   ⑤ コラーゲン

2. 電子伝達系について誤っているのはどれか
   ① 電子伝達系の酵素はミトコンドリアの内膜に存在する
   ② NADHは電子伝達系で酸化され2モルのATPを生じる
   ③ $FADH_2$はユビキノンCoQから再酸化される
   ④ 最終生成物はH_2Oである
   ⑤ チトクロームは鉄原子の酸化還元を行う

3. 高エネルギーリン酸化合物でないのはどれか
   ① アデノシン三リン酸
   ② アデノシン二リン酸
   ③ クレアチンリン酸
   ④ ホスホエノールピルビン酸
   ⑤ グアニル酸

4. 補酵素NADPHが関与する酵素反応はどれか
   a グリセルアルデヒド-3-リン酸デヒドロゲナーゼ
   b リンゴ酸デヒドロゲナーゼ
   c グルコース-6-リン酸デヒドロゲナーゼ
   d 6-ホスホグルコン酸デヒドロゲナーゼ
   e ピルビン酸デヒドロゲナーゼ
   ① a, b ② a, e ③ b, c ④ c, d ⑤ d, e

B 1-③, 2-②, 3-⑤, 4-④

8 ● セルフチェック

5. 基質レベルのリン酸化で基質となるのはどれか
① イソクエン酸
② クレアチンリン酸
③ 3-ホスホグリセリン酸
④ 2-オキソグルタル酸（α-ケトグルタル酸）
⑤ グルコース 6-リン酸

5-②

B 生物化学分析の基礎

学習の目標

- □ 臨床化学分析の特徴
- □ SI 単位（基本単位）
- □ SI 単位（誘導単位）
- □ 接頭語
- □ 標準物質の定義
- □ 容量分析用標準物質
- □ 天秤の秤量，感量
- □ 量器の公差
- □ 量器の受用・出用
- □ 水の種類
- □ 緩衝液
- □ 血清の分離法
- □ 抗凝固剤
- □ 検体の溶血
- □ 正常値
- □ 基準値（基準範囲）
- □ パラメトリック法
- □ ノンパラメトリック法
- □ 検査法間の感度・特異度
- □ ROC 曲線
- □ 誤差の種類
- □ 誤差の許容範囲
- □ 精度管理

1 特 徴

臨床化学（clinical chemistry）の特徴は，対象が生体試料であること．

臨床化学分析の特徴

① 迅速な分析と報告．
② 微量の生体試料．
③ 正確かつ精密な分析値．
④ 試料中の成分は変質あるいは変化しやすいこと．
⑤ 特異性の高い分析法．
⑥ 経済的でしかも簡易な手技・手段．

2 単 位

① 臨床化学の測定値は通常，濃度で表現する．ただし酵素については単位試料当りの酵素活性で表現される．

② 生化学の分野では，国際的には国際純正応用化学連合(IUPAC)と国際臨床化学連合(IFCC)の名でSI単位(Système International d'Unités)を用いることが推奨されている．

③ SI単位は基本単位(表B-1)と，誘導単位(基本単位以外の単位でSI単位を組み合わせた組立単位，表B-2)からなり，これに必要に応じて接頭語をつける(表B-3)．

④ 酵素の単位については「K　酵素」の項(p. 230)参照．

表 B-1　SI単位の基本単位

単 位	名 称	記 号
長さ	メートル	m
質量	キログラム	kg
時間	秒	s
電流	アンペア	A
熱力学的温度	ケルビン	K
光度	カンデラ	cd
物質(の)量	モル	mol

表 B-2　SI単位の組立単位

量	単位の名称	単位の記号
面積	平方メートル	m^2
体積(容積)	立方メートル	m^3
波数	毎メートル	m^{-1}
密度	キログラム毎立方メートル	kg/m^3
濃度	モル毎立方メートル	mol/m^3
周波数	ヘルツ	Hz $(=s^{-1})$
力	ニュートン	N $(=m \cdot kg \cdot s^{-2})$
圧力	パスカル	Pa $(=N \cdot m^{-2})$
エネルギー(熱量)	ジュール	J $(=N \cdot m)$
電気量(電荷)	クーロン	C $(=A \cdot s)$
電圧(電位差)	ボルト	V $(=J/C)$
電気抵抗	オーム	Ω $(=V/A)$
電導度	ジーメンス	S $(Ω^{-1})$

(　)：定義

表 B-3 大きさを表す接頭語

接頭語		記 号	単位に乗ずる倍数
エクサ	exa	E	10^{18} （百京倍）
ペタ	peta	P	10^{15} （千兆倍）
テラ	tera	T	10^{12} （一兆倍）
ギガ	giga	G	10^{9} （十億倍）
メガ	mega	M	10^{6} （百万倍）
キロ	kilo	k	10^{3} （千倍）
ヘクト	hecto	h	10^{2} （百倍）
デカ	deca	da	10 （十倍）
デシ	deci	d	10^{-1} （十分の一）
センチ	centi	c	10^{-2} （百分の一）
ミリ	milli	m	10^{-3} （千分の一）
ミクロ	micro	μ	10^{-6} （百万分の一）
ナノ	nano	n	10^{-9} （十億分の一）
ピコ	pico	p	10^{-12} （一兆分の一）
フェムト	femto	f	10^{-15} （千兆分の一）
アト	atto	a	10^{-18} （百京分の一）

〈参考事項〉

＊SI 単位は現在，ヨーロッパ，オーストラリアなどの国々において臨床検査の分野でも普及しているが，わが国ではまだ一般化されていない．今後，SI 単位に統一される方向に向かうと思われるので，十分理解し，換算できるようにしておくこと．

mg/dl から mmol/l への変換式＝mg/dl×10÷分子量

3 分析試薬

1）標準物質

国際標準化機構(International Organization for Standardization；ISO) での定義は，標準物質とは「測定機器の較正・測定法の評価あるいは物質の値づけの標準として用いる素材又は物質で，それがもう１つ又はそれ以上の特性値が標準として使用されるのに十分な程度で確立されたもの」としている．

1 容量分析用標準物質

標準液をつくるために精製された純度の高い（JIS規格では99.95％以上）物質を容量分析用 1次標準物質という．現在，JIS規格による容量分析用標準物質として，亜鉛，塩化ナトリウム，三酸化ヒ素（AS_2O_3），重クロム酸カリウム（$K_2Cr_2O_7$），シュウ酸ナトリウム（$Na_2C_3O_4$），スルファミン酸（$HOSO_2NH_2$），炭酸ナトリウム（Na_2CO_3），銅，フッ化ナトリウム（NaF），ヨウ素酸カリウム（KIO_3）の10品目がある．

2 臨床化学用標準物質

アメリカのNIST（National Institute for Standards and Technology）からグルコース，ビリルビン，尿酸など30種以上の標準物質が製造され，入手できるようになっている．その後NCCLS（National Committee for Clinical Laboratory Standards）が血清蛋白標準品も含み，それらの規格化を行っている．

① 認証標準物質（certified reference material）：特性値が認証を行う団体によって決定されたもので，認証書が添えられている．

（例）CRM 470（血漿蛋白国際標準品）

② 1次標準物質（primary reference material）：特性値が絶対基準法（同位体希釈質量分析法などの最高水準の測定法）によって決定されたもの．

③ 2次標準物質（secondary reference material）：特性値が実用基準法（絶対基準法の次に水準が高く，しかも実用性の高い方法）によって決定されたもの．

④ 常用標準物質（working reference material）：特性値が実用基準法，あるいは常用基準法（酵素活性の測定用に特別に定めた方法）によって決定されたもの．常時使えるように多量に供給される標準物質．

2）取り扱いと調製

分析用の試液は一定量の試薬を正しく秤量し，所定の濃度とするので，化学天秤の使い方，試薬の溶かし方，容量フラスコの扱い方などには十分熟達する必要がある．

1 純度と規格

●試薬の純度

試薬の純度は化学分析に大きな影響をもつが，わが国では日本工業規

格(JIS規格)，日本薬局方などによる純度基準があり，その規制を受けている．このような公的基準のほかに民間企業による独自の規格を定めているものもある．

●JIS規格

日本工業規格で経済産業省の管轄下で工業標準化法に基づいた規格．約800種の試薬がこれにより規制されている．特級，1級，特殊に分かれ，それぞれの試薬純度基準が定められている．

●外国における試薬規格

ACS規格(アメリカ)，アメリカ薬局方，イギリス薬局方などがあり，民間企業単位の代表的なものに Merk 規格(西ドイツ)がある．

2 分析器具

〈天 秤〉

●天秤の秤量

天秤が完全に測定しうる最大許容重量のこと．

●感　量

指針を最小の1目盛り動かすのに要する質量差．最小読み取り．

●天秤の種類

① 上皿天秤：大略の秤量に用いる．秤量200g，感量0.1gのものが多く用いられる．

② 直示上皿天秤：秤量200〜1,000g，感量1mg．

③ 化学天秤：正確な秤量に用いる．秤量100gまたは200g，感量0.1mg．最近はあまり用いられない．

④ 直示天秤：化学天秤に比べ，操作が容易で重量を直読できる．秤量30〜200g，感量0.001〜0.1mgまで各種ある．

●天秤使用上の注意

① 温度差および振動の少ない場所に設置する．

② 使用前に水平を確かめる．

③ 常に清潔を保つよう留意する．

④ 取り扱いは粗暴であってはならない．

⑤ 休止時にはすべてのつまみをゼロにする．

⑥ 試薬は皿上に直接のせず，ビーカー，秤量ビン，時計皿などを利用．その風袋を差し引く．

〈量　器〉

●メスコルベン（メスフラスコ）

正確に比較的大容量の液体を測容する量器．

●メスシリンダー

メスコルベンより不正確であるが，目盛りがあるため任意の量を測容できる．

●ピペット

① ホールピペット：所定の量だけ正確に秤量することができるピペット．

② メスピペット：細かい目盛りがついたもので，ホールピペットより不正確であるが，任意の量の採液や分注に適している．

③ オストワルド型ピペット：粘度が高い溶液に適したピペット．

④ 駒込ピペット：1〜20 ml 程度のおおよその採液を行うためのピペット．

●微量ピペット

エッペンドルフ型の微量ピペットが使われる．1回ごとにチップを交換できるので，検体間の汚染がない．通常，10〜100 μl の分注には黄色チップ，100〜1,000 μl には青色チップを用いる．

●ビュレット

滴定に用いる量器：ミクロビュレット，自動ビュレットもある．

●量器の公差

測定誤差の許容範囲を公差といい，度量衡法で定められている．

●量器の検定

量器の検定は，大容量のものは水，小容量のものは水銀を用いる．

●量器受用と出用

測量器には受用と出用がある．受用の目盛りは液をその目盛りまで入れたとき規定の量が入ったことを意味し，出用には測量器に注ぎ出したとき規定量となる目盛りが刻まれている．受用には"受"または"E"，出用には"出"または"A"のマークが記されている．通常，出用公差は受用公差の2倍である．

3 水

●水の種類

① 原水(常水)：日本薬局方に規定がある．飲料用水の水質とほぼ同じである．
② 蒸留水：蒸留によって精製された水．
③ 再蒸留水：蒸留水を再度蒸留精製した水で，いっそう純度が高い．
④ 脱イオン水：原水中の不純物であるイオンを，強酸性陽イオン交換樹脂および強塩基性陰イオン交換樹脂でそれぞれ H^+ および OH^- に交換して脱イオンした水．イオン化しない不純物(コロイド，細菌など)は除去できない．蒸留と脱イオンを併用すれば，いっそう純度の高い水が得られる．

●水の純度の検定

水の純度は通常，比電気伝導度(単に電気伝導度ともいう)で測定する．純度が高いほど，比電気伝導度は低い．

4 緩衝液

一般に弱酸とその強アルカリ塩の混合液は緩衝作用をもち，そのpHは次式で表される．

$$\text{Henderson-Hasselbalch の式：pH} = pK + \log \frac{〔弱酸塩〕}{〔弱酸〕}$$

(pK：弱酸の解離定数の逆数の対数)

●緩衝液の種類

酸性域	グリシン・塩酸	pH 2.2～3.6
	フタル酸水素カリウム・塩酸	pH 2.2～3.8
	クエン酸・クエン酸ナトリウム	pH 3.0～6.2
	酢酸・酢酸ナトリウム	pH 3.6～5.6
アルカリ性域	バルビタール・バルビタール Na	pH 7.0～8.9
	トリス・塩酸	pH 7.2～9.0
	炭酸・重炭酸	pH 9.2～10.7

注：中性付近はリン酸緩衝液(pH 5.7～8.0)やグッド緩衝液を用いる．

●緩衝液の特性

① 一般に温度が上昇すると，pHは上昇する．
② 蒸留水で2倍に希釈してもpHはほとんど変わらない．

〈参考事項〉
＊**臨床化学検査における標準液**：臨床化学では血清中の定量分析が主で，その分析のための標準液としては，ほとんどの場合，水溶液ではなく standard in serum の形態で利用されている．これは血清中の蛋白質をはじめいろいろな共存物質による反応への干渉があること，水溶液と血清では粘性に差があることなどを考慮したものである．

4 検体の取り扱い

1）採 血

1 血清の分離法

採血後約 30 分間室温で静置した後，1,500〜2,000 回転/分で 15 分間遠心しその上清をとる．近年，促進剤としてトロンビンを使用し，凝固が 5 分で完了する高速凝固タイプ採血管を用いることが多くなった．

2 血漿分離における抗凝固剤の影響

●種類（表 B-4）

血液化学では主に血清が試料として用いられ，抗凝固剤が利用される場合はかなり限られている．抗凝固剤の使用時には抗凝固剤そのものによる汚染，反応系への干渉や酵素阻害などについて十分留意する必要がある．

表 B-4 抗凝固剤の種類と測定に不適当な項目

種 類	1 ml 当り使用量	測定に不適当な項目
ヘパリン (Na，Li 塩)	0.01 mg	ZTT，TTT，リパーゼ
シュウ酸塩 (Na，K，アンモニウム塩)	2 mg	Na, K, Cl, Ca, IP, LD, ALP, ChE, ZTT, TTT, Chol. など
クエン酸塩 (Na 塩)	5 mg	Na, K, Cl, Ca, IP, CK, アミラーゼ，ZTT，TTT など
EDTA 塩 (Na，K 塩)	1 mg	Na, K, Ca, Cl, LD, ALP, LAP, ChE，アミラーゼ など
フッ化塩 (Na 塩)	5〜10 mg	Na，酵素一般，酵素法一般

●応用例
① フッ化ナトリウム：解糖阻止剤としても働き血糖検査に用いる．
② ヘパリン：血液ガスや緊急検査に適用．比較的応用範囲が広い．

3 静脈血，毛細管血，動脈血
① 静脈血：もっとも一般的に用いられている．
② 毛細管血：耳朶または指頭採血したもので動脈血に近い．
③ 動脈血：血液ガス分析に用いられる．
④ 静脈血と動脈血(毛細管血)で差のあるもの．
　　静脈血＞動脈血：乳酸，ピルビン酸
　　静脈血＜動脈血：グルコース

4 検体の溶血

試料として溶血血清は好ましくない．第1の理由は，一定量の全血と血漿(血清)では水分含有量が81％と93％と異なること，第2の理由は，赤血球内と細胞外液における各種成分の濃度に差があるためである（表B-5）．

表 B-5　血漿と赤血球における各種成分の濃度

成　分	赤血球	血漿	赤血球/血漿
塩化物イオン (mEq/l)	52.0	104.0	0.50
カリウム (mEq/l)	100.0	4.4	22.73
カルシウム (mEq/l)	0.5	5.0	0.10
グルコース (mg/100 ml)	74.0	90.0	0.82
クレアチニン (mg/100 ml)	1.8	1.1	1.64
クレアチンキナーゼ	0.0	0.8	0.00
総コレステロール (mg/100 ml)	139.0	194.0	0.72
コレステロールエステル (mg/100 ml)	0.0	129.0	0.00
酸ホスファターゼ	200.0	3.0	67.00
AST	500.0	25.0	20.00
ALT	150.0	30.0	5.00
ナトリウム (mEq/l)	16.0	140.0	0.11
尿素窒素 (mg/100 ml)	14.0	17.0	0.82
尿酸 (mg/100 ml)	2.5	4.6	0.54
乳酸デヒドロゲナーゼ (LD)	58,000.0	360.0	161.11
マグネシウム (mEq/l)	5.5	2.2	2.50
無機リン (mg/100 ml)	2.5	3.2	0.78

〈参考事項〉

＊**赤血球膜の active transport**：赤血球膜では，細胞内外の濃度勾配に逆らって Na を汲み出し，K を取り入れている．これをナトリウムポンプという．このエネルギーは Na, K-ATPase の働きで ATP の分解により供給される．全血をそのまま冷蔵庫で保存するとこの働きが低下し，血清 K が上昇する．

2）搬　送

正しく採取された検体でも，適切な方法で迅速に搬送して測定する場所まで届けなければ，正しい値が得られないことになる．信頼性の高い結果を報告するためには，搬送システムも確立しておく必要がある．

3）遠心分離

●血清分離における問題点

① 全血長時間室温放置後の遠心分離：無機リンの上昇，グルコースの低下，乳酸，ピルビン酸の上昇．

② 全血冷蔵庫保存後の遠心分離：K の上昇．

③ 溶血による血球成分混入による影響：K, LD, AcP, AST などの上昇，ビリルビン(M-E 法)の低下．その他の測定法との関連で大きな問題となることが多い．

4）保　存

① 血清：通常，試験管に入れ密栓し冷蔵庫内で保存する．長期間保存には凍結保存($-20°C$以下)する．おのおのの条件での安定性は項目により異なる．ただし LD アイソザイムなどは常温のほうが安定である．

② 尿：血清と同様であるが，必要に応じて防腐剤としてトルエン，キシレン，クロロホルム，ホルマリンを添加することがある．

5 ［関連必要項目］基準範囲・基準値（正常値）

1）基準範囲とは

基準値とは診断の基準となるもので，基準範囲ともよばれる．数年前までは正常値といっていたが，基準範囲という概念がより適切であるとの考えから，近年は基準範囲に切りかわった．基準範囲は，正常というむずかしい概念を避け，その利用目的，母集団の定義，測定法，測定機

器，試薬を明確に定義づけるところにその特徴がある．測定値に互換性を有する複数施設の協力で作成すると，より効果的である．

基準値(基準範囲)は，健常と思われ，かつ生活習慣の共通する母集団の計測値を求め，計測値の95%を含む中央部分(平均±1.96標準偏差)と定義される．

2) 健常者化学成分の度数分布
① 正規分布型：Na, Cl, Ca, 無機リン, 血糖, アルブミン, 尿酸など．
② 対数正規分布型：K, BUN, クレアチニン, コレステロール, ビリルビン, AST(GOT), ALT(GPT), ALP, ZTTなど．

3) 基準範囲の設定法
① **健常者群を抽出し算出する方法**：この方法がもっとも一般的で，問診，検尿はじめ簡単な検査で健常者をスクリーニング抽出し，空腹時採血を行いこれを測定し，パラメトリック法，ノンパラメトリック法あるいは確率紙法で算出する．

② **異常者を含んだ群から算出する方法**：Hoffmann法がその代表で，患者を含んだ群で対数確率紙を用い，相対累積度数をプロットし，健常者群と思われる部分を外挿し，2.5〜97.5%の範囲の測定値を臨床参考範囲とする方法である．

そのほかに，2.2 SDをはずれるものを除外する操作を，除外例がなくなるまで繰り返したのち，パラメトリック法で算出する方法もある．

4) 基準範囲の計算法
① パラメトリック法：分布型に一定の仮定をおき，その仮定に基づいて95%信頼区間を計算する．通常，正規分布となるように変数変換を行い，その平均値と標準偏差を求める．95%の信頼区間を計算し，その上・下限値を逆変換した値を基準値とする．

② ノンパラメトリック法：分布に依存しない方法．全基準個体のデータを大きさの順に並べ替え，上下2.5%目に位置する個体の値を基準範囲の上・下限値とする．

③ 確率紙法：データの度数分布表を作成し，相対累積度数($P\%$)を求め，市販の確率紙(正規分布用と対数正規分布用とがある)を用いプロットする．これより直線を引き，±2 SDに相当する範囲($P=2.28\%$と$P=97.72\%$の間)を基礎範囲とする．

5）基準範囲の性差，年齢差

① 男性＞女性：尿酸，クレアチニン，BUN，血清鉄，ヘモグロビンなど．
② 男性＜女性：HDL-コレステロール，リン脂質，コレステロール，クレアチン(中年以後)など．
③ 成人＞小児：コレステロール，グロブリン，総蛋白など．
④ 成人＜小児：ALP，A/Gなど．

6）生理的要因による血清成分の変化と日内変動

① 食後上昇するもの：グルコース，トリグリセリド．
② 食後低下するもの：無機リン，遊離脂肪酸．
③ 立位で臥位より高いもの：総蛋白，アルブミン，カルシウム(いずれも外来患者と入院患者とで明白に異なる)，レニン活性．
④ 運動後上昇するもの：ピルビン酸，乳酸，CK，LD，AST．
⑤ 飲酒習慣で上昇しやすいもの：γ-GT，トリグリセリド．
⑥ 日内変動が著しいもの：血清鉄，コルチゾール(いずれも朝に最高となり，しだいに低下し夜間に最低となる)．

7）検査法間の感度および特異度

感度(sensitivity)とは，疾患群のなかで検査結果が陽性となるものの割合をいい，特異度(specificity)とは，非疾患群のなかで検査結果が陰性となるものの割合を指す．感度・特異度を計算するためには診断の至適基準(gold standards)を決定する必要がある．至適基準とは，最終的

表 B-6 感度と特異度の求め方

	検査結果		合 計
	陽性数	陰性数	
疾患のある人	TP	FN	TP+FN
疾患のない人	FP	TN	FP+TN
合 計	TP+FP	FN+TN	TP+FN+FP+TN=n

TP：真陽性(true positive)
FP：偽陽性(false positive)
TN：真陰性(true negative)
FN：偽陰性(false negative)

$$感度(\%) = \frac{TP}{TP+FN} \times 100$$

$$特異度(\%) = \frac{TN}{TN+FP} \times 100$$

な確定診断となる検査法による結果のことである．

検査法の優劣，すなわち精度を表現する指標が感度と特異度である．感度と特異度の求め方は表 B-6 のとおり．

8）ROC 曲線

検査の臨床的有用性はその診断精度（感度，特異度）に依存するが，これを判別できるように図示したものが ROC 曲線（receiver operating characteristic curve；受信者操作特性曲線）である（図 B-1）．

縦軸に感度（真陽性率），横軸に偽陽性率（1－特異度）をとって，ROC 曲線を描く．診断精度が高いものほど曲線が左上に近い．

ROC 曲線によって，検査精度の評価，複数の検査の比較，基準範囲の意義の把握ができる．

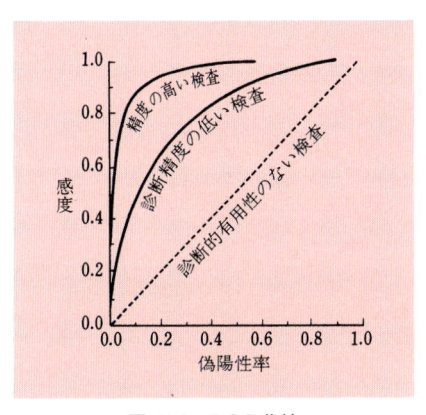

図 B-1　ROC 曲線

〈参考事項〉

*1　**基準範囲**：主な検査項目の基準範囲は，毎年なんらかのかたちで出題されるので記憶する必要がある．しかし，方法や単位がまちまちなもの（たとえば酵素）はその代表的なものにつき記憶するだけでよい．性差や年齢差のあるものにはとくに留意するように．

*2　**病態識別値（カットオフ値と同義）**：検査で識別すべき疾患群と非疾患群を効率よく振り分ける値．

6 誤差の要因と許容限界

1) 誤差の種類

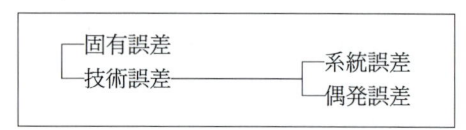

```
┌─固有誤差
└─技術誤差──┬─系統誤差
            └─偶発誤差
```

① 固有誤差：技術者の手に負えない誤差．たとえば，採血や保存条件の誤りによるもの．
② 技術誤差：技術に由来する誤差．
③ 系統誤差：一定の傾向をもった誤差で，再現性は必ずしも低下しない．測定方法の差，標準液や試薬の劣化，分析機器の差などによる．
④ 偶発誤差：偶発的に生ずる誤差で，再現性の低下を伴う．操作の不注意，未熟，器具の汚染などによる．

2) 誤差の許容範囲

Tonks の許容限界：臨床検査の許容範囲を規定することはむずかしいが，Tonks が検査データの誤差の許容範囲を診断学的見地からはじめて確立した．許容限界の一つの指標となっている．

$$\text{Tonks の許容限界} = \pm \frac{1/4(\text{正常範囲の上限} - \text{下限})}{\text{正常範囲の中央値}} \times 100 (\%)$$

上式で 10% を超えるものは 10% を限界とする．

7 精度管理

1) 精　度
測定値のばらつき，すなわち再現性を表す指標．

2) 正確度
測定値が真値にいかに近いかを示す指標．

3) 精度の表現法
① 重複再現性：同一検体を同一方法で同一人が連続して測定したときの再現性で，変動係数で示される．

② 日差再現性：同一検体を日時を変えて一定期間測定したときの再現性で，再現性は変動係数(coefficient of variation；CV)によって比較判定する．

$$CV = \frac{SD}{\bar{x}} \times 100\% \quad (SD：標準偏差)$$

4）精度管理法の種類

1 精度管理法の種類

精度管理法には管理血清を用いる方法と，管理血清を用いず，その日の測定値の統計処理で精度管理を行う方法とがある．

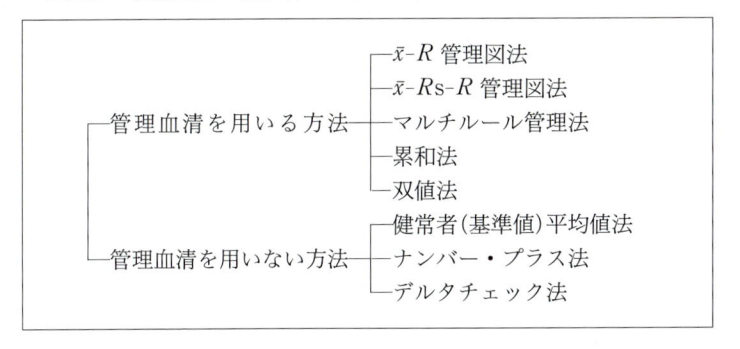

```
                          ┌─ x̄-R 管理図法
                          ├─ x̄-Rs-R 管理図法
         ┌─管理血清を用いる方法─┼─ マルチルール管理法
         │                ├─ 累和法
         │                └─ 双値法
         │                ┌─ 健常者(基準値)平均値法
         └─管理血清を用いない方法─┼─ ナンバー・プラス法
                          └─ デルタチェック法
```

施設内で行うものを内部精度管理法といい，複数施設が共同で行うコントロールサーベイなどを外部精度管理法という．

2 $\bar{x}$-R 管理図法

もっとも一般的な精度管理法．同一管理血清を2カ所に入れ測定し，2つの測定値 a, b の平均値($\bar{x} = \frac{a+b}{2}$)と偏差($R = |a-b|$)を求める．あらかじめ測定値が一定の水準にある時期に，20日間測定しておいた $\bar{x}$ と R の平均およびその $\pm 1\,SD, \pm 2\,SD, \pm 3\,SD$ を記入しておき，毎日測定した $\bar{x}$ と R を次々と記入する．$\bar{x}$ が $\pm 2\,SD$ をはずれれば要警戒，$\pm 3\,SD$ を超えればただちにその原因を確かめる必要がある．一般に $\bar{x}$ は系統誤差，R は偶発誤差に起因することが多い．$\bar{x}$ がしだいに上昇または下降する傾向を傾き(trend)といい，$\bar{x}$ がある日より急に連続的に変移する

ことを移り(shift)という．また，一定の傾向がなく動揺するときには揺れ(unrest)とよぶ．本法はもっとも基本的な管理法で，Westgard 法などにも応用されている．

3 $\bar{x}$-Rs-R 管理図法

$\bar{x}$-R 管理図に Rs(移動範囲)が付加されたもの．Rs はお互いに隣り合う2つの測定値の差である．

$$Rs = |前日の平均値(\bar{x}) - 今日の平均値(\bar{x})|$$

日間の無視できない変動を，許される程度の日間の変動を基準に管理する管理図法．

4 マルチルール管理法

Westgard により提唱された方法で，$\bar{x}$-R 管理図を基本としている．基本的には，2種類の管理試料を1日(または1ラン)1回測定する．

5 累和法(cusum 法)

あらかじめ管理血清を10回以上連続測定して $\bar{x}$ を求める．毎日の測定値につき，

$$S_1 = x_1 - \bar{x}, \ S_2 = x_1 - \bar{x} + x_2 - \bar{x} \cdots\cdots, \ S_n = S_{n-1} + x_n - \bar{x} = \sum_{i=1}^{n} x_i - n\bar{x}$$

をプロットする．通常は基準の線を上下するが，管理上問題が生ずるとtrend，shift 現象などがみられる．自動分析装置の即時的な精度管理法に適している．

6 双値法(Youden plot 法，twin plot 法)

基準範囲と異常値の2種の管理血清をあらかじめ連続測定し，それぞれの平均値($\bar{x}$, $\bar{y}$)と標準偏差を求めておく．グラフにX軸上の $\bar{x} \pm 2\,SD$，Y軸上の $\bar{y} \pm 2\,SD$ に囲まれる長方形を描き，毎日の測定値(x_i, y_i)を座標上の1点にプロットし，測定日を記入する．このプロットは通常 $\bar{x} \pm 2\,SD$，$\bar{y} \pm 2\,SD$ で囲まれる長方形内にあり，左下角から右上角に引いた直線に沿って移動することが多い．系統誤差があれば，この直線に沿って長方形外に逸脱し，偶発誤差ではこの直線上から離れ，しかも長方形から逸脱する．

7 健常者(基準値)平均値法

Hoffmann により提唱された方法で，1日の測定値群のなかには患者

群と健常者群が混在するため，このなかから健常者群を抽出し，その平均値を算出する．これは精度がよければ一定の範囲内にあり，悪ければそれを逸脱する．健常者の平均値の求め方は，累積度数分布表を用いるか，演算により行う．

8 ナンバー・プラス法 (number plus 法)

基準範囲の最頻値よりも高値を示した検体が全検体のなかで占める割合を連日求めると，精度がよければ施設によりほぼ一定の値を示す．検体数を n，最頻値を超えるものの割合を p（一般に 0.6 を用いる）とすると，予測される最頻値を超えるものの数（ナンバー・プラス）の 95%信頼限界は $n \times p \pm 2\sqrt{n \times p(1-p)}$ である．これを求め，この限界を超えたとき精度不良とする．

9 デルタチェック法

いわゆる精度管理法とは趣を異にするが，同一患者の前回値と比較して，その差から検体の取り違えをチェックする方法．

チェックする項目は，個人間変動に比べ個人内変動が小さい項目（ZTT，コリンエステラーゼ，コレステロールなど）が有用である．

個人内変動を基本とするデルタ値の計算は以下のとおり．

$$\delta = \frac{今回値 - 前回値}{\sqrt{2 \times 個人内変動の平均値}}$$

（$|\delta| > 3$ であれば検体の取り違えを疑う）

10 管理血清とプール血清

管理血清は，精度管理に用いられる市販の凍結乾燥標品で，標準血清と同様の方法で再構成して用いる．プール血清は，自家製の管理血清で検査室で測定終了後の血清のうち極端な異常値，乳び血清，高ビリルビン血清や溶血血清を除いて，ディープフリーザ中に凍結保存する．2～3 カ月保存後，数回凍結溶解を繰り返したのち，濾過器で濾過し，必要量ずつ試験管に分注して凍結保存し，必要に応じて融解して利用する．ウイルス感染が心配されているので，今日では用いられていない．

11 液状コントロール血清

凍結乾燥標品コントロール血清では，溶解時のピペット誤差，溶解ミス，溶解水の温度差による酵素活性の変動や溶解後の安定性，溶解手技

の個人差などにより値が異なることがある．これらを解決するためにできたのが液体コントロール血清で，粘性がヒト血清に近く，すぐ使用できる．粘性を調節するためにエチレングリコールが，また防腐剤としてチッ化ナトリウムなどが加えられている．

5）正確度の管理法

臨床化学において真値が何であるかを決定することは厳密には不可能であるが，通常，正確度を管理するために次の方法がとられる．

$$\begin{cases} 回収試験 \\ 標準法との比較 \\ 標準血清の測定（表示値と測定値の比較）\\ コントロールサーベイ \end{cases}$$

❶ 回収試験

検体に標準物質を一定量添加したのち測定し，添加量に対する回収量の比率を求めることを回収試験といい，100%に近いことが望ましい．

$$回収率(\%) = \frac{回収量}{添加量} \times 100$$

ここで，添加量と回収量は同じ単位でなければならない．溶液を添加する場合には，検体の組成を大きく変化させる量を加えてはならない．通常，液量として検体の1/10程度を加える．添加率は，添加濃度をいくつか変えて求めることが望ましい．

❷ 標準法との比較

多数検体につき標準法（x）とある方法（y）で重複測定し，両者の相関関係をみる．相関係数は1に近いほどよい．

回帰式 $y = ax + b$ の $a \times 100(\%)$ はほぼ回収率を示し，b はゲタバキ誤差を示す．

❸ 標準血清の測定

ヒト血清を凍結乾燥させたもの，ヒト血清を透析後標準物質を秤量し添加したもの，あるいは動物の凍結乾燥標品に必要な標準物質を添加したものなどがあるが，いずれも測定法とそれによる測定値が表示されているので実際に測定し，表示値と比較する．多項目用のもの，酵素や脂質専用のものがある．

再構成の際にはふたを静かに開け，ホールピペットで蒸留水を所定量

加え，しばらく放置したのち，ゆっくりと撹拌する．けっして激しく振盪し，泡など立ててはいけない．

4 コントロールサーベイ

同一凍結乾燥標品を多施設に送り，それぞれの施設で測定を行い，その測定値を集計する．施設間のばらつきを調査するとともに，各施設の測定値が全体の分布のなかでどこへ位置するかを報告するもの．

〈参考事項〉
＊精度管理法：精度管理は実際に経験しないと理解しにくい点があるがきわめて大切な項目で，国家試験問題には毎年必ず出題されるので，既出の問題をよく勉強しておくこと．

セルフ・チェック

A 次の文章で正しいものに○，誤っているものに×をつけよ

( ) 1. 質量および物質量の SI 単位はそれぞれキログラムとモルである
( ) 2. 時間の SI 単位は分である
( ) 3. 10^{-12}をナノという
( ) 4. 天秤の感量とは，最小目盛りを動かすのに要する質量差である
( ) 5. 測量器は20℃の容積を基準とする
( ) 6. Tonks の許容誤差の最大値は±５％である
( ) 7. 精度がよければ正確度は高い
( ) 8. 重複再現性の CV が高い検査は正確な検査である
( ) 9. 回収率は正確度の指標となる
( ) 10. 回収率試験は添加濃度をいくつか変えて実施することが望ましい
( ) 11. $\bar{x}$-R 管理図法は今日でも精度管理法の基本である
( ) 12. 双値法で用いる２種の管理血清の濃度は同レベルが望ましい
( ) 13. 累和法は自動分析装置の即時的な精度管理法にしばしば用いられる
( ) 14. ナンバー・プラス法は患者データのみによる精度管理法である
( ) 15. コントロールサーベイは外部精度管理法の代表的な方法である
( ) 16. 健常者の血清成分は原則的に正規分布する
( ) 17. 測定法が同じである施設の正常値は同じである
( ) 18. グルコースは毛細管血液より静脈血液の値のほうが低い

A 1-○，2-×，3-×（ピコ），4-○，5-○，6-×，7-×，8-×，9-○，10-○，11-○，12-×，13-○，14-○，15-○，16-×，17-×，18-○

( ) 19. 溶血血清ではKの上昇とNaの低下がいずれも顕著である
( ) 20. LDアイソザイムのための血清は−20℃で凍結保存すれば安定である
( ) 21. 乳酸は静脈血より動脈血のほうが低い
( ) 22. 全血を放置するとアンモニアは次第に低くなる
( ) 23. 全血を室温に放置するとグルコースは次第に低くなる
( ) 24. 抗凝固剤としてEDTAを用いた血漿ではALPの活性が低い
( ) 25. カテコールアミン定量のための尿は酸を加えて保存する

B

1. 血糖値 126 mg/dl は何 mmol/l か
   ただし，原子量はC＝12，H＝1，O＝16とする
   ① 0.07
   ② 0.7
   ③ 7.0
   ④ 70
   ⑤ 700

2. SI単位系でpmolは次のどれか
   ① 10^{-3}mol
   ② 10^{-6}mol
   ③ 10^{-9}mol
   ④ 10^{-12}mol
   ⑤ 10^{-15}mol

19-✕（Naの低下は顕著ではない），20-✕，21-◯，22-✕，23-◯，24-◯，25-◯

B 1-③，2-④

30 セルフチェック

3. SI 単位の 1 katal は何 U か
① 10^6U
② $6×10^6$U
③ 10^7U
④ $6×10^7$U
⑤ 10^8U

4. SI 単位系で誤っている組合せはどれか
① 長　さ——メートル（m）
② 質　量——グラム（g）
③ 時　間——秒（s）
④ 電　流——アンペア（A）
⑤ 物質の量——モル（mol）

5. SI 単位系の接頭語で誤っている組合せはどれか．2つ選べ
① 10^{-6}——micro（μ）
② 10^{-9}——nano（n）
③ 10^{-12}——pico（p）
④ 10^{-15}——atto（a）
⑤ 10^{-18}——femto（f）

6. 140 mEq/l のナトリウム標準液を作製するとき，塩化ナトリウム何 g を精製水 1l に溶解すればよいか．ただし，Na と Cl の原子量はそれぞれ 23，35 とする
① 3.22
② 5.8
③ 6.44
④ 8.12
⑤ 8.766

3-④，4-②，5-④，⑤，6-④

B 生物化学分析の基礎 • *31*

7. 採血後, 4°Cの冷蔵庫で保存した血液から分離した血清で高値になる成分はどれか
   ① アルブミン
   ② グルコース
   ③ ナトリウム
   ④ カリウム
   ⑤ カルシウム
8. 赤血球内に比較して血漿に多く存在するのはどれか
   ① 乳酸デヒドロゲナーゼ
   ② カリウム
   ③ カルシウム
   ④ AST
   ⑤ 酸ホスファターゼ
9. 誤っているのはどれか
   ① 採血後の血液を冷蔵庫に保存すると血清Kは上昇する
   ② 採血後の血液を室温に放置すると血漿アンモニアは上昇する
   ③ 血液ガスの測定で血液のpHは室温放置により上昇する
   ④ 採血後の血液を室温に放置するとブドウ糖の値は低下する
   ⑤ EDTA-2K血漿ではCaの測定に使用できない
10. 検査値に及ぼす食事の影響について誤っているのはどれか
    ① 血清中性脂肪は上昇する
    ② 血清無機リンは低下する
    ③ 血清総コレステロールはほとんど影響を受けない
    ④ 血清クレアチニンは上昇する
    ⑤ 血清遊離脂肪酸は低下する

7-④, 8-③, 9-③, 10-④

11. 溶血の影響で測定値が上昇するのはどれか
   a　クロール
   b　アルドラーゼ
   c　カリウム
   d　総蛋白
   e　ナトリウム
   ①　a, b, c　②　a, b, e　③　a, d, e
   ④　b, c, d　⑤　c, d, e

12. 血清成分の変動要因で正しいのはどれか．2つ選べ
   ①　慢性腎不全ではカルシウムは上昇する
   ②　クレアチニンは年齢が高くなるにしたがって低下する
   ③　コレステロールは高齢になると男性のほうが高くなる
   ④　鉄はネフローゼ症候群で低下する
   ⑤　副甲状腺機能が亢進すると無機リンは低下する

13. 赤血球中には検出されない物質はどれか
   ①　カリウム
   ②　クレアチニン
   ③　酸ホスファターゼ
   ④　コレステロールエステル
   ⑤　マグネシウム

14. 採血後，血清分離まで室温に長時間放置されると，得られた結果にどのような影響がみられるか
   ①　血清カリウム高値，血清グルコース低値
   ②　血清カリウム高値，血清グルコース高値
   ③　血清カリウム低値，血清グルコース高値
   ④　血清カリウム低値，血清グルコース低値
   ⑤　血清カリウム低値，血清グルコース正常

11-④，12-④，⑤，13-④，14-①

15. 血清の検査結果で明らかな異常値はどれか
① 総蛋白　7.8 g/dl
② 尿　酸　4.5 mg/dl
③ 尿素窒素　11 mg/dl
④ クレアチニン　2.2 mg/dl
⑤ カリウム　4.5 mmol/l

16. 基準範囲設定に与える影響について誤っているのはどれか
a　血清クレアチニン値や尿酸値は女性のほうが男性より高値である
b　血清アルカリホスファターゼ値は成人のほうが小児より高値である
c　γ-グルタミルトランスフェラーゼは飲酒者で高値である
d　白血球数は喫煙者で高値である
e　総コレステロール値やトリグリセリド値は食習慣により高値となる
① a, b　② a, e　③ b, c　④ c, d　⑤ d, e

17. 誤っているのはどれか
① 血清酸ホスファターゼは前立腺癌の患者で増加する
② カリウムは全血保存で血清濃度が増加する
③ アンモニアは全血保存で血清濃度が増加する
④ 血清鉄は朝方より夕方に高値を示す
⑤ グルコースは4℃の血清保存で安定である

18. 血清分離前の生化学検査用血液を冷蔵庫に保存した場合，誤った値となるのはどれか
① 総蛋白
② 総コレステロール
③ カリウム
④ 尿酸
⑤ 尿素窒素

15-④, 16-①, 17-④, 18-③

19. 基準範囲について誤っているのはどれか
    a 健常者と考えられる個人（基準個体）が対象となる
    b 年齢, 性別, 飲酒習慣, 喫煙などの生理的条件を細分し, 基準標本群を抽出する
    c 基準標本群から平均値±3 SD の範囲を算出する
    d 基準標本群をヒストグラムに表し, 大きく外れた値もすべて含めて計算する
    e 基準範囲とカットオフ値は同じ概念を有する
    ① a, b, c ② a, b, e ③ a, d, e
    ④ b, c, d ⑤ c, d, e
20. ポイント・オブ・ケア・テスティング（POCT）について正しいのはどれか
    ① わが国では尿糖・尿蛋白・妊娠診断薬のみが許可されている
    ② POCT で誤診断しても重要な意味をもたない
    ③ 簡易, 迅速測定が可能なため, ベッドサイドで検査ができる
    ④ 現状ではグルコースしか測定できない
    ⑤ POCT 機器は検査室の機器に比べて高価である
21. 正しいのはどれか. 2つ選べ
    ① ROC 曲線は縦軸に偽陽性率, 横軸に真陽性率をプロットする
    ② ROC 曲線は縦軸に真陽性率, 横軸に真陰性率をプロットする
    ③ ROC 曲線は縦軸に真陽性率, 横軸に偽陽性率をプロットする
    ④ 真陽性率とは感度のことである
    ⑤ 診断感度や特異度はカットオフ値が異なっても変化しない

19-⑤, 20-③, 21-③, ④

B 生物化学分析の基礎

22. 検査の意義や有用性の評価に用いられるのはどれか
a 感度と特異度
b ROC 曲線
c カットオフ値
d 正確度
e 精密度
① a, b, c ② a, b, e ③ a, d, e
④ b, c, d ⑤ c, d, e

23. 内部精度管理法で管理血清を用いるのはどれか
a 累積和法
b コントロールサーベイ
c 確率紙法
d ナンバープラス法
e 双値法
① a, b ② a, e ③ b, c ④ c, d ⑤ d, e

24. 精度管理調査について正しいのはどれか
a 地域の特徴を反映する精度管理調査に参加すべきである
b 年間に複数回（3〜4回）の試料測定がある精度管理調査に参加すべきである
c 試料の測定は入手後すみやかに実施すべきである
d 試料の測定は繰り返し行い，間違いのない確実な測定値を報告すべきである
e 測定が終了した試料は感染などの危険があるので，できるかぎり早く廃棄すべきである
① a, b ② a, e ③ b, c ④ c, d ⑤ d, e

22-①，23-②，24-③

25. クロスチェックについて正しいのはどれか
① 検査室間でお互いの検査室を見学して問題点をチェックし合うことである
② 検査室間で測定者を交換してお互いの測定値の比較を行うことである
③ 検査室間において，それぞれが使用している管理試料などをお互いに測定し合い測定値の比較を行うことである
④ 管理試料を多数の検査室に配布し測定値を統計学的に解析して検査精度の評価を行うことである
⑤ 管理試料を患者検体に紛れ込ませて測定値のチェックを行うことである

26. 管理試料を用いる精度管理法はどれか
a $\bar{x}$-R 管理図法
b ツインプロット法
c 累積和法
d デルタチェック法
e ナンバープラス法
① a, b, c ② a, b, e ③ a, d, e
④ b, c, d ⑤ c, d, e

27. 誤差について正しいのはどれか
a ランダム誤差は標準液や試薬の濃縮，変質，劣化などにより生じやすい
b ランダム誤差は再現性の低下を伴う
c 誤差は測定値から真の値を引いた値，または真の値からの偏りの大きさをいう
d 一定の傾向をもつ誤差を系統誤差という
e ランダム誤差はゲタバキ誤差ともよばれる
① a, b, c ② a, b, e ③ a, d, e
④ b, c, d ⑤ c, d, e

25-③，26-①，27-④

28. 誤っているのはどれか
  ① 精度管理の目的は，信頼性の高い検査結果を迅速に臨床医に提供することにより，患者の疾病の診断と治療に寄与することである
  ② 検査室における測定値の精密さは近年著しく向上してきているが，正確さについては問題が残されている
  ③ 検査結果の信頼性を左右する因子は，検体採取から検査結果の報告までの全プロセスに存在する
  ④ 統計的精度管理(SQC)とは，検査結果を統計処理することにより行う精度管理をいう
  ⑤ 臨床検査における精度管理とは，本来，検査結果が正確に測定されたかを管理することである

29. 精度管理の項目間チェックで適切でない組合せはどれか
  ① 尿素窒素——クレアチニン
  ② コレステロール——リン脂質
  ③ ナトリウム——クロール
  ④ CK——LD
  ⑤ クロール——アミラーゼ

30. 検査管理の柱として位置づけられるマネジメントはどれか
  a 精度管理
  b 機器管理
  c 検査情報管理
  d 病床管理
  e 保険診療適正化管理
  ① a, b, c ② a, b, e ③ a, d, e
  ④ b, c, d ⑤ c, d, e

28-⑤，29-⑤，30-①

31. 管理試料を用いる精度管理法はどれか．2つ選べ
① 双値法
② ナンバー・プラス法
③ 2重測定法
④ 累積和法
⑤ 正常値平均法

32. 日常患者分析値群の分布曲線における最頻値（mode）の左右の比率を利用した精度管理法はどれか
① ナンバー・プラス法
② 正常者平均値法
③ P管理図法
④ デルタチェック法
⑤ 項目間チェック

33. 精密性の評価に用いられるのはどれか
a 同時再現性
b 日内再現性
c 日差再現性
d 添加回収試験
e 標準血清測定
① a, b, c ② a, b, e ③ a, d, e
④ b, c, d ⑤ c, d, e

34. 管理試料を用いる精度管理法はどれか．2つ選べ
① キューサム法
② ナンバー・プラス法
③ デルタチェック法
④ 反復測定法
⑤ ツインプロット法

31-①, ④, 32-①, 33-①, 34-①, ⑤

35. 誤っているのはどれか
① Tonks の誤差許容限界は基準範囲（正常値）により設定されたものである
② 現行の技術水準による誤差許容限界は平均値±2 SD である
③ Barnett の誤差許容限界は医学的有用性により設定されたものである
④ 誤差許容限界を個人の生理的変動によって決める場合もある
⑤ 誤差許容限界と管理限界は同じ意味の用語として用いられる

36. 管理図法においてトレンド現象の原因となるのはどれか
① 測定温度の突然の変化
② 標準液の経時的劣化
③ 標準液のロット変更
④ 管理試料のロット変更
⑤ 試料採取量の突然の変更

35-⑤, 36-②

C 生物化学分析の原理と方法

学習の目標

- □ 光の性質
- □ 比色法の原理
- □ 光度計の構造
- □ 2波長測定
- □ 分子吸光係数
- □ 原子吸光計
- □ 炎光光度計
- □ 蛍光光度計
- □ 比濁法
- □ 比ろう法
- □ 電気泳動
- □ 電気浸透
- □ 易動度
- □ 緩衝液のイオン強度
- □ 電気泳動法の種類
- □ セルロースアセテート膜電気泳動法
- □ アガロースゲル電気泳動法
- □ ポリアクリルアミドゲル電気泳動法
- □ SDS-ポリアクリルアミドゲル電気泳動法
- □ 等電点電気泳動法
- □ 2次元電気泳動法
- □ イムノブロッティング法
- □ ウエスタンブロット法
- □ 蛋白染色剤
- □ 電気化学分析法
- □ イオン選択電極
- □ ニュートラルキャリア電極
- □ 酵素電極法
- □ pHメータ
- □ pH標準液
- □ 電量滴定法(クロライドメータ)
- □ ガス分析法
- □ 自動分析法(個別方式)
- □ ドライケミストリ方式
- □ 酵素反応速度
- □ Michaelis-Mentenの式
- □ ミカエリス定数(K_m)
- □ Lineweaver Burkの式
- □ 零次反応
- □ 1次反応
- □ 初速度
- □ 遅延時間
- □ 共役反応
- □ 初速度分析
- □ 固定化酵素
- □ 酵素法における共通検出反応
- □ 放射免疫測定法(RIA)
- □ 酵素免疫測定法(EIA)
- □ 化学発光酵素イムノアッセイ法
- □ 生物発光イムノアッセイ法

- □ クロマトグラフ法　　□ 抽出法
- □ ゲル濾過法　　□ 除蛋白法
- □ 塩析法

1 吸光光度法

　吸光光度法とは，光が溶液中を通過するときに溶液中の物質によって吸収されるが，その光の吸収量を測定することにより，溶液中の濃度を求める方法である．

1）分光光度計法

1 光の性質

① 可視光線：400〜750 nm で人間が肉眼で色として見ることができる波長．

② 紫外線：400 nm より短い波長の光．

③ 赤外線：750 nm より長い波長の光．

吸光分析では通常，可視部の他に近紫外部や近赤外部の光が利用される．

2 比色法の原理

① 吸光度 (E)：入射光 I_0，透過光 I とすると，$E = \log(I_0/I)$

② 透過率 $(T\%)$：$T\% = I/I_0 \times 100$

③ 吸光度と透過率の関係：$E = 2 - \log T$（表 C-1）

表 C-1　吸光度と透過率の関係

透過率（T）	$2 - \log T$	吸光度
100%	$2-2$	0
10	$2-1$	1
1	$2-0$	2
0	$2-(-\infty)$	∞

④ ベーアの法則：セルの厚さが一定のとき，そのなかの溶液の吸光度は濃度に比例する．$E = k_1 \cdot c$（k_1：定数，c：濃度）．

⑤ ブーケ・ランベルトの法則：濃度が一定のとき，溶液の吸光度は

セルの厚さに比例する．$E = k_2 \cdot l$（k_2：定数，l：セルの厚さ）．

⑥ ランベルト・ベーアの法則：溶液の吸光度は，濃度とセルの厚さの積に比例する．$E = k \cdot c \cdot l$（k：定数）．

⑦ 以上の法則が成立しない場合：a．混濁液の場合，b．溶液が蛍光を発する場合，c．溶質が入射光で変化する場合，d．吸光度が著しく高い場合．

3 光度計の構造

光電光度計は受光方式により単光路式（シングルビーム式）と2光路（ダブルビーム式）に分けられ，さらに分光方式よりもフィルタを使用する光電光度計と，回折格子やプリズムを用いる分光光度計に分けられる．

●光電比色計の構造

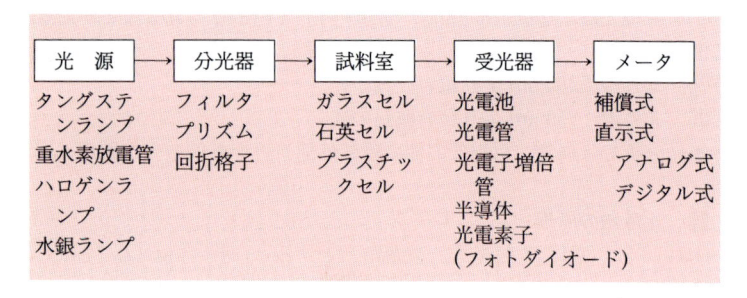

光源	分光器	試料室	受光器	メータ
タングステンランプ	フィルタ	ガラスセル	光電池	補償式
重水素放電管	プリズム	石英セル	光電管	直示式
ハロゲンランプ	回折格子	プラスチックセル	光電子増倍管	アナログ式
水銀ランプ			半導体光電素子（フォトダイオード）	デジタル式

●光源

① 可視部の光源：タングステンランプ，ハロゲンランプ．

② 紫外部の光源：重水素放電管．

③ 可視〜近紫外部にわたる光源：キセノンランプ，水銀ランプ．

●分光器

① フィルタの種類：色ガラスフィルタ，ゼラチンフィルタ，干渉フィルタ．

② 溶液の色とフィルタの色（表C-2）：白色光が入射されたとき，吸収される光の色と透過される光の色は互いに補色（余色）の関係にある．したがって，溶液の色と補色の関係にある色のフィルタを用いて測定することが多い．1枚のフィルタで1つの波長しか得られない．

③ 半値幅：分光器で取り出された光の強さのピークの半分の光の強

C 生物化学分析の原理と方法 43

表 C-2 溶液の色とフィルタの色

溶液の色	フィルタの色	利用する波長(nm)
黄	紫	400〜435
黄橙	青	435〜480
赤橙	青緑	480〜490
赤	緑青	490〜500
赤紫	緑	500〜560
紫	黄緑	560〜580
青	黄橙	580〜595
青緑	赤橙	595〜610
緑青	赤	610〜750

さを示す部分の波長幅で,波長純度を示す.

④ プリズム:波長によってスリット幅を変える必要があり,近年あまり用いられない.

⑤ 回折格子:最近の分光光度計はほとんど回折格子を用いる.カットフィルタが必要である.

⑥ カットフィルタ:回折格子および干渉フィルタでは,所定の波長の1/2およびその整数倍の波長の光が混入する.これは迷光(不必要な光)の1つで,これを除外するために使用するフィルタのこと.

⑦ 波長精度:波長ダイヤルと実際の波長とのくい違いの程度を示すもの,波長の正確度に相当する.重水素放電管を装備する分光光度計では,重水素放電管が放出する安定な輝線スペクトル(486.0 nm, 656.1 nm)やホルミウムフィルタを用いて検定する.

⑧ 測定正確度:吸光度目盛りの正確度は吸光度検定フィルタや重クロム酸カリウム溶液などで検定する.

●試料部(セル)

角型,試験管型,フローセル型などがある.材質はガラス,石英,プラスチックがある.紫外部は石英セルを用い,可視部にガラス(320 nmまで),プラスチック(340 nmまで)が用いられる.

●受光部

光電池,光電管は普通の比色計に,光電子増倍管は分光光度計に用いられる.

4 2波長測定

近年,溶液の2つの波長の吸光度(E_1, E_2)を測定し,その差 $\Delta E(E_1-E_2)$ から溶質の濃度を求める方法が普及しつつある.この方法の使用目的は,目的とする波長(λ_2:測定波長)で吸光度を測定する際に生じる可能性のあるなんらかの不確定の障害を,もう1つの波長(λ_1:基準波長.λ_2の長波長側で吸光度差が十分とれる近接した波長)で吸光度を測定することによって補償する.測定試料のにごり,溶血,ビリルビン,投与薬物などによる非特異的吸収や,セルの傷などの影響を軽減するのに有利である.

2波長分光光度計の基本構造(図C-1):光源から出た光が回折格子(G_1, G_2)によって任意の異なる波長(λ_1, λ_2)に分光される.さらにチョッパーによって時間分割されて1つのセルに交互に照射され,その2波長間の吸光度差(ΔE)を検出する.

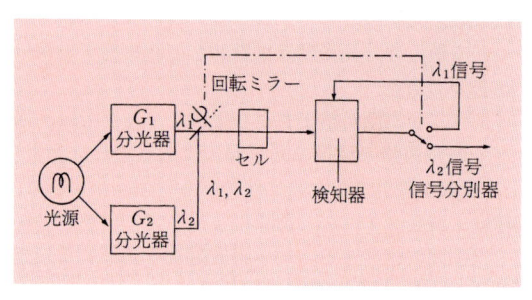

図 C-1 2波長分光光度計の基本構造

〈参考事項〉
＊1 モル吸光係数,とくにNADHの340 nmのモル吸光係数 (6.3×10^3) を利用した定量法の原理と計算法を理解しておくこと.
＊2 NADとNADHの紫外部吸収曲線を描くようにしておくこと (p.257の図K-2参照).

5 分子吸光係数

ランベルト・ベーアの法則 $E=k\cdot c\cdot l$ で l を 1 cm,c を 1 mol/l としたときの k を分子吸光係数(ε)という.これは一定波長で物質固有の

値である．その dimension は〔$l \cdot mol^{-1} \cdot cm^{-1}$〕である．

(例)

	測定波長	分子吸光係数(モル)
NADH	340 nm	6.3×10^3
NADPH	〃	〃
NADH	365 nm	3.4×10^3
NADPH	〃	3.5×10^3

2）原子吸光計

1 原　理

① 原子を発光しない程度の温度の炎の中に噴霧し，この炎の中にその原子の輝線スペクトルに相当する光を照射すると吸収が生ずる．これを原子吸光という．光源には，測定する原子専用の中空陰極ランプ（ホロカソードランプ）を用いる．

② 一定条件下では原子吸光度と濃度との関係は，吸光光度法と同じく，ランベルト・ベーアの法則がなりたつ．

2 原子吸光分析の応用

① Ca, Ag, Sb, Cd, Bi, Pb, Mg, Mn, Ni, Zn などの定量．

② Ca の実用基準法とされているが，日常検査法としてはまったく使用されていない装置である．

3 原子吸光測定装置（図 C-2）

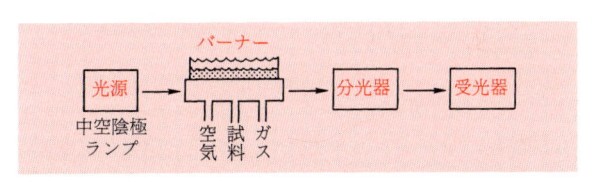

図 C-2　原子吸光測定装置の基本構造

炎がセルの役割を果たしている．

2 発光光度計

1）炎光光度計

1 原　理

① 炎の中で原子を加熱した際に，その原子特有の輝線スペクトルまたは帯スペクトルを発するとき，これを炎光という．

② 一定条件下では，炎光の強さはその炎光を発する原子の濃度に比例する．

2 構 造（図 C-3）

① バーナーにはプロパンガスが多く用いられる．温度は Na, K で 1,650〜2,900°Cあればよい．

② 現在では Na, K の測定は，イオン選択電極法により測定されており，炎光光度計法ではほとんど行われていない．

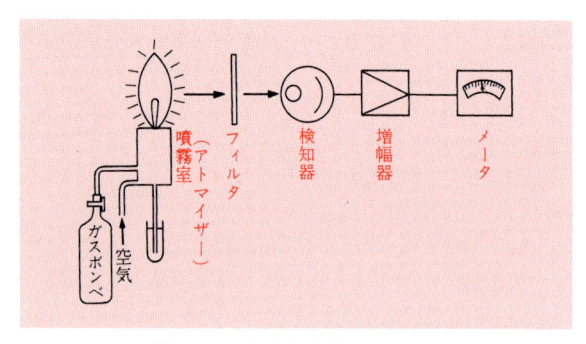

図 C-3 炎光光度計の基本構造

3 外部標準法と内部標準法

① 外部標準法：1チャンネルの炎光光度計を用いる場合で，Na, K それぞれにつき試料と標準物質を別々に分析するため誤差が大きい．

② 内部標準法：3チャンネル方法で，試料に一定量の Li（血清や尿にほとんど含まれていない）を加え，これを内部標準物質として Na, K を同時に測定する．吸引量，噴霧，励起の効率，炎の状態などによる誤差を消去できる．

4 波長の選択

Na……589 nm（黄色）

K……767 nm（紫色）

(Li……671 nm)

2） 蛍光光度計

1 原　理

① ある分子に一定波長の光（1次光，励起光）を照射するとその分子は励起され，ついで基底状態に戻るとき1次光と異なる波長の光（2次光，蛍光）を発することがある．この現象を起こす物質を蛍光物質という．照射後 10^{-4} 秒内で発光の止まるものを蛍光といい，それ以上続くものをリン光という．2次光は1次光より常に長波長である．

② 一般に希薄溶液では，蛍光の強さは濃度に比例する．

2 構　造（図C-4）

① 光源：水銀ランプ（輝線スペクトル）またはキセノンランプ（連続スペクトル）．
② 分光器：1次，2次とも干渉フィルタまたは回折格子が多い．
③ セル：紫外部（350 nm 以下）の場合は石英セルを用いる．
④ 受光部：光電子増倍管．

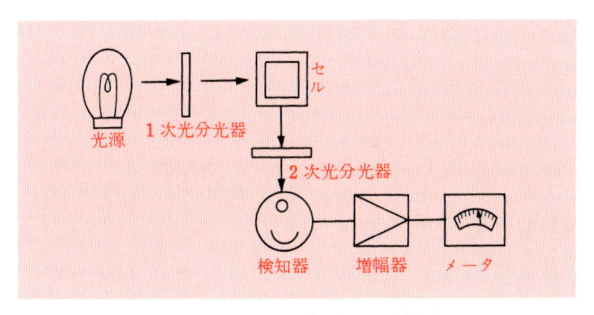

図 C-4　蛍光光度計の基本構造

3 特　徴

① 感度が高い（分光光度法の 10〜100 倍）．
② 特異度が高い．
③ 専用機器が必要である．
④ pH や溶媒純度の影響を受けやすい．
⑤ 消光物質（蛍光を低下させる物質）や他の蛍光物質の影響を避ける

ため，抽出，精製などの前処理が必要である．
⑥ 理論的応用範囲は広いが，実用的には限られている．
4 主な応用
カテコールアミン，ビタミン(A，B_1，B_2など)，セロトニン，エストロゲン，過酸化脂質，NADHの定量．

3　比濁法と比ろう法

1 測定法の分類
① 吸光度測定法……turbidimetry
② 散乱光測定法……nephelometry

いずれも比濁法に含まれるが，①を比濁法，②を比ろう法といい，区別することが多い．

2 原　理
吸光度も散乱光も一定条件内では濃度と比例する．

3 散乱光測定装置の基本構成

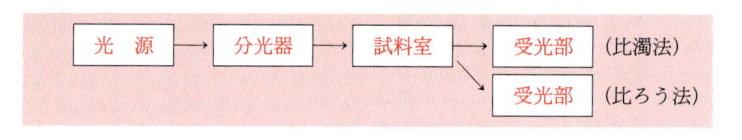

光　源 → 分光器 → 試料室 → 受光部 （比濁法）
　　　　　　　　　　　　　↘ 受光部 （比ろう法）

4 濁度測定法の応用
① 吸光度測定：ZTT，TTT など．
② 散乱光測定：レーザ光源を用いるレーザネフェロメトリは，抗原抗体複合物の定量に有力．

5 波長の選択
一般に濁度の測定は，波長が短波長ほど感度が高い．しかし，血清中のビリルビンや溶血時のヘモグロビンの吸収による影響を避けるため，600 nm以上の長波長を用いることが多い(ZTT，TTTは660 nm)．

C 生物化学分析の原理と方法 49

4 電気泳動法

1 原　理
① 電気泳動：電界内を荷電粒子が移動する現象をいう．
② 電気浸透：固体と液体(水)が接すると固体の表面は負に，液体(水)は正に帯電する．これに直流電圧を加えると，固体が固定されている場合に液体(水)が陰極側に移動する現象をいう．
③ 電気泳動法による物質の分離能は，電気泳動と電気浸透のバランスによって決定される．
④ 易動度：溶液に電圧をかけ，1 cm につき 1 volt の電位勾配のあるとき，溶液中の荷電粒子が 1 秒間に移動する距離(cm)をいう．

$$易動度(u) = C \cdot \frac{Q}{\eta}$$

(C：常数，Q：荷電，η：溶液の粘度係数)

C は分子量，分子の型，緩衝液のイオン強度などによって決まる．
C は分子量が大きいほど小さく，球形で大きく，細長いと小さくなる．

⑤ 緩衝液のイオン強度：$1/2 \Sigma$ 〔(イオンのモル濃度)×(イオンの原子価)^2〕．イオン強度が大きいほど易動度は小さくなるが，分離能は向上する．ジュール熱の発生は増大する．

2 種　類
① 支持体電気泳動(ゾーン電気泳動)：支持体を用いるもの．
② 自由電気泳動：支持体を用いないもの．

表 C-3　電気泳動法の種類

低圧泳動法 0.2～10 V/cm	自由泳動法	移動界面泳動法(チセリウス) 等電点泳動法 等速泳動法 細胞泳動法
	ゾーン泳動法	濾紙泳動法(水平，懸垂，連続，交叉) セルロースアセテート膜泳動法 寒天泳動法(免疫) ポリアクリルアミドゲル泳動法(水平，垂直，ディスク)

これらを組み合わせると表C-3のようになる．

3 セルロースアセテート膜(セ・ア膜)電気泳動法—標準操作法

① 泳動箱：泳動箱の空間 $1,000\ cm^3$ につき緩衝液面の総表面積が膜面および濾紙面を含めて $200\ cm^2$ 以上の密閉箱を用いる．

② 膜面の長さ：5〜6 cm を標準とする．膜幅はとくに規定しないが，血清塗布バンドの長さは 0.8〜1.0 cm．

③ 緩衝液：ベロナール・ベロナール緩衝液(pH 8.6, 0.06〜0.07モル)を用いる．

④ 血清：膜幅 1 cm につき $0.8\ \mu l$．

⑤ 通電：膜幅 1 cm につき，0.4〜0.8 mA の一定電流で塗布位置からアルブミン分画の先端までが 3 cm の長さに展開するまで通電する．

⑥ 染色：0.8％ポンソー3 R-6％のトリクロル酢酸液を 2 分染色する(ポンソー3 R のかわりにポンソーS を使う場合も多い)．

⑦ 脱色：1〜3％酢酸水溶液で 1〜2 分ずつ 4〜5 回，洗液が着色しなくなるまで行う．

⑧ デンシトメトリ：デカリンで透明化した泳動標本につき 508 nm の波長で，幅 1 cm 以下のスリットを用いて着色バンドの中央部で測定する．

4 アガロースゲル電気泳動法

寒天(agar)とは，ある種の紅藻から抽出したもので，アガロース(agarose)とアガロペクチン(agaropectin)の少なくとも 2 つの多糖類を含む混合物である．アガロースとは，寒天中にある硫酸含有量(電気浸透現象の原因)の高いアガロペクチンの大部分を除いて精製したものである．

電気泳動の支持体にはアガロースが用いられており，酵素のアイソザイム分析，リポ蛋白分画の分析に使われている．

5 ポリアクリルアミドゲル電気泳動法(PAGE)

アクリルアミドを架橋剤で重合させたゲルで網状構造をもつ．電気浸透現象がなく，分子量が大きいほど易動度が小さい性質があり，無色透明でデンシトメトリが可能であるなどの利点をもつ．陰イオン性界面活性剤である SDS(sodium dodecyl sulfate)を加えた SDS-ポリアクリルアミドゲル電気泳動法では，易動度から蛋白質の分子量の推定が可能である．

C 生物化学分析の原理と方法

6 SDS-ポリアクリルアミドゲル電気泳動法(SDS-PAGE)

SDSによって解離した蛋白サブユニットのポリペプチド鎖がSDSと複合体をつくると，蛋白は本来の荷電を失い，SDSのもつ負の荷電によって負の一様な荷電を帯びる．このときSDSは多くの蛋白質を荷電密度，形状などが一定の蛋白複合体にくるみこんでしまう．分子篩作用のあるポリアクリルアミドゲル(PAG)を支持体として泳動すると，蛋白の易動度はポリペプチドの体積(半径)だけに比例することになり，体積と分子量の間には比例関係があることから，ある範囲内の分子量と易動度との間には直線関係が見出されることになる．すなわち，分子サイズの小さい蛋白ほど速く移動することになる．

7 等電点電気泳動法

pH勾配を形成する両性電解質の混合物(carrier ampholyte)を用い，蛋白をその等電点に集合させ，分画する方法である．

〈参考事項〉
　＊近年，電気浸透現象のないセ・ア膜（ザルトリウス，セパラックスSP，タイタンⅢ，セレカV）を使うようになった．この膜では試料の塗布位置がγ-グロブリンの⊖側にある．

8 2次元電気泳動法

2次元電気泳動法は，1975年，O'Farrellが開発した方法である．
1次元目では等電点の違い，2次元目では分子量の違いにより泳動分離される．まったく原理の異なる2つの方法を組み合わせた方法である．

9 イムノブロッティング法

① 原理：イムノブロッティング法とは，電気泳動によって分離された蛋白質をただちに転写膜に転写し，その膜上で目的とする蛋白質を，その特異抗体と反応させることにより検出する方法である．その検出法としてもっともよく使用されているのは，酵素抗体法(enzyme-linked immunosorbent assay；ELISA)である．

② 特徴：イムノブロッティング法は，電気泳動後，支持体上で特異な蛋白質を検出したくてもできない場合に有用な手段である．ポリアクリルアミドゲルを支持体としたものが汎用されている．

ブロッティング法は，1975年Southern（サザン）によってDNAのブロッティング法が報告されたのが始まりである．その後報告されたRNAのブロッティング法をNorthern（ノザン）法，蛋白のブロッティング法をWestern（ウェスタン）法とよんでいる．

🔟 蛋白染色剤

●ポンソー3R染色

〔染色液〕

0.8％ポンソー3R-6％トリクロロ酢酸液．

〔特徴〕

セ・ア膜上での血清蛋白分画染色法である（蛋白濃度は3g/dl以上ないとできない）．セ・ア膜上の蛋白色調は深赤色で508nmに吸収極大．

●ポンソーS染色

〔染色液〕

0.2％ポンソーS-3％トリクロル酢酸液．

〔特徴〕

セ・ア膜上での血清蛋白分画染色法である．セ・ア膜上の蛋白色調は紫赤色で520nmに吸収極大．ポンソーSにはCIカラーインデックス番号27195と15635の2種類があるが，27195（メルク社）のほうを用いること．

日本ではポンソー3Rが用いられているが，諸外国ではポンソーSが頻用されている．

●アミドブラック10B

〔染色液〕

7％酢酸液に1％になるようアミドブラック10Bを溶解し，不溶物を濾過する．

〔特徴〕

寒天，アガロースを支持体とする場合の染色剤として使われていたが，脱色が悪く，感度もよくないため，クマシーブリリアントブルー-250（CBB-250）の出現により，近年はほとんど用いられなくなった．吸収極大は620～624nmにある．

●ニグロシン

〔染色液〕 0.01％のニグロシンを50mlの蒸留水に溶解したのち，6g

のトリクロル酢酸を加えて，蒸留水で 100 ml とする．

〔特徴〕

セ・ア膜，アガロースを支持体とするときに用いられる．とくに免疫固定後の染色に適している．脱色の必要がないことが最大の長所である．

●アシッドバイオレット 17(AV-17)

〔染色液〕

① 3％トリクロル酢酸液
② 0.125％AV-17-5％酢酸液：褐色瓶保存（予備蛋白染色液）
③ 0.250％AV-17-5％酢酸液：褐色瓶保存

〔特徴〕

セ・ア膜，アガロースを支持体とするときに用いられる．0.5〜1 g の蛋白濃度の試料(1μ/1 cm 幅)を染めるのに適している．

●クマシーブリリアントブルーR 250 染色(CBB-R 250)

〔染色液〕

メタノール：氷酢酸：水の 5：1：5 (v/v/v) 混合液に 0.25％になるように色素を溶解する．

〔特徴〕

ポリアクリルアミドゲルを支持体としたときに用いる染色剤である．難点は脱色にかなりの時間を要するため，下記の CBB-G 250 にとって代わられている．紫色のバンドに染まる．

●クマシーブリリアントブルーG 250 染色(CBB-G 250)

〔染色液〕

メタノール 500 ml と酢酸 100 ml に 0.25％になるように CCB-G 250 を溶解し，蒸留水を加えて 1 l とする．

〔特徴〕

ポリアクリルアミドゲルを支持体としたときに用いる染色剤である．

●銀染色

もっとも高感度な染色剤である．銀染色法は支持体によって処方が異なり，その支持体に適したものを使わないとまったく染まらない．

〔原理〕

① 蛋白固定
② 銀イオンまたはそのジアミンイオンを蛋白に結合 $[Ag(NH_3)^+_2]$

③ 還元(ホルマリン, クエン酸)
④ 金属銀(蛋白バンドの黒化像が得られる)

〔特徴〕

高感度な蛋白染色法で, CBB の 100 倍の感度を有する.

5 電気化学分析法

●電気化学分析

① 電圧を測定する電位差測定法と, 電流を測定するアンペロメトリ法がある.

② 電位差測定法には, pH 測定やイオン選択電極による測定がある. アンペロメトリ法としては, 酵素電極によるグルコース測定がある.

1) イオン選択電極法

1 原 理

特定のイオンに選択的に感応する電極, すなわちイオン選択電極(ion selective electrode; ISE)と参照電極を被検液中に入れ, 両電極間の電位差を測定する. 電極電位差 E とイオン活量 $α_1$ との間には,

$$E = E_0 \times \frac{2,303\,RT}{F} \times \log\,α_1 \quad (\text{Nernst の式})$$

(E_0:標準電位, R:ガス定数, T:絶対温度, F:ファラデー定数)の関係があり, E を求めることにより $α_1$ を算出できる.

2 種 類

① ガラス膜電極:pH メータ, ナトリウム電極
② 固体膜電極:難溶性塩を感応膜とする電極
 Cl 電極(銀-塩化銀電極)
③ 液体膜電極:第四級アンモニウム塩をイオン交換体とした多孔性膜
 Cl 電極

電気的に中性である環状化合物を用いる液膜電極(ニュートラルキャリア膜電極). 代表的なものが, バリノマイシン膜を用いる K^+ 電極とクラウンエーテル化合物を用いるものがある.

2) ニュートラルキャリア膜電極法

① ニュートラルキャリア膜電極：電気的に中性で，イオンを選択的に通過させることができる構造をもっているもので，イオノフォア(ionophore)あるいはイオン輸送担体とよばれている物質がある．このイオノフォアの細孔に合ったイオン半径のイオンと安定な錯体を形成する．

② バリノマイシン電極：K電極

③ クラウンエーテル電極（環状ポリエーテル）（図C-5）：形状が王冠に似ていることから，クラウンエーテルとよばれている．目的イオンに対する選択性が高く，また電極に対する応答も速いことから，Na，K電極の主流になっている．

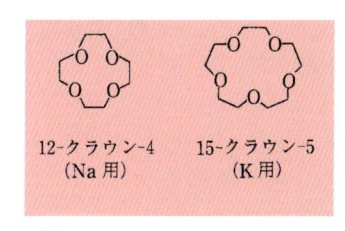

12-クラウン-4 (Na用)　15-クラウン-5 (K用)

図 C-5　クラウンエーテルの基本構造

〔特徴〕
① 火気やボンベを用いないため安全である．
② 多チャンネルの自動分析装置への組み込みが容易である．
③ いつでも測定可能な状態にできる．

3) 酵素電極

① 酵素と電極の特徴を組み合わせることにより，目的成分を定量する分析法を酵素電極法とよぶ．酵素電極法がもっとも使われているのは，グルコース測定である．

$$\beta\text{-D-グルコース} + O_2 + H_2O \xrightarrow{\text{グルコースオキシダーゼ}} \text{グルコン酸} + H_2O_2$$

② 溶液中のO_2消費量を電位差として測定するのが酸素電極法であり，また生成するH_2O_2増加量を電位差として測定するのが過酸化水素電極法である．それぞれの装置には，検出電極にグルコースオキシダー

ゼを固定化した膜と，O_2 あるいは H_2O_2 を選択的に通過させる膜などを組み合わせている．

③ Na，K はじめ種々の電解質の測定，pH の測定など，固定化酵素をイオン電極の感応膜で覆った酵素電極を用い，グルコース，尿素などを測定することができる．

④ 白金電極は白金と銀の間の電解電流を測定するもので，酵素電極に利用されている(血糖；GO–H_2O 電極など)．

4）pH メータ

① 図 C-6 に示すように，水素イオンに感応する化学電池を形成する．ガラス組成を変えることにより，Na 選択電極ができる．

カロメル電極｜pH 既知内液｜ガラス膜｜被検液｜飽和 KCl｜カロメル電極（塩化第1水銀）

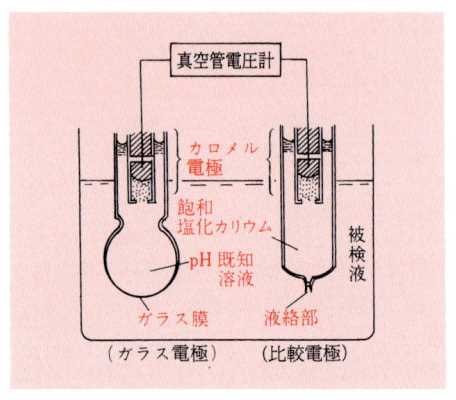

図 C-6 pH メータの構造

② 内部電極として，塩化第1水銀を用いるものと，銀–塩化銀を用いるものがあるが，最近は廃棄上の問題から銀–塩化銀電極を用いる．

③ JIS(日本工業規格)で定められている pH 標準液は6種ある．
シュウ酸塩 pH 標準液……1.68(25℃における pH 値)
フタル酸塩 pH 緩衝液……4.01

中性リン酸塩 pH 緩衝液……6.86
リン酸塩 pH 緩衝液……7.41
ホウ酸塩 pH 緩衝液……9.18
炭酸塩 pH 緩衝液……10.01

5）電量滴定法（クロライドメータ）

1 原　理

"1 g 当量を電解するのに必要な電気量は 1 ファラデー＝96,500 クーロンである"というファラデーの法則に基づいた分析法．被検物質を完全に電解するか，または滴定分析の試薬を等量点に達するまで発生させ，このときの電気量から被検物質量を求める．

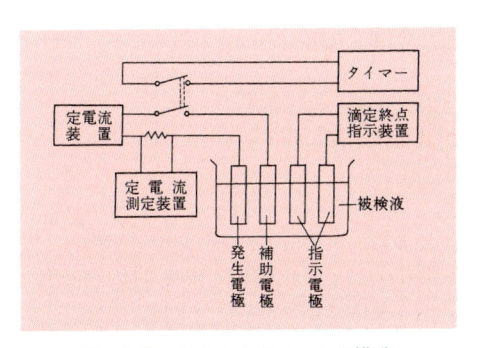

2 応用例

クロライドメータ．

3 クロライドメータの構造（図 C-7）

定電流を流すことにより陽極の発生電極(Ag)から Ag^+ が遊離し，これがただちに Cl^- と結合し沈殿する．Cl^- がすべて結合されると，指示電極が遊離 Ag^+ を感知し，電位の急変によって通電が停止し，それまでの通電時間から Cl^- を定量する．

図 C-7　クロライドメータの構造

〈参考事項〉
　＊イオノフォアとは，特定のイオンを選択的に捕捉し，生体膜あるいは人工脂質膜でのイオン輸送を促進する物質をいう(天然イオノフォア

としてカルシウムイオノフォアがある．バリノマイシン合成イオノフォアとしてクラウンエーテルなどがあげられる）．

6 ガス分析法

　細胞における代謝で消費される O_2 を取り入れ，エネルギー代謝の結果生じる CO_2 を排出する働きを呼吸という．呼吸は肺におけるガス交換である外呼吸，細胞におけるガス交換である内呼吸に分けられる．呼吸機能とは外呼吸を意味する．

　血液ガス分析装置：生体の電解質および酸-塩基平衡を知る目的で血液中のpH，O_2 量，CO_2 量，O_2 分圧，CO_2 分圧，酸素飽和度を測定する装置．CO_2 電極，O_2 電極，pH電極を用い，血液中に含まれるガス分圧を測定し，肺におけるガス交換の状態を知る．

7 自動分析法

　原理的には，検体を個別に分析する個別方式と，1本の流れのなかで秤量・反応・測定を連続して行う連続流れ方式とに大別される．現在ではほぼ100％個別方式(discrete system)を基本とする自動分析装置が用いられている．

1）個別方式(discrete system)

　①　バッジ方式：用手法の操作をそのまま自動化した方法．一般的な分析の流れ(図C-8)．

　②　遠心方式：低回転(600 rpm)遠心力を利用し，検体と試薬の混合を行い，回転中に多数の検体の吸光度の変化を連続的にモニターし定量する方法．fast analyzerともよばれる．現在はほとんど使われていない．

　③　パック方式：反応に必要な試薬が1検査項目ごとにパックされており，これを用いて分析する方法(例：aca III)．現在はほとんど使われていない．

　④　ドライケミストリ(dry chemistry)方式：

　ⅰ）乾燥状態または外観上乾燥した状態で保存された試薬が，測定時に液体試料とマトリックス中で化学反応を起こし，この化学反応によっ

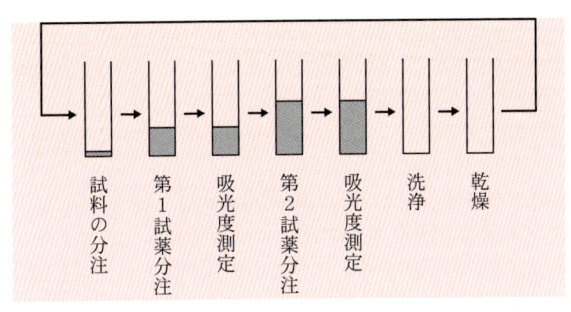

C 生物化学分析の原理と方法 ● 59

図 C-8 ディスクリート型自動分析機における一般的な分析の流れ

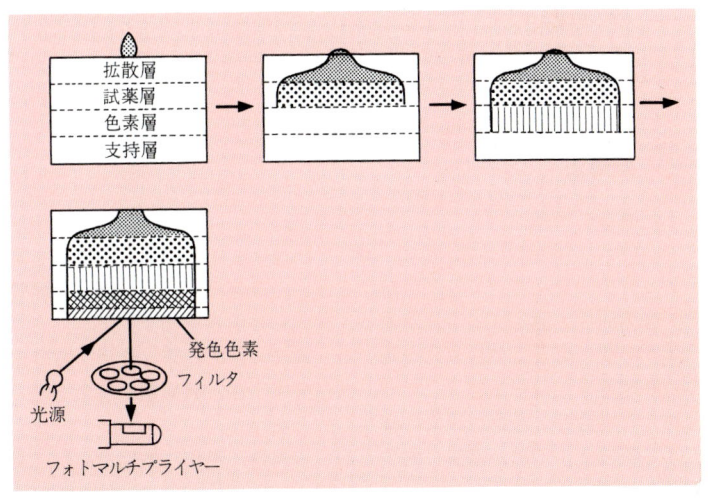

（試料の分注 → 第1試薬分注 → 吸光度測定 → 第2試薬分注 → 吸光度測定 → 洗浄 → 乾燥）

図 C-9 カラリメトリックスライド（エクタケムシステム）

て成分分析を行う方法〔エクタケム（コダック社）-エクタケム社からジョンソン&ジョンソン社へ移行し，ビトロスという名前に変更された，富士ドライケム（富士写真フィルム）など〕（図C-9）．

ⅱ）血清を添加すると拡散層で拡散し，試薬層で反応し，支持層で発色色素に白色光を照射して，その反射光をフィルタで漏光してフォトマ

ルチプライヤーで検知する(カラリメトリックスライド).

iii) このほか,Na, K などを測定するためにイオン選択膜を使用したポテンシオメトリック電極スライドがある.

iv) 操作が簡便であること.試薬調製の必要がないことから,緊急検査機器として広く普及している.

2) 連続流れ方式(continuous flow system)

1953年,アメリカテクニコン社によって開発されたオートアナライザーで採用された方式である.すべての検体が同一ラインを通過するため,試料間による汚染が多くなる危険がある.また多検体処理ができないため,今日ではまったく使われていない.

〈参考事項〉

＊POCT(point of care testing)とは,患者のベッドサイドで行う検査で,緊急時の診療に対応する迅速検査をいう.

8 酵素法

1) 原理と特徴

① 酵素法(酵素分析法)とは,酵素を試薬として用い,目的成分を定量する分析法を指す.これには酵素を用いた基質濃度(化学成分)の測定と,酵素活性を測定する方法がある.狭義には前者を指す.

② 必要に応じて共役反応を用いる.最初に目的物質に作用する酵素を初発酵素または指示酵素という.共役酵素とは,数種類の酵素を組み合わせた場合の2段階目以降の酵素のことをいう.

③ 特徴としては,基質に対する高い特異性,温和な条件での反応があげられる.

■ 測定条件

●酵素反応速度

① 酵素反応の様式

$$E + S \underset{k_{-1}}{\overset{k_1}{\rightleftarrows}} ES \overset{k_2}{\rightarrow} E + P$$

(E:酵素,S:基質,ES:酵素基質複合体,P:生成物,k_1, k_2, k_{-1}:速度定数)

図 C-10 S-V 曲線

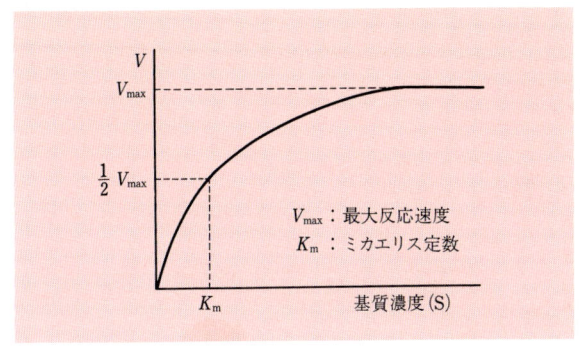

② 反応速度(V)：$V = -\dfrac{dS}{dt} = \dfrac{dP}{dt}$

③ 反応速度(V)と基質濃度(S)の関係（図C-10, S-V 曲線）

④ Michaelis-Menten の式

$$V = \dfrac{V_{\max} S}{S + K_{\mathrm{m}}}$$

⑤ ミカエリス定数(K_{m})の意義

ⅰ）K_{m} は酵素の基質との親和性を表し，K_{m} が小さいほど基質との親和性が高い．

ⅱ）K_{m} の単位は濃度で $\dfrac{1}{2} V_{\max}$ のときの基質濃度である．

⑥ Lineweaver-Burk の式

$$\dfrac{1}{V} = \dfrac{1}{V_{\max}} + \dfrac{K_{\mathrm{m}}}{V_{\max}} \cdot \dfrac{1}{S}$$

この式を用いて実験的に K_{m} を求めることができる（図C-11）．

⑦ 零次反応と1次反応

零次反応：基質濃度に関係なく反応速度が一定のとき零次反応という．$S \gg K_{\mathrm{m}}$ のときである．通常 K_{m} の10倍以上の濃度が望ましい．

1次反応：反応速度が基質濃度に比例する場合．$S \ll K_{\mathrm{m}}$ のとき Michaelis-Menten の式から $V \fallingdotseq \dfrac{V_{\max}}{K_{\mathrm{m}}} \cdot S$ となる．

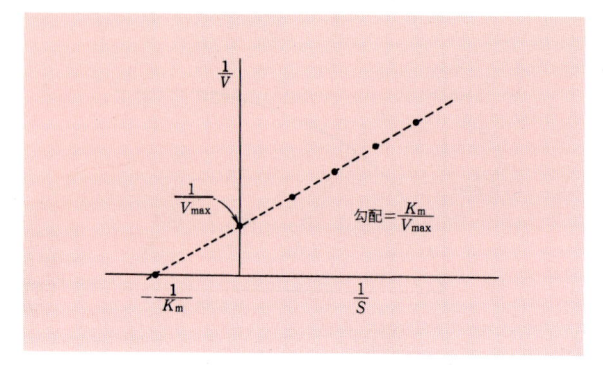

図 C-11　Lineweaver-Burk の式

⑧　初速度：酵素反応開始直後の反応速度で，基質濃度が十分で生成物が少なく，反応条件が変化していない時期の反応速度．遅延時間があるときはこれを終えた直線部分の初期に測定する．

⑨　遅延時間(lag time)：反応初期に種々の理由で零次反応とならず，若干の時間をおいて零次反応に達することがある．これを遅延時間という．共役反応があるとき問題になりやすい．

⑩　基質阻害：一般に基質濃度が高くなるほど反応速度は増加するが，場合によっては基質濃度が高くなるとかえって反応速度は低下することがある．これを基質阻害という．

⑪　共役反応：酵素活性(E_1)を測定する際，生成物 (P_1) が測定しにくいとき，これにさらに酵素 (E_2) を働かせて P_2 を生成し，これを測定することがある．　　$S \xrightarrow{E_1} P_1 \xrightarrow{E_2} P_2$　　これを共役反応という．場合によっては数段階の共役反応を用いることがある．

2　分析法

①　終末分析：十分に時間をかけて酵素を働かせ，完全に平衡に達した状態で生成物を測定すると，その量は元の基質濃度に比例する．酵素法の標準的方法で精度もよいが，盲検をとる必要がある．

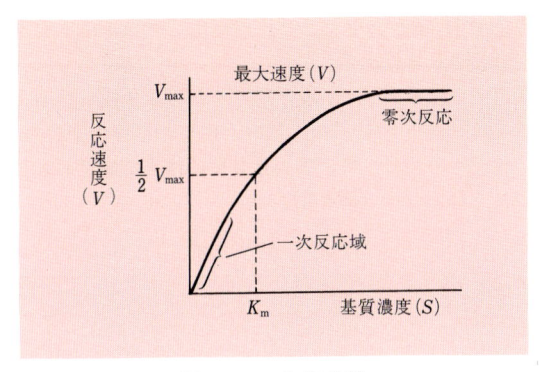

図 C-12 S-V 曲線

② 初速度分析：基質濃度が低いとき（$S \ll K_m$），ミカエリス・メンテンの式から $V \fallingdotseq \dfrac{V_{max}}{K_m} \cdot S$ となり，反応速度は基質濃度（S）に比例する（1次反応，図C-12）ため，この条件下で反応速度を連続計測法で求め，基質濃度を算出する．通常この方法が利用できるのは，基質濃度が K_m の 1/4 以下とされている．盲検は不要であるが，精度は終末点法に比べて低い．

③ 定時分析：1 次反応と零次反応の混合型の反応様式による方法であるが，これは測定時間が自由に設定できる自動機においてのみ使われる分析法で，K_m 値が大きい場合や，十分量の酵素が用いられない場合に使われる．

3 固定化酵素の応用

酵素は蛋白質性の触媒で反応の前後で変化しない．したがって失活しないかぎり何回も利用できるが，通常，酵素法では 1 回かぎりで廃棄してしまう．固定相に酵素を失活させずに固定することにより，繰り返し酵素を利用することを目的として固定化酵素が開発された．

2）発色系（酵素法における共通検出反応）

過酸化水素（H_2O_2）-ペルオキシダーゼ（POD）系呈色反応と補酵素 NADH，または NADPH の変化量を検出する反応がある．

① 主反応でH_2O_2が発生し，これを検出してペルオキシダーゼやカタラーゼを共役させる検出系．

酸化酵素（…オキシダーゼ）を作用させた後，生成したH_2O_2をPODの存在下でフェノールと4-アミノアンチピリンを酸化結合させる方法．

② フェノールのかわりに，アニリン系のほうが感度および波長の点で好ましいとされている（参考表）．

参考表　化合物名と略名

化合物名	略名
N-エチル-N-スルホプロピル-3,5-ジメトキシアニリン	DAPS
N-スルホプロピル-3,5-ジメトキシアニリン	HDAPS
N-エチル-N-スルホプロピル-3,5-ジメチルアニリン	MAPS
N-エチル-N-スルホプロピル-3-メチルアニリン	TOPS
N-エチル-N-(2-ヒドロキシ-3-スルホプロピル)-3-メトキシアニリン	ADOS
N-エチル-N-(2-ヒドロキシ-3-スルホプロピル)-3,5-ジメトキシアニリン	DAOS
N-(2-ヒドロキシ-3-スルホプロピル)-3,5-ジメトキシアニリン	HDAOS
N-エチル-N-(2-ヒドロキシ-3-スルホプロピル)-3,5-ジメチルアニリン	MAOS
N-エチル-N-(2-ヒドロキシ-3-スルホプロピル)-3-メトキシアニリン	TOOS

③ 過酸化水素-ペルオキシダーゼ(POD)系呈色反応の原理(図C-13)

$2\,H_2O_2 +$ フェノール $+$ 4-アミノアンチピリン

$$\xrightarrow{\text{ペルオキシダーゼ}} 赤色キノン + 4\,H_2O$$

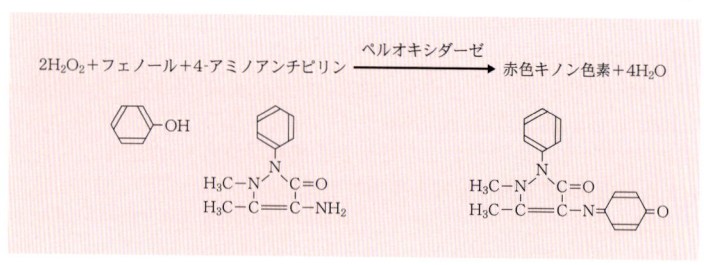

図 C-13　過酸化水素・ペルオキシダーゼ系呈色反応の原理

本呈色反応の欠点は，アスコルビン酸やビリルビンなど還元性物質の共存により負の誤差を生じることである．そこで，アスコルビン酸はアスコルビン酸オキシダーゼ，ビリルビンはビリルビンオキシダーゼで分解した後，POD発色反応を行う．

$$H_2O_2 + アスコルビン酸 \xrightarrow{アスコルビン酸オキシダーゼ} デヒドロアスコルビン酸 + 2H_2O$$

$$H_2O_2 + ビリルビン \xrightarrow{ビリルビンオキシダーゼ} ビリベルジン + 2H_2O$$

④ 補酵素NAD(P)Hの変化量を検出する方法(図C-14)．脱水素酵素(…デヒドロゲナーゼ)はNAD(P)Hを補酵素とする場合が多い．

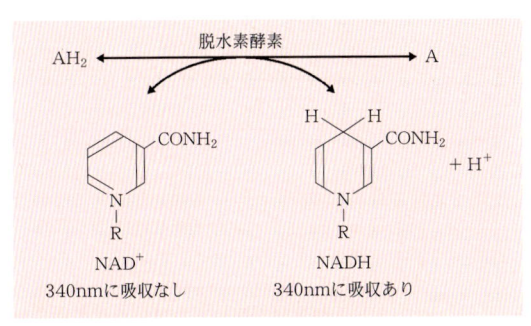

図 C-14 NAD(P)H系検出反応の原理
(松下 誠：臨床検査学講座 臨床化学．II章-2．分光光度分析法．医歯薬出版，2004，p.75，図II-17)

3) 生体成分の測定

● 過酸化水素・ペルオキシダーゼ系酵素法が用いられている代表的項目(表C-4)
● NAD(P)H系酵素法が用いられている代表的項目(表C-5)

表 C-4 過酸化水素・ペルオキシダーゼ系酵素法が用いられている代表的項目

検査項目	用いられている酵素
グルコース	ムタロダーゼ・<u>グルコースオキシダーゼ</u>
総コレステロール	コレステロールエステラーゼ・<u>コレステロールオキシダーゼ</u>
トリグリセリド	リポプロテインリパーゼ・グリセロキナーゼ・<u>グリセロール-3-リン酸オキシダーゼ</u>
リン脂質	ホスホリパーゼD・<u>コリンオキシダーゼ</u>
遊離脂肪酸	アシルCoAシンセターゼ・<u>アシルCoAオキシダーゼ</u>
尿酸	<u>ウリカーゼ</u>
クレアチニン	クレアチニナーゼ・クレアチナーゼ・<u>サルコシンオキシダーゼ</u>
クレアチン	クレアチナーゼ・<u>サルコシンオキシダーゼ</u>
無機リン	プリンヌクレオシドホスホリラーゼ・<u>キサンチンオキシダーゼ</u>

(松下 誠:臨床検査学講座 臨床化学. II章-2. 分光光度分析法. 医歯薬出版, 2004, p.75, 表II-8)

注1) 使用する酵素は目的成分に作用する順に記載し,また共通に使用しているペルオキシダーゼは省略した.
 2) 過酸化水素を生成するオキシダーゼ:アンダーラインで表示.

表 C-5 NAD(P)H系酵素法が用いられている代表的項目

検査項目	検出系に利用される脱水素酵素	増加/減少	終点法/初速度法
LD(乳酸基質)	乳酸デヒドロゲナーゼ	増加	初速度法
LD(ピルビン酸基質)	乳酸デヒドロゲナーゼ	減少	初速度法
AST	リンゴ酸デヒドロゲナーゼ	減少	初速度法
ALT	乳酸デヒドロゲナーゼ	減少	初速度法
CK	グルコース-6-リン酸デヒドロゲナーゼ	増加	初速度法
尿素窒素	グルタミン酸デヒドロゲナーゼ	減少	初速度法
マグネシウム	グルコース-6-リン酸デヒドロゲナーゼ	増加	初速度法
グルコース	グルコース-6-リン酸デヒドロゲナーゼ	増加	終点法

(松下 誠:臨床検査学講座 臨床化学. II章-2. 分光光度分析法. 医歯薬出版, 2004, p.75, 表II-10)

C 生物化学分析の原理と方法

9 免疫化学的測定法

1）測定原理
免疫反応の特異性と標識物質の信号の高感度性を利用した生体微量成分の測定法をいう．

2）検出方法

1 放射免疫測定法（radio immunoassay；RIA）

1959年にBersonとYallowにより開発された方法である．感度がよい（pmol/l レベルまたはそれ以下でも可能）ため，超微量の生理活性物質の測定に利用される．ただし放射性物質を用いるため，取り扱い上の制限，装置や設備が高価，使用後の廃棄が困難などの問題がある．

なお抗原抗体反応ではなく，結合蛋白にレセプターを用いる receptor assay や，carrier proteinを用いるcompetitive protein binding assay（CPBA）など類似の測定法もある．

2 酵素免疫測定法（enzyme immunoassay；EIA）

標識物質に酵素を用いる免疫測定法で，RIAに比べると感度はやや落ちるが，放射性物質を用いなくてよいため，現在，広く利用されている．

原理的に次のように分類される．

① homogeneous EIA：標識抗原が抗体と結合すると酵素活性が阻害されることを利用し，抗原抗体結合物（B）と遊離抗原（F）との分離が不要である方法（EMIT法）．現在のところ薬物や低分子物質のみに応用可能である．

② heterogeneous EIA：B/F分離が必要なEIA．B/F分離を行う方法としては固相法が一般的である．固相に固定した抗体に抗原を結合させ，これに標識抗体を結合させるいわゆるサンドイッチ法が多用されている．

3 化学発光イムノアッセイ法（chemiluminescent immunoassay；CLIA）

RIAと同程度またはそれ以上の感度をもち，検出系に化学発光法を用いる方法．

① 化学発光イムノアッセイ（狭義）：化学発光性化合物を標識する方法である．この化合物としてアクリジニウムエステル誘導体，アクリジ

ニウムアミルスルホンアミド誘導体,イソルミノール誘導体などがあり,これらを用いて抗体または抗原を直接標識する.

② 化学発光酵素イムノアッセイ(chemiluminescent enzyme immunoassay；CLEIA)：酵素を標識し,その酵素活性を化学発光法で測定する．標識したペルオキシダーゼにルミノール,過酸化水素を基質として化学発光する系がよく用いられる．

4 生物発光イムノアッセイ法(bioluminescent immunoassay；BLIA)

ホタル発光とバクテリア発光がある．

5 蛍光偏光免疫測定法 (p.281参照)

〈参考事項〉
＊標識に用いられる酵素には，ペルオキシダーゼ，アルカリホスファターゼ，β-ガラクトシダーゼがある．

3) 生体内微量成分の測定

腫瘍マーカー，ホルモン，血中薬物濃度の測定に広く普及している．

10 分離分析法

1) クロマトグラフ法

クロマトグラフィとは，混合物から特定の物質を抽出する分離分析法の技法の総称．

1 原 理

固定相と移動相の間の分配率や，吸着力の差を利用して物質を分離する方法．一般に，移動相が気体の場合をガスクロマトグラフィ，液体の場合を液体クロマトグラフィという．

●固定相による分類
・濾紙クロマトグラフィ．
・カラムクロマトグラフィ．
・薄層クロマトグラフィ．

●移動相による分類

- ガスクロマトグラフィ.
- 液体クロマトグラフィ.

2 ゲル濾過

セファデックスなど分子篩効果をもつゲルを用いたもの．分子量によって分離される．

多糖類である高分子の架橋で合成したセファデックスはそのゲル内に一定のサイズの孔があり，低分子のものはこの孔の中に入り溶出するため時間がかかるが，高分子のものは孔に入らず，粒子間を通過するので早く流出する．これを分子篩効果という．

3 高速液体クロマトグラフィ(HPLC)

従来，時間がかかった液体クロマトグラフィを迅速化したもので，臨床検査においても，HbA_{1c}，カテコールアミンや血中薬物濃度の測定に利用されている．

4 アフィニティクロマトグラフィ

親和性をもつ2つの物質(抗原抗体，酵素基質など)の一方を固定相とし，不純物から分離する方法．

2) 塩析法(salting out)

塩析：蛋白質や核酸などの高分子電解質の水溶液に高濃度の塩を加えると，溶解度が低下し，高分子が析出，沈殿する現象．

- コーンの冷エタノール分画法……Ⅴ分画はアルブミン分画．
- 硫酸アンモニウム……767 g/l 液を100%飽和という．
- 亜硫酸ナトリウム……268 g/l になると，グロブリンは沈殿(塩析)するが，アルブミンは沈殿しない．

3) 抽出法

1 原理

溶質の溶媒に対する溶解性の差を利用して，目的とする物質を抽出する方法．臨床化学では脂質やホルモンの抽出に用いる．

2 分配率

水溶液に不溶性の溶媒を加え振盪後静置すると2層に分かれる．水溶液中の濃度を c_1，溶媒中の濃度を c_2 とすると $c_2/c_1 = K$ を分配係数という．これは，溶質や溶媒について温度が一定であれば一定の値を示す．

3 主な抽出液

① Bloor の抽出液……エーテル：エタノール(1：3)
② Folch の抽出液……クロロホルム：メタノール(2：1)

11 [関連必要項目] 除蛋白法

1）原　理
血清蛋白を等電点より酸性下で正に荷電させ，これに金属陰イオンを結合させて沈殿させる方法と，アルカリ性として蛋白質を負に荷電させ，陽イオンと結合させて沈殿させる方法が主な方法である．

2）主な除蛋白法
① ホリン・ウ法(Folin-Wu 法)．
　〔試薬〕　タングステン酸ナトリウム，硫酸
　〔特徴〕　上清 pH が約 6.0 で中性に近い．全血のまま除蛋白できる．
② トリクロル酢酸法．
　〔試薬〕　トリクロル酢酸．
　〔特徴〕　上清は強酸性．
③ 過塩素酸法．
　〔特徴〕　上清は酸性．
④ メタリン酸法．
　〔特徴〕　上清は酸性．
⑤ 硫酸亜鉛法．
　ⅰ）硫酸亜鉛-水酸化ナトリウム：血糖(ハーゲドルン・イェンセン法)．
　〔特徴〕　上清はアルカリ性．
　ⅱ）硫酸亜鉛-水酸化バリウム：血糖(ソモジー法)．
　〔特徴〕　共存する尿酸など還元性物質を除去．上清はアルカリ性．

セルフ・チェック

A 次の文章で正しいものに○，誤っているものに×をつけよ

( ) 1. 蛋白質は等電点で沈殿しやすい
( ) 2. ホリン・ウ除蛋白液の上清はアルカリ性である
( ) 3. セファデックスによるゲル濾過を行うと分子量が小さいものほど早く溶出される
( ) 4. アフィニティクロマトグラフィには抗体が用いられることがある
( ) 5. 透過率（T）と吸光度（E）には $E = 2 - \log T$ の関係にある
( ) 6. NADH の 340 nm におけるモル吸光係数は 6.3×10^3 である
( ) 7. 二波長測光では溶液の濁りをある程度消去できる
( ) 8. モル吸光係数が大きい物質ほど比色法で高感度測定できる
( ) 9. 蛋白質溶液の測定に 280 nm を利用するのはすべてのアミノ酸がそこに吸収をもつからである
( ) 10. 回折格子による分光器を用いるときはカットフィルタは不必要である
( ) 11. 半値幅の広いフィルタを用いると吸光度は低くなる傾向がある
( ) 12. 内部標準物質のリチウムは通常生体内に含まれていない
( ) 13. Na, K の炎光測定はそれぞれ 589nm, 767 nm で行う
( ) 14. 一般に蛍光分析は吸光分析に比べ感度が高い
( ) 15. 血清蛋白電気泳動の標準操作法の緩衝液の pH は 7.4 である

A 1-○，2-×，3-×，4-○，5-○，6-○，7-○，8-○，9-× （芳香族アミノ酸が吸収をもつ），10-×，11-○，12-○，13-○，14-○，15-×

( ) **16.** イオン選択電極と固定化酵素の組合せで酵素電極ができる
( ) **17.** クロライドメータの陽極が銀電極である
( ) **18.** 酵素は基質特異性をもつ
( ) **19.** 酵素活性はできるだけ至適条件で測定することが望ましい
( ) **20.** 通常,酵素活性は酵素量と比例する
( ) **21.** 零次反応とは基質濃度に関係なく反応速度が一定な場合をいう

B

1. 比色分析法について誤っているのはどれか
① 400 nm より短い波長の光を紫外線という
② ガラスフィルタより干渉フィルタのほうが半値幅が狭い
③ 溶液が混濁しているとベール(Beer)の法則が成り立たない
④ 溶液が蛍光を発しているとベール(Beer)の法則が成り立たない
⑤ セルの厚さが一定のとき,吸光度は溶液の濃度に反比例する

2. 比色分析において,吸光度 1.0 のときの透過率はどれか
① 1%
② 10%
③ 20%
④ 50%
⑤ 100%

16-○, 17-○, 18-○, 19-○, 20-○, 21-○

B 1-⑤, 2-②

3. 吸光光度法で吸光度が2の場合の透過率はどれか
① 10%
② 5%
③ 2%
④ 1%
⑤ 0.1%

4. 0.1 mmol/l の NADH を 1 cm のキュベットを用い 340 nm で測定したときに最も近い吸光度はどれか
① 6.3
② 6.3×10^{-1}
③ 6.3×10^{-2}
④ 6.3×10^{-3}
⑤ 6.3×10^{-4}

5. 分光光度計と原子吸光光度計との共通構成部品はどれか．2つ選べ
① 回折格子
② 吸収セル
③ 光電子増倍管
④ タングステンランプ
⑤ ホローカソードランプ

6. 電気泳動法について誤っているのはどれか．2つ選べ
① 固体（支持体）と液体（緩衝液）の接触によって支持体は負に帯電する
② 固体（支持体）と液体（緩衝液）の接触によって緩衝液側は正に帯電する
③ 緩衝液が陽極側に移動する現象を電気浸透という
④ 泳動速度は帯電量に比例する
⑤ 緩衝液のイオン強度を大きくすると移動度は大きくなる

3-④, 4-②, 5-①, ③, 6-③, ⑤

7. 電極法で次の物質を測定する際，ガラス電極で測定するのはどれか
① H^+
② Cl^-
③ Ca^+
④ Mg^+
⑤ O_2

8. 電解質（Na，K，Cl）の測定に使用されない電極はどれか
① バリノマイシン電極
② ガラス電極
③ クラウンエーテル電極
④ 第4級アンモニウム塩電極
⑤ 酸素電極

9. 酵素について誤っているのはどれか
① 活性の測定は零次反応を示す基質濃度のもとで測定する
② 活性測定時に緩衝液を加えるのは反応経過に伴う pH の変動を防ぐためである
③ 定点測定法より初速度測定法のほうが正確度は高い
④ 補酵素を必要とする酵素の活性を測定する場合，補酵素の添加量によって活性値が異なる
⑤ pH が同じであれば緩衝液の種類が異なっても活性値は変わらない

7-①，8-⑤，9-⑤

D 無機質

学習の目標

- 体液中の陽イオン
- 体液中の陰イオン
- 酸-塩基平衡(異常)
- pH調節機構
- アニオンギャップ
- ミリ当量（mEq）
- ナトリウムの生理的意義
- ナトリウムの測定法（炎光光度法, イオン選択電極法, 酵素法）
- ナトリウムの臨床的意義
- カリウムの生理的意義
- カリウムの測定法
- カリウムの臨床的意義
- カルシウムの生理的意義
- カルシウムの測定法
- カルシウムの臨床的意義
- マグネシウムの生理的意義
- マグネシウムの測定法
- マグネシウムの臨床的意義
- 鉄の生理的意義
- 鉄の測定法
- 鉄の臨床的意義
- 銅の生理的意義
- 銅の測定法
- 銅の臨床的意義
- 塩化物（クロール）の生理的意義
- 塩化物（クロール）の測定法
- 無機リンの生理的意義
- 無機リンの測定法
- 無機リンの臨床的意義
- 浸透圧
- 重炭酸イオン

水と電解質の調整および代謝

1 生体内分布と生理的意義

1）体液の分布

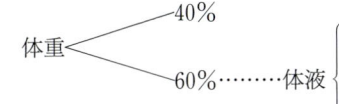

体重
- 40%
- 60%………体液
  - 細胞内液…40%
  - 細胞外液…20%
    - 間質液（組織内に存在する水）…15%
    - 血漿液 …………………………5%

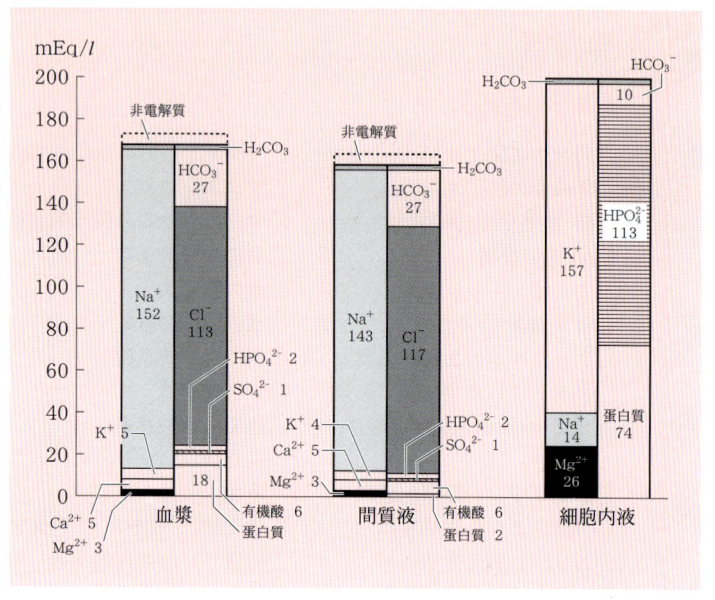

(White, et al.：Principles of Biochem)
図 D-1 体液の組成

グラフ内の数は mEq/l を示す．

2) 体液中の陽イオン・陰イオン組成 (図 D-1)
3) 酸-塩基平衡
① 血液，細胞外液の pH：pH 7.35〜7.45
② 生理範囲外の pH 異常

　　　酸性側……酸血症(アシドミア)．その過程をアシドーシスという．

　　　アルカリ性側……アルカリ血症(アルカレミア)．その過程をアルカローシスという．
③ 酸-塩基平衡が呼吸機能障害に起因……呼吸性という．
④ 腎あるいは細胞の機能異常など代謝機能障害に起因……代謝性という．

4）酸-塩基平衡異常

	pH	代償反応
●呼吸性　　　CO_2排泄過剰→H_2CO_3↓　HCO_3^-不変　↑ 　アルカローシス…過呼吸，ヒステリー， 　人工呼吸，甲状腺機能亢進，肝性昏睡		HCO_3^-↓ (腎排出)
●呼吸性　　　CO_2排泄低下→H_2CO_3↑　HCO_3^-不変　↓ 　アシドーシス…呼吸障害，肺気腫， 　気管支喘息，肺線維症， 　うっ血性心不全(肺血流量低下)， 　麻酔時(肺換気量低下)		HCO_3^-↑ (腎再吸収)
●代謝性　　　　　　　　　H_2CO_3不変　HCO_3^-↑　↑ 　アルカローシス…大量の嘔吐，胃 　洗浄の反復，大量の制酸剤の内服		$H_2CO_3^-$↑ (呼吸低下)
●代謝性アシドーシス　　　H_2CO_3不変　HCO_3^-↓　↓ 　・腎性…糸球体疾患…濾過能低下→血中H^+↑ 　・下痢性…腸内アルカリ喪失　HCO_3^-↓ 　・糖尿病性…ケトン体(酸)によるHCO_3^-の消費		$H_2CO_3^-$↓ (呼吸促進)

（代償反応の結果 pH は正常に戻る）

(阿南功一，阿部喜代司，原　論吉：臨床検査学講座　生化学．医歯薬出版，2004，p. 188，表II-2)

2　調節機構

血漿の pH は 7.35～7.45 と，わずか 0.1 の pH の変動しかない．生存可能な pH は 6.8～7.8 で，1.0 以内の pH の変動しかない．正確な pH 調節機構による．

●pH 調節機構
① 緩衝系：炭酸緩衝系，リン酸緩衝系，蛋白質による緩衝系．
② 肺による呼吸作用：CO_2 の排出速度で pH を調節．
③ 腎による pH 調節：H^+ や HCO_3^- の排出コントロール．

3 アニオンギャップ

① アニオンギャップ(anion gap)とは，陽イオン(Na^+)－陰イオン(Cl^-＋HCO_3^-)の式で表され，測定されない陰イオンである蛋白，硫酸，リン酸などの量を示す．正常値は 12 mEq/l (9～18 mEq/l)．

② 代謝性酸-塩基異常の指標として用いる．代謝性アシドーシスの存在を意味する……乳酸アシドーシス，ケトアシドーシス，末期腎不全，薬物摂取(メタノール，サリチル酸，エタノールなど)．

無機質の検査

1) 血清における陽イオンと陰イオンの平衡関係 (表 D-1)
2) 赤血球内外の電解質濃度 (表 D-2)

表 D-1 血清中の陽イオンと陰イオンの平衡関係

陽イオン		陰イオン	
Na^+	142 mEq/l	Cl^-	103 mEq/l
K^+	5 mEq/l	HCO_3^-	26 mEq/l
Ca^{2+}	5 mEq/l	蛋白質	16 mEq/l
Mg^{2+}	2 mEq/l }7	有機酸	6 mEq/l
		HPO_4^{2-}	2 mEq/l }25
		SO_4^{2-}	1 mEq/l
合　計	154	合　計	154
(陽イオン量＝Na^+＋K^+＋7)		(陰イオン量＝Cl^-＋HCO_3^-＋25)	

表 D-2 赤血球内外の電解質濃度

成　分	赤血球	血　漿	赤血球/血漿
ナトリウム	16.0 mEq/l	140.0 mEq/l	0.11
カリウム	100.0 mEq/l	4.4 mEq/l	22.73
塩化物	52.0 mEq/l	104.0 mEq/l	0.50
重炭酸塩	19.0 mM/l	26.0 mM/l	0.73
カルシウム	0.5 mEq/l	5.0 mEq/l	0.10
無機リン酸	2.5 mg/dl	3.2 mg/dl	0.78

3）電解質の表現

電解質の量を表示する単位として，多くの場合，ミリ当量(mEq)を用いる．

$1\,\mathrm{Eq} = \dfrac{1\,原子量}{原子価}$ で表される．生体内の電解質は絶対量として少ないので，当量の1/1,000の mEq が用いられている．

(例) 1 mEq の Na：$\dfrac{23}{1} = 23$ mg の Na のこと．

1 mEq の Ca：$\dfrac{40}{2} = 20$ mg の Ca のこと．

1 ナトリウム，カリウム

1）生理的意義

① 体液中のナトリウム(Na)，カリウム(K)はそれぞれ細胞外液および内液の陽イオンの主成分として存在し，共通の生理機能としては水の分布，浸透圧の調節，酸-塩基平衡の維持をつかさどっている．Kはそのうえ，筋収縮，神経伝達に重要な役割を演じている．とくに心筋の収縮力との関連が強い．

② 血清 Na の調節は主として腎で行われ，尿細管における Na と水の再吸収量で決定される．この調節にアルドステロンと抗利尿ホルモンが関与する．

③ Kの調節は Na と同様，アルドステロンによる腎での排泄調節機構によって行われる．

2）測定法

炎光光度計法とイオン選択電極法とに大別されるが，炎光光度計の装置は2000年より製造中止になったので，近年ではイオン選択電極法での測定が圧倒的に多い．

●イオン選択電極法

① Na 電極

ⅰ）ガラス膜電極：ガラス薄膜を選択膜とした電極で，pH 測定用のガラス電極と同じであるが，ガラス成分には珪酸アルミニウムが添加されている．

ⅱ）ニュートラルキャリア膜電極

クラウンエーテル電極：Na^+ に選択性が高いのは，12-クラウン-4 の基本構造をもつもの．

② K電極

ⅰ）ニュートラルキャリア膜電極

バリノマイシン電極：バリノマイシンを極性の低い有機溶媒に溶かした液膜電極である（バリノマイシンがKと選択的に複合体をつくる性質を利用，図 D-2）．

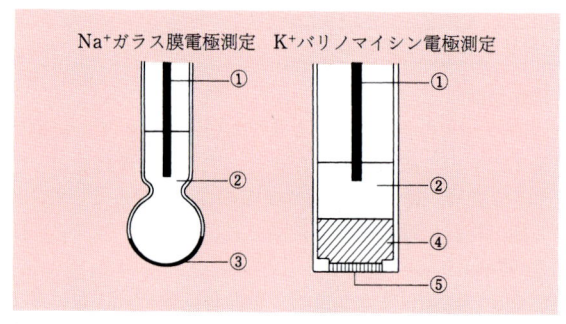

①内部電極，②内部液，③ガラス膜（珪酸アルミニウム含有），
④液状イオン交換体，⑤多孔質膜（バリノマイシン含有）

図 D-2 イオン選択電極

ⅱ）クラウンエーテル電極：K^+ に選択性が高いのは，15-クラウン-5 の基本構造をもつもの．

●酵素法

電解質を酵素的に測定する場合，測定するイオンが基質となる場合（無機リン測定に応用）と，酵素反応の活性化あるいは阻害イオンとなる場合（Na, K, Cl, Mgなど）とがある．

① Na

$Na^+ +$ クリプタント $\longrightarrow Na^+$-クリプタント

$$\text{ONPG} \xrightarrow[\beta\text{-ガラクトシダーゼ}]{\text{Na}} o\text{-ニトロフェノール}+\text{ガラクトース}$$
(405 nm でレイトアッセイ)

(ONPG：o-nitrophenyl-β, D-galactopyranoside)

② K

ⅰ) ピルビン酸キナーゼ(PK)・LD・グルタミン酸デヒドロゲナーゼ法

〔第1反応〕

$$\text{Na}^+ + \text{クリプタント} \longrightarrow \text{Na}^+\text{-クリプタント}$$
(イオン透過担体)

$$2\text{-オキソグルタミン酸}+\text{NADH}+\text{NH}_4^+ \xrightarrow{\text{グルタミン酸デヒドロゲナーゼ(GLD)}} \text{グルタミン酸}+\text{NAD}+\text{H}_2\text{O}$$

バクテリア由来の PK に対する Na^+ の影響を除く．NH_4^+ の影響を GLD 反応で回避している．

〔第2反応〕

$$\text{ホスホエノールピルビン酸}+\text{ADP} \xrightarrow[\text{K}^+]{\text{ピルビン酸キナーゼ(PK)}} \text{ピルビン酸}+\text{ATP}$$

$$\text{ピルビン酸}+\text{NADH} \xrightarrow{\text{LD}} \text{乳酸}+\text{NAD}$$

(340 nm における NADH の吸光度減少を測定)

Na 測定におけるクリプタント(cryptant, 結合剤)の役目は，分析可能なレベルまで十分に Na^+ 濃度を減少させるものであり，K 測定においては，同じ反応が生じる Na を完全に抑制するためである．したがって，Na 測定と K 測定試薬中のクリプタント量は K 測定のほうが多い．

3) 測定上の注意事項

溶血の影響：血球成分が血清中に溶出するため，K では正の誤差，Na ではほとんど無視できる程度．ヘモグロビン自体は炎光法には影響しない．

4) 採血条件

① 早朝空腹時採血が望ましい．

② すみやかな血清分離が必要(Na は室温全血放置で，ほとんど変化しないが，4℃全血保存でやや減少．K は血球から血清中に移動してく

るため高値となり,その傾向は4℃全血保存で著しい).

③ 血漿を試料とするとき,NaやKを含む抗凝固剤は使用不可.

④ Kの血清値は血漿値より約6%高値となる(血小板,白血球の崩壊,赤血球の収縮によるため).

5) 基準範囲

[Na]　136〜147 mEq/l

[K]　3.5〜4.8 mEq/l

ともに性差,年齢差なし.

6) 臨床的意義 (表 D-3)

表 D-3　血清ナトリウム,カリウムが異常値を示す疾患

	異常値	
	高値 (Na 150 mEq/l 以上 / K 5 mEq/l 以上)	低値 (Na 135 mEq/l 以下 / K 3.5 mEq/l 以下)
ナトリウム	脱水時(嘔吐,下痢,高度発汗,経口摂取不能,腎不全多尿期など) 内分泌疾患(原発性アルドステロン症,クッシング症候群,輸液過誤)	浮腫時(ネフローゼ,心不全,肝硬変,栄養障害など) アジソン病
カリウム	急性および慢性腎不全,筋挫傷,出血・溶血性疾患,アジソン病(心電図上の特徴はテント状T波,A-Vブロック)	消化液喪失(嘔吐,下痢),原発性アルドステロン症,クッシング症候群,種々の多尿,飢餓,慢性消耗性疾患に伴う組織崩壊,利尿剤の連用(心電図上の特徴はT波の平低化,U波出現,ST降下)

2　カルシウム

1) 生理的意義

① 成人で約1kgのCaがあるが,そのうち99%が骨と歯に集まっており,残りの1%が蛋白と結合あるいはイオンのかたちで体液中に存在する.イオン化Ca(Ca^{2+})は神経筋作用,細胞膜機能,外分泌および内分泌作用などの生理的活性をもつ種々の生理機能を営んでいる.

② Ca^{2+} は副甲状腺ホルモン(PTH),活性型ビタミンD,カルシトニンにより,腸管からの吸収,腎での排泄,吸収,骨での吸収,形成の3つの経路で Ca 代謝が調節されている.

●生理的作用
① 細胞の浸透圧調整.
② Na^+,K^+ との拮抗作用.
③ 筋肉や神経の興奮性の調節.
④ 神経の刺激伝達.
⑤ 血液凝固,酵素活性の賦活性因子としての働き.

●血液中のカルシウムの分類
① 透析性 Ca(全カルシウムの 67%)
・イオン型(54%)
・リン酸,重炭酸,有機酸との結合(13%)
② 不透析性 Ca(33%)
・蛋白との結合型(とくにアルブミン)

2)測定法

血漿中で生理作用を示すのは Ca^{2+} であることから,総 Ca のみではなく,Ca^{2+} の測定も近年行われている.現在 o-CPC 法が広く普及している.

●滴定法
① シュウ酸沈殿―過マンガン酸カリ($KMnO_4$)滴定:Ca^{2+} とシュウ酸アンモニウムとが反応し,不溶性のシュウ酸カルシウムを生成する.沈殿に H_2SO_4 を加えて Ca をはずし,残ったシュウ酸を過マンガン酸カリウム滴定法で測定する(Clark-Collip 法).現在ほとんど用いられないが,信頼性は十分高い方法である.

●比色法
① o-クレゾールフタレインコンプレクソン(o-CPC)法:アルカリ性の o-CPC と Ca とが反応すると o-CPC-Ca^{2+} キレートをつくり,深紅色を呈する(575 nm で比色).共存する Mg を隠蔽するため,8-ヒドロキシキノリンを試薬中に加えておく.
② メチルキシノールブルー(MXB)法:アルカリ性条件下でメチルキシノールブルー(MXB)と Ca とが反応すると,MXB・Ca^{2+} キレート

をつくり，青色を呈する(610 nm)．共存する Mg を隠蔽するため，8-ヒドロキシキノリンを試薬中に加えておく．o-CPC 法の欠点である検量線の湾曲がなく，呈色も安定である．

●炎光法

Ca の発光スペクトル(波長 422 nm)を直接測定．Na，K の妨害がある．

●原子吸光法

リン酸塩形成による負の誤差を除くため，試料を塩化ランタン，塩化ストロンチウム液で希釈．常用基準法とされている．

●イオン選択電極法

Ca^{2+} を測定する．ジデシルリン酸またはジデシルフェニルリン酸の Ca 塩を電極膜に含ませ，膜の外側に接した Ca 含有試料との電位差を標準液との電位差と比較する．専用機器が市販されている．

●酵素法(ホスホリパーゼD)

$$\text{ホスファチジルコリン} + H_2O \xrightarrow[Ca^{2+}]{\text{ホスホリパーゼD}} \text{ホスファチジン酸} + \text{コリン}$$

$$\text{コリン} + O_2 \xrightarrow{\text{コリンオキシダーゼ}} \text{ベタイン} + H_2O_2$$

$$2H_2O_2 + \text{フェノール} + 4\text{-アミノアンチピリン} \xrightarrow{\text{POD}} \text{キノンイミン色素}(500\ nm)$$

3）測定上の注意事項

① Ca^{2+} 濃度は，CO_2 の放出による pH の上昇があると低値になるので，ヘパリン血(全血)で迅速に測定するか，または血清に CO_2 ガスを吹きつけて平衡化したのちに測定する．

② 一般に血清アルブミン濃度の低下は総 Ca 濃度の低下となって反映されるので，アルブミンが 4 g/dl 以下の場合は補正する．

　　補正 Ca 値(mg/dl)
　　=実測 Ca 値(mg/dl)+〔4－アルブミン(g/dl)〕

4）採血条件

食事による影響はないので，必ずしも空腹時に採血する必要はない．

5）基準範囲値

［総 Ca］　9〜11 mg/dl（4.5〜5.5 mEq/l）

［イオン化 Ca］　4.48±0.08 mg/dl

6）臨床的意義（表D-4）

表 D-4　血清カルシウムが異常値を示す疾患

Ca 増加（5.5 mEq/l 以上）	Ca 減少（4.5 mEq/l 以下）
1）血清P増加または正常：ビタミンD過剰症，多発性骨髄腫，急性骨萎縮 2）血清P正常：骨結核（破壊性），変形性関節炎，サルコイドーシス，癌骨転移，軽症腎炎 3）血清P減少：副甲状腺機能亢進症，急性肺炎回復期	1）血清P増加：副甲状腺機能低下症，腎性くる病，尿毒症，末期腎炎，腎硬化症，腎水腫，腎盂腎炎 2）血清P正常：低蛋白血症，ネフローゼ，脂肪性下痢，急性膵炎，乳児テタニー，妊娠性テタニー，閉塞性黄疸，萎縮性骨結核 3）血清P減少：くる病，骨軟化症，肺炎，百日咳

● 高 Ca 血症

① 良性疾患

 ⅰ）原発性副甲状腺機能亢進症：単腺腺腫．

 ⅱ）その他の内分泌疾患：甲状腺機能亢進症，褐色細胞腫．

 ⅲ）肉芽腫性病変：サルコイドーシスなど．

 ⅳ）その他：新生児特発性高 Ca 血症，家族性低 Ca 尿性高 Ca 血症（低リン血症）．

② 悪性腫瘍

悪性腫瘍では，高頻度に高 Ca 血症を併発する．その原因は腫瘍細胞から分泌されるサイトカインである PTHrP（PTH related protein），インターロイキン1などの骨吸収刺激因子が骨芽細胞を刺激し，刺激された骨芽細胞からさらに破骨細胞が骨吸収を促進することに由来する．

 ⅰ）腫瘍が産生する液性因子によるもの（humoral hypercalcemia of malignancy）．

 ⅱ）骨転移，骨髄腫によるもの（local osteolytic hypercalcemia；LOH）．

〈参考事項〉

＊1　悪性腫瘍に伴う高 Ca 血症は MAHC (malignancy associated hypercalcemia)といい，原発性副甲状腺機能亢進症とともにもっとも多い．

＊2　"増やそう Ca か，減ら脂 Na (へらしな) さい"．
骨粗鬆症患者 500 万人と推測．高齢化社会の到来に伴い増加が予想される．

＊3　普通の成人で食事から 600 mg とれば所要量を満たし，骨の代謝にも必要な量がとれる (実際は必要量の 87％摂取)．
リン：カルシウム＝1：1 に近い食物であると効果的吸収．

3　マグネシウム

1）生理的意義

①　成人では生体内に 20〜30 g 存在する．50％はリン酸塩，炭酸塩として骨格に，残りの 50％は筋肉や他の軟部組織に分布している．血液中には 1％しか存在しない．

②　Ca と拮抗的に働く．

③　酵素反応の活性化 (アルカリホスファターゼ，ヘキソキナーゼ，クレアチンキナーゼ，酸ホスファターゼなど)．

●血中 Mg

その 70％が透析性 (イオン型 55％，リン酸やクエン酸との複合塩型 15％)，残り (30％) は蛋白質 (主としてアルブミン) と結合している．

2）測定法

原子吸光法がもっとも優れた方法とされているが，一般化しているのは比色法である．とくに，チタンイエロー法より約 10 倍の感度を有し，しかも直接法であるキシリジルブルー法が多用されている．

●比色法

①　チタンイエロー (titan yellow) 法：Mg がチタンイエローとアルカリ性で反応し，赤色レーキを形成する．Mg はコロイド状 $Mg(OH)_2$ となり，この粒子の表面にチタンイエローが吸着されると赤色となる (Kolthoff 反応)．この赤色レーキは沈殿しやすいため，このレーキを安定化し，溶液を透明にするために，保護コロイドとしてポリビニルアル

コールを用いる(530 nm で比色).

② キシリジルブルー(xylidyl blue)法(Mann Yoe 法):pH 9〜10 でキシリジルブルー II(Magon)水溶液は青紫色(555 nm)であるが,Mg と結合し Mg 錯化合物が生成されると,極大吸収波長は 540 nm となる.これにアルカリ性エタノールを混じると,試薬の吸収が 615 nm に移行し,Mg 錯化合物はサーモンピンク(515 nm)になる.この吸光度差を測定する.または,キシリジルブルー色素の吸収減少量を 610 nm で測定することもある.

● 原子吸光法

もっとも感度・特異度が高い.希釈剤に塩化ランタンまたは塩化ストロンチウムを用いると,他の元素の影響を受けない.

● 酵素法

① ヘキソキナーゼ(グルコキナーゼ)・グルコース-6-リン酸デヒドロゲナーゼ (HK・G-6-PD, Glck・G-6-PD)法.

$$\text{D-グルコース} + \text{Mg·ATP}^{2-} \xrightarrow{\text{HK(Glck)}} \text{グルコース-6-リン酸} + \text{Mg·ADP}^{-}$$

$$\text{グルコース-6-リン酸 tNADP} \xrightarrow{\text{G-6-PD}} \text{D-グルコノラクトン-6-リン酸} + \text{NADPH} + \text{H}^{+}$$

(340 nm で吸光度の増加をみる)

Mg が ATP と結合してヘキソキナーゼの基質になることを利用.ヘキソキナーゼをグルコキナーゼ(Glck)に変更したものが市販されている.

② グリセロールキナーゼ(GK)-グリセロリン酸オキシダーゼ(GlyPOD)法

$$\text{グリセロール} + \text{Mg·ATP}^{2+} \xrightarrow{\text{GK}} \text{グリセロール-3-リン酸} + \text{Mg·ADP}^{+}$$

$$\text{グリセロール-3-リン酸} + \text{O}_2 \xrightarrow{\text{GlyPOD}} \text{ジヒドロキシアセトンリン酸} + \text{H}_2\text{O}_2$$

$$2H_2O_2 + 4\text{-アミノアンチピリン} +$$
$$N\text{-エチル-}N\text{-(3-スルホプロピル-}m\text{-アニシジン)} \xrightarrow{POD}$$
$$\text{キノンイミン色素 (500 nm)}$$

●イオン電極法

生理活性を有し,種々の化学反応を修飾するのはイオン化 Mg である.Mg^+選択電極を用いた測定器が開発されている.

3）採血条件

ヘパリン以外の血漿は使用できない.全血のまま放置すると血球中(血清の約3倍含む)の Mg が血清中に拡散するため高値となるので,採血後はできるだけ早い分離が必要.

4）基準範囲

1.2〜2.3 mg/dl (1.0〜1.9 mEq/l)

5）臨床的意義

［増加］　慢性腎炎,ネフローゼ,脱水,本態性高血圧症,甲状腺機能低下症,周期性四肢麻痺,白血病,重症糖尿病性アシドーシス.

［減少］　慢性肝炎,肝硬変,甲状腺機能亢進症,てんかん,うっ血性心不全,妊娠後期,くる病,飢餓,尿毒症,テタニー.

4　鉄

1）生理的意義

①　人体には約 4 g の鉄(Fe)が存在し,その 75％はポルフィリンに入ってヘムとなり,ヘモグロビン,ミオグロビン,ヘム酵素として存在する.血漿中に含まれる鉄総量は 3〜4 mg である.約 70％は酸素運搬や酸化作用のような触媒機能をもつ.

②　機能鉄：その主体は総鉄量の 65％を占めて赤血球に存在するヘモグロビン,3〜5％を占めて筋肉に存在するミオグロビン,0.5％が細胞内含鉄酵素,残りの約 30％は貯蔵鉄(フェリチン,ヘモジデリン),これらは細胞内および細胞間隙にも存在する.

●代　謝

食　事
↓　（鉄）
腸管内に吸収
↓　〔2価鉄(Fe^{2+})〕
腸粘膜内
↓　〔3価鉄(Fe^{3+}) となり，アポフェリチンと可逆的に結合してフェリチンになる．再びアポフェリチンから離れる〕
血液中
↓　〔Fe^{3+} はトランスフェリンに結合し，輸送型の鉄蛋白（分子量9万）となる〕
各器官

●フェリチン

鉄および貯蔵鉄である．血清フェリチン値は男性で高く，女性で低い．

●トランスフェリン

β-グロブリン分画に位置する蛋白質で，鉄と特異的に結合する能力をもつ．その100 mg は約120 μg の鉄と結合しうる．

●総鉄結合能（TIBC）

トランスフェリンの総量をいう．Fe と結合していないトランスフェリンは不飽和鉄結合能（UIBC）という．したがって，〔TIBC＝UIBC＋血清鉄〕の関係式が成り立つ．

2）測定法

比色法で定量を行う場合の操作は次の3つに大別される．

①　トランスフェリンから Fe^{3+} の分離，次に除蛋白操作〔HCl 酸性下で TCA（トリクロル酢酸）で除蛋白する方法が標準的〕

②　$Fe^{3+} \rightarrow Fe^{2+}$（還元剤……アスコルビン酸，チオグリコール酸）

③　Fe^{2+} の発色（発色剤……バソフェナンスロリン，トリピリジル・トリアジン）

●比色法

①　松原法：血清に HCl を加え，80～90℃，5分加熱して血清鉄を遊離後，TCA で除蛋白し遠沈して，その上清中の Fe^{3+} をアスコルビン酸

で還元し Fe^{2+} とする．酸を酢酸ナトリウムで中和してからバソフェナンスロリンと Fe^{2+} を結合させて，その赤橙色を 545 nm で比色する．

② 国際標準法：松原法に準拠．異なる点は還元剤にチオグリコール酸を用いている．また，血清に HCl–TCA–チオグリコール酸混液を加えることによって，Fe の分離，抽出，還元および除蛋白を同時に行えるよう簡便になっている．

③ トリピリジル・トリアジン(tripyridyl triazine；TPTZ)法：本法は除蛋白のない直接法．血清にグリシン–塩酸緩衝液(pH 2.0)＋Tween 20 を加えて Fe^{3+} を離し，アスコルビン酸で還元して Fe^{2+} とし，TPTZ と Fe^{2+} の青色錯化合物をつくり，600 nm で比色する．

●原子吸光法

ヘモグロビンの鉄も測定されるので，溶血で正の誤差．

●イオン電極法

クーロメトリの原理を利用．Fe^{3+}，Fe^{2+} に分離された Fe は塩化物として遊離され，電極に対して電子を放出したり〔$Fe^{2+} - (e^-) \to Fe^{3+}$〕，受入したり〔$Fe^{3+} + (e^-) \to Fe^{2+}$〕する．この移動する電子を積算して，鉄濃度とする．

総鉄結合能の測定法：血清に Fe^{3+} を加えてトランスフェリンを鉄イオンで飽和し，ついで過剰の Fe^{3+} を炭酸マグネシウムで吸着除去したのち，上清のトランスフェリンと結合した鉄を測定する．

3）測定上の注意事項

●鉄の汚染

使う器具類はすべて除鉄洗浄したものを用いるが，現在ではディスポーザブルの注射器，試験管を用いている．

●溶血の影響

ヘモグロビンより鉄の遊離が起こると正の誤差となる．

4）採血条件

血清鉄は朝高く夜間低く，その変動は個人によっては最高値の半分以下に及ぶことがあるといわれていることから，採血は早朝空腹時が望ましい．TIBC は変わらない．

5）基準範囲

（男）　80〜180 μg/dl

(女) 70〜160 μg/dl
女子がやや低値，ただし閉経後は男子と同じレベルになる．
[総鉄結合能]
(男) 250〜380 μg/dl
(女) 250〜450 μg/dl（女子がやや高い）

6) 臨床的意義 (表D-5)

表 D-5 血清鉄と総鉄結合能が異常値を示す疾患

	血清鉄	不飽和鉄結合能	総鉄結合能
鉄欠乏性貧血	↓↓	↑	↑
再生不良性貧血	↑↑	↓↓	↘
悪性貧血	↑	↘	↘
溶血性貧血	↑→↓	↓	↓
感染症	↓	↓	↓
急性肝炎	↑	→	↑
肝硬変症	→	↘	↑
ヘモクロマトーシス	↑	↓	↓
ネフローゼ	↓	↓	↓
白血病	→	→	→
慢性出血性貧血	↓↓	↑	↑
真性多血症	↘	↑	↑

〈参考事項〉

*1 国際血液標準化委員会ではバソフェナンスロリン法に代わりフェロジン(ferrozine)またはフェレン(ferene)を用いたほうが，サンプル量が少なく感度がよく，安価であるのでよいとしている．

*2 貧血とは"体の中の血液中に含まれる赤血球と血色素(ヘモグロビン)が減少した状態"のことである．

貧血の種類には，①ヘモグロビンをつくるための鉄分の不足より生じた鉄欠乏性貧血，②骨髄での赤血球の生成が十分に行われないことによって生じる再生不良性貧血，③ビタミンB_{12}の腸管からの吸収が悪くなり，その欠乏によって生じる悪性貧血，④大量出血による出血性貧血などが知られており，日本では，貧血患者の9割が鉄欠乏性貧血だといわれている．

5 銅

1) 生理的意義

① 成人の体内銅(Cu)含有量は平均100～150 mg．筋肉にもっとも多く，ついで骨に多く存在し，全銅の50～70％を占めている．臓器としては肝，腎，脳に多い．

② 生理機能としては，鉄代謝に関連(鉄の腸管吸収，トランスフェリンとの鉄の結合，ヘモグロビン生合成における触媒作用)，チトクローム，カタラーゼ，モノアミンオキシダーゼなどの酵素の配合族として存在するのが重要．

●血清銅

2つの蛋白分画に存在．5％はアルブミンと結合，95％はセルロプラスミンと結合．鉄と異なり不飽和型は存在しないので，血清銅とセルロプラスミン濃度は強い相関を示す．

●セルロプラスミン

$α_2$-グロブリン分画に存在する青色の銅蛋白で，1分子中銅を8原子結合している．

2) 測定法

鉄の場合と同様に，次の3段階からなる．

① セルロプラスミンから Cu^{2+} の分離そして除蛋白
② $Cu^{2+} → Cu^+$ (還元剤—塩酸ヒドロキシルアミン，アスコルビン酸)
③ Cu^+ の発色(発色剤—ジエチルジチオカルバミン酸亜鉛，バソクプロイン)

●比色法

① ジエチルジチオカルバミン酸亜鉛法：血清に HCl を加えて変性させ，TCA で除蛋白する．除蛋白液にジエチルジチオカルバミン酸亜鉛を加えて発色させたのち，四塩化炭素で抽出し，435 nm で比色する．

② バソクプロイン法：血清に還元剤(アスコルビン酸)を含む希塩酸を加えて加熱し，さらに TCA で除蛋白すると，Cu^{2+} が Cu^+ に還元され，遊離する．これにバソクプロインを結合させ，生成したキレート化合物の黄橙色を 480 nm で比色する．

●原子吸光法

感度があまりよくないといわれている．

3) 測定上の注意事項
銅の汚染：使う器具類は銅を除いたものを用いる．

4) 基準範囲
$70 \sim 140 \, \mu g/dl$

新生児は $12 \sim 67 \, \mu g/dl$ で成人の1/3，思春期年齢で成人値，妊娠2カ月より著明な上昇，10カ月目は非妊娠時の約3倍．

5) 臨床的意義（表D-6）

表 D-6 血清銅が異常値を示す疾患

高値となる場合	低値となる場合
各種感染症および炎症 リウマチ熱およびリウマチ様関節炎	ウィルソン(Wilson)病（肝レンズ核変性症，セルロプラスミンの先天性欠損症）
エリテマトーデス	小児異常蛋白血症
アテローム性動脈硬化症	スプルー
乾癬	食欲不振症
甲状腺剤中毒症	下痢および吸収不良症候群
急性白血病	ネフローゼ症候群
悪性腫瘍	貧血
肝胆道系疾患	骨粗鬆症および病的骨折
再生不良性貧血	肝硬変

〈参考事項〉
＊感染症では，血清銅値と CRP の陽性度とは相関する．

6 塩化物（クロール）

1) 生理的意義
① クロール(Cl)は重炭酸イオンとともに主要陰イオンで，ほとんど細胞外液に含まれている．水分代謝や浸透圧の調節，酸-塩基平衡の維持をくかさどっている．

② 血清 Cl は主に尿細管における再吸収により調節．血清 Na とほぼ並行して増減し，重炭酸の値によって変動し，常に陰イオン総量を一

定に保っている．

2）測定法

近年ではクロライドメータ法が広く普及している．また，比色法は自動分析機でのクロール測定に用いられている．

●滴定法：シャールズ・シャールズ法

Cl^-をジフェニルカルバゾンを指示薬として，硝酸第2水銀〔$Hg(NO_3)_2$〕で滴定する．Cl^- は Hg^{2+} と反応し，非解離性の無色の塩化第2水銀($HgCl_2$)を形成する．過剰に加えられた Hg^{2+} が指示薬と反応して，紫青色の錯塩を生成する点を終末点とする．

●比色法：ハミルトン法（チオシアン酸第2水銀法）

Cl^-を Fe^{3+} の存在下でチオシアン酸第2水銀〔$Hg(SCN)_2$〕と反応させると，Cl量に比例してSCNが遊離し，Fe^{3+} と反応し，チオシアン酸鉄〔$Fe(SCN)_3$〕を生成するので，この赤色を 480 nm で比色する．

●電量滴定法：クロライドメータ法（銀電極法）

あらかじめ銀電極に一定の電流を流し，Ag^+を遊出させる．これが試料中の Cl^-と反応し，過剰の Ag^+が残ると，指示電極によって停止装置が働く．電解に要した時間から塩化物イオン濃度を求める．

●イオン選択電極法

Cl 電極は銀/塩化銀からなる固定膜電極と，第4級アンモニウム塩からなる液膜型電極がある．

●酵素法

$$EDTA\text{-}Ca^{2+} + \alpha\text{-アミラーゼ(不活性型)} \xrightarrow{Cl^-} EDTA + \alpha\text{-アミラーゼ-}Ca^{2+}\text{(活性型)}$$

Cl^- が存在しない状態でブタ膵 α-アミラーゼに EDTA および微量の Ca を共存させると，ブタ膵 α-アミラーゼは Ca^{2+}が放出され，非活性型になる．これを血清に加えると，検体中の Cl^-の濃度に比例して不活性型の α-アミラーゼは Ca^{2+}と再結合して活性化される．

$$2\text{-クロロ-4-ニトロフェニル-}\beta\text{-D-マルトペンタシド (G7-CNP)} \xrightarrow[\alpha \text{および} \beta\text{-グリコシダーゼ}]{\alpha\text{-アミラーゼ-}Ca^{2+}\text{(活性型)}} 2\text{-クロロ-4-フェノール}$$

（405 nm で測定）

3）測定上の注意事項

イオン選択電極法で測定すると，とくに銀/塩化銀固定膜電極では，投与薬剤臭素(Br)を含有する鎮痛剤の大量服用で Br 中毒となった患者では，Br の影響を受けて高値となる．

4）基準範囲

96～107 mEq/l

5）臨床的意義

血清 Cl は 2 次的に変化するので，Na^+，HCO_3^- などの値とあわせ考える．

［高値］　代謝性アシドーシス(アシドーシスとは水素イオン濃度が増加する病態)，呼吸性アルカローシス(アルカローシスとは水素イオン濃度が減少する病態)．

［低値］　激しい嘔吐，呼吸性アシドーシス，代謝性アルカローシス．利尿剤投与．

7　無機リン

1）生理的意義

①　健康成人の体内全リン量は 500～800 g で，その約 85％は骨および歯にヒドロキシアパタイトのかたちで存在する．残りの 20％は高エネルギーリン酸化合物(ATP，クレアチニンリン酸)やリン脂質などの主要成分を構成し，エネルギーの蓄積，伝達に関与し，リン酸緩衝液として体液の水素イオン濃度の維持に重要な働きをしている．

②　血清無機リンの代謝は腸管からの吸収，骨からの放出，腎からの排泄が関与する．Ca 代謝と密接な関係をもち，副甲状腺ホルモンやビタミン D により調節を受けている．

③　血液中のリン酸イオンは HPO_4^{2-}（第 2 イオン）(43％)，H_2PO_4 (10％)，蛋白結合リン酸 (12％)，$Na^{1+}PO_4$ (29％)，$CaHPO_4$ (3％)，$MgHPO_4$ (3％) のかたちで存在する．

2）測定法

リンモリブデン酸が圧倒的に多い．使われる除蛋白剤(TCA，$HClO_4$)，還元剤 (1,2,4-アミノナフトールスルホン酸，アスコルビン酸) の種類に

よっていろいろな方法が報告されている．近年，注目されはじめた方法に酵素法がある．

●モリブデンブルー法（フィスケ・サバロウ法）

血清を TCA で除蛋白したのち，モリブデン酸と反応させて，リンモリブデン酸とする．これに還元剤1,2,4-アミノナフトールスルホン酸を加えると，6価のモリブデン酸が3価の化合物(モリブデンブルー)となって青色を呈するので，660～750 nm で比色する．

●マラカイトグリーン法

リンモリブデン酸と塩基性色素マラカイトグリーンとを反応させて，緑色の複合体を生成させ，578 nm で比色する．

●酵素法

① PNP−XOD+POD 法

HPO_4^{2-}＋イノシン $\xrightarrow{PNP}$ ヒポキサンチン＋リボース-1-リン酸

ヒポキサンチン＋$2O_2$＋$2H_2O$ $\xrightarrow{XOD}$ 尿酸＋$2H_2O_2$

$2H_2O_2$＋4-AA＋ESPAS＋H^+ $\xrightarrow{POD}$ 赤紫キノン色素＋$4H_2O$
(540 nm)

$\begin{cases} PNP：プリンヌクレオシドホスホリラーゼ \\ XOD：キサンチンオキシダーゼ \\ POD：ペルオキシダーゼ \\ ESPAS：N\text{-}エチル\text{-}N\text{-}(3\text{-}スルホプロピル\text{-}m\text{-}アニシジン) \end{cases}$

② SPL-PGM-G 6 PD 法

無機リン＋スクロース $\xrightarrow{SPL}$ グルコース-1-リン酸＋フルクトース

グルコース-1-リン酸 $\xrightarrow[グルコース\text{-}1,6\text{-}2リン酸]{PGM}$ グルコース-6-リン酸

グルコース-6-リン酸＋NAD $\xrightarrow{G\text{-}6\text{-}PD}$ 6-ホスホグルコン＋NADH
(340 nm NADH の吸光度増加)

$\left\{\begin{array}{l}\text{SPL：スクロースホスホリラーゼ}\\ \text{PGM：ホスホグルコムターゼ}\\ \text{G-6-PD：グルコース-6-リン酸デヒドロゲナーゼ}\end{array}\right.$

ホスホグルコムターゼ法は，NADHの吸光度の増加を測定するので，基準法になりうる可能性がある．

3）測定上の注意事項

マラカイトグリーン法の感度はフィスケ・サバロウ法の10倍高いが，試験管やセルに色素が付着しやすいのが難点である．

4）採血条件

食事などにより影響されるので早朝空腹時がよい（食後低下傾向）．

採血後，全血のまま放置すると血球中のリンが漏出し，高値となるので，できるだけ早く遠心分離をすること．

5）基準範囲

2.5～4.8 mg/dl

年齢によって著明に変化する．成長期には高く，思春期までにしだいに低下して成人値となる．

6）臨床的意義

血清リン濃度を調節する機序として，①小腸からの吸収，②細胞内外の移行，③骨からの動員，④腎からの排出がある．

重要な役割を果たしているのは④である〔「カルシウム」の項（p.85，表D-4）参照〕．

〈参考事項〉

＊1　全血放置で高値となるのは血球中に多く含まれる酸可溶性有機リン化合物が，血清中に移行し，さらに加水分解されて無機リンとなるため．

＊2　高リン血症になる頻度がもっとも高いのは腎不全である．これは腎機能低下に伴い，リン酸塩の排泄が低下するためで，この場合，Caは高リン血症，ビタミンDの活性化障害などから低値となる．

8 浸透圧

① 血漿の浸透圧を測定することにより，体液の濃縮や希釈の状態を知ることができる．

② 血漿の浸透圧を規定する主なものは，Na などの電解質，ブドウ糖，尿素である．

③ osmol とは，溶質の解離を考慮した浸透圧に有効な濃度の単位．
(例) 1 M の NaCl は Na^+ と Cl^- に解離するので，2 osmol となる．

1) 基準範囲
　[血漿浸透圧]　280～290 mOsm/l
　[血清浸透圧]　270～295 mOsm/l
　[尿浸透圧]　581～1136 mOsm/l

2) 測定法
氷点降下法で測定する．

3) 臨床的意義
　[高値]　糖尿病，尿崩症，発汗，発熱など．
　[低値]　ADH 分泌異常症候群，嘔吐，下痢，副腎皮質機能低下など．

9 重炭酸イオン

1) 生理的意義

① 炭酸水素イオン（HCO_3^-）は酸・塩基平衡のパラメーターで，体液中の陰イオンとして Cl^- についで多い．血液 pH を維持するのに，腎による調節を含めて，血中炭酸塩イオンが重要な役割を演じていると考えられている．

② 生体内に摂取された炭水化物，脂肪，蛋白質に含まれる炭素が酸化されて CO_2 となり，水と化合して H_2CO_3 となり，さらに電離して HCO_3^- を生成する．

$$CO_2 + H_2O \rightleftharpoons H_2CO_3 \rightleftharpoons H^+ + HCO_3^-$$

2) 測定法
ネテルソン式超微量ガス分析器を用いるネテルソン法．

3）基準範囲

23〜28 mEq/l

10 ［関連必要項目］ リチウムイオン，その他の重金属

1）リチウムイオン

① 躁病の治療薬として炭酸リチウムが経口投与されるが，その際の血液中のリチウムイオン（Li$^+$）濃度をモニターする．

② クラウンエーテル電極（λ14-クラウン-4）で測定する．ただしNa$^+$の影響を受けるので，Na$^+$を同時に測定し，補正する．

2）その他の重金属

●生理的意義

① 一般に体重の0.01％以下しか生体に存在しない元素を微量元素といい，亜鉛，銅，マンガン，鉛，コバルト，ニッケル，カドミウムなどがある．

② ほとんどの元素は原子吸光法で測定される．

●臨床的意義

① 亜鉛（Zn）：種々の酵素の構成成分．酵素の活性化（アルカリホスファターゼ，炭酸デヒドロゲナーゼなど）．低値になるのは種々肝胆道疾患，白血病，悪性腫瘍など．また，欠乏すると味覚低下の原因となる．高値になるのは溶血性貧血，赤血球増多症など．

② マンガン（Mn）：呼吸酵素と強く関連．アルギナーゼ，ピルビン酸カルボキシラーゼの構成成分．その他酵素を活性化．

セルフ・チェック

A 次の文章で正しいものに○，誤っているものに×をつけよ

( ) 1. マグネシウムは血清中では4番目に多い陽イオンである
( ) 2. ISE とはイオン選択電極のことである
( ) 3. ナトリウムの正常値は 136〜155 mEq/l である
( ) 4. 種々の生理機能を営んでいるのはイオン化カルシウムである
( ) 5. o-CPC 法ではマグネシウムを隠ぺいするため，8-ヒドロキシキノリンが含まれている
( ) 6. 原発性副甲状腺機能亢進症は低カルシウム血症を呈する
( ) 7. 血清銅は妊婦では高値である
( ) 8. ウィルソン病では血清銅が異常高値となる
( ) 9. Cl をクロライドメータで測定する場合，白金電極を用いる
( ) 10. 無機リンにイノシンを加え PNP（プリンヌクレオシドホスホリラーゼ）で酵素反応を行うとヒポキサンチンを生じる
( ) 11. 無機リンは年齢差が全くない
( ) 12. 炭酸水素イオンは体液中の陰イオンとして Cl に次いで多い

A 1-○，2-○，3-×（136〜147 mEq/l），4-○，5-○，6-×（高カルシウム血症），7-○，8-×（低値となる），9-×（銀電極），10-○，11-×（年齢により著明に変化），12-○

B

1. 血中イオン濃度が低下したとき，テタニーを誘発するのはどれか
① Na^+
② K^+
③ Ca^{2+}
④ HCO_3^-
⑤ HPO_4^{2-}

2. 正しい組合せはどれか．2つ選べ
① トリピリジル・トリアジン―――カルシウム
② チタンイエロー―――カリウム
③ β-ガラクトシダーゼ―――ナトリウム
④ バソクプロイン―――マグネシウム
⑤ プリンヌクレオシドホスホリラーゼ―――無機リン

3. カルシウムについて誤っているのはどれか
① 人体に最も多くある無機質である
② 筋肉の収縮に必要である
③ カルシトニンは血漿カルシウムを上昇させる
④ 血液凝固因子の一つである
⑤ ビタミンDが吸収をよくする

4. 再生不良性貧血のとき上昇するのはどれか
a 血清鉄
b 不飽和鉄結合能
c 総鉄結合能
d トランスフェリン
e 血清フェリチン
① a，b ② a，e ③ b，c ④ c，d ⑤ d，e

B　1-③，2-③，⑤，3-③，4-②

5. キレート試薬と金属との反応で発色体を生成しない組合せはどれか
① キシリジルブルー──マグネシウム
② OCPC──カルシウム
③ バソフェナンスロリン──鉄
④ EDTA──亜 鉛
⑤ バソクプロイン酸──銅

6. 正しい組合せはどれか
a カリウム──イオン選択電極法
b 銅──バソフェナンスロリン法
c 無機リン──オルトクレゾールフタレインコンプレクソン法
d マグネシウム──チタンイエロー法
e 鉄──トリピリジルトリアジン法
① a, b, c ② a, b, e ③ a, d, e
④ b, c, d ⑤ c, d, e

7. 誤っている組合せはどれか
① キシリジルブルー──マグネシウム
② バソクプロイン──銅（1価）
③ バソフェナンスロリン──鉄（2価）
④ バリノマイシン──カルシウム
⑤ モリブデン酸──無機リン

E 糖 質

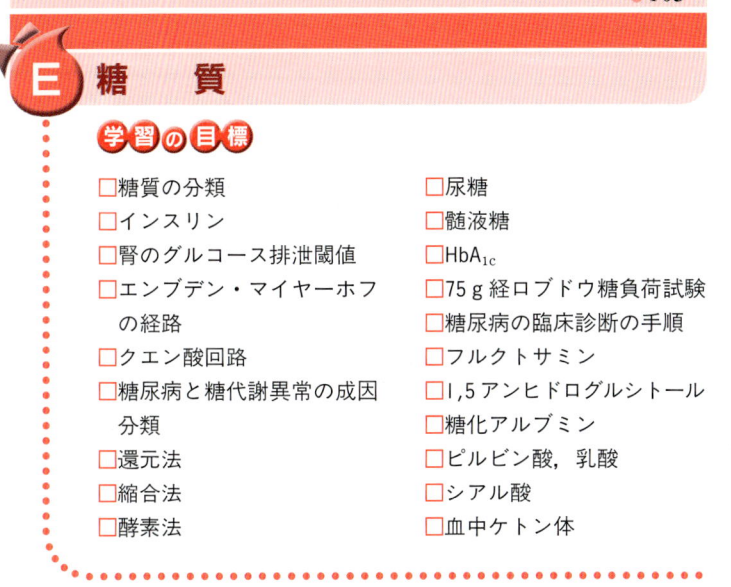

学習の目標

- 糖質の分類
- インスリン
- 腎のグルコース排泄閾値
- エンブデン・マイヤーホフの経路
- クエン酸回路
- 糖尿病と糖代謝異常の成因分類
- 還元法
- 縮合法
- 酵素法
- 尿糖
- 髄液糖
- HbA_{1c}
- 75 g 経口ブドウ糖負荷試験
- 糖尿病の臨床診断の手順
- フルクトサミン
- 1,5 アンヒドログルシトール
- 糖化アルブミン
- ピルビン酸,乳酸
- シアル酸
- 血中ケトン体

糖質の構造と機能

1) 定 義

化学的には polyhydroxyaldehyde あるいは polyhydroxyketone であるか,または加水分解によりこのようなアルデヒドやケトンを生ずる化合物をいう.アルデヒド基をもつものをアルド糖(アルドース),ケトン基をもつものをケト糖(ケトース)という.$C_m(H_2O)_n$ なる一般式を示すものが多いので,炭水化物ともよばれている.

2) 分 類

単糖類

二糖類 { しょ糖(スクロース)……ブドウ糖+果糖
麦芽糖(マルトース)……ブドウ糖+ブドウ糖
乳糖(ラクトース)……ブドウ糖+ガラクトース

三炭糖……グリセロール(グリセリン)の誘導体
四炭糖
五炭糖(ペントース)アルドース……アラビノース,キシロース,リボース,デオキシリボース
　　　　　　　　　　　ケトース……キシリロース,リブロース

六炭糖(ヘキソース) { アルドース……グルコース,ガラクトース,マンノース
　　　　　　　　　　ケトース……フルクトース

多糖類 { でんぷん / グリコーゲン / デキストリン / セルロース / イヌリン / ペクチン

ムコ多糖類 { ヒアルロン酸 / コンドロイチン / コンドロイチン硫酸 / ヘパリン

ホモ多糖：単一の単糖から構成されるもの
ヘテロ多糖：いくつかの種類の単糖から構成されるもの

3) 生理的意義

① 糖質は血液中ではグルコースとして存在する．この血液中のグルコース量は，糖質の摂取，生成，利用，排泄の平衡によって規制されている．その体内のグルコース生成の主な臓器は肝臓であり，腎臓でも若干生成される．

② グルコースは主にエネルギー源として血液循環によって全細胞に

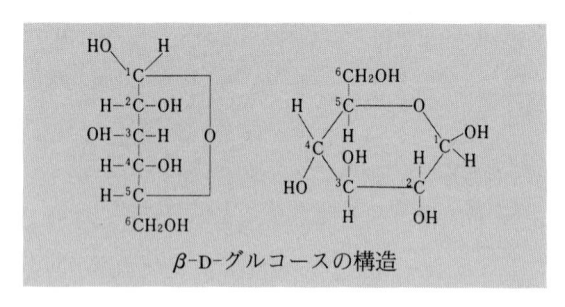

β-D-グルコースの構造

供給される．不必要なグルコースは，筋肉や肝臓で種々の酵素により，

　　グルコース⇄グルコース-6-リン酸⇄グルコース-1-リン酸⇄グリコーゲン

という過程を経てグリコーゲンに合成され，貯えられる．グリコーゲンの 95％が筋と肝にある．

③　血糖は食事，ストレス，脳下垂体ホルモン，副腎皮質ホルモンなどの異常分泌で上昇する．一方，低下させる因子として，膵臓のランゲルハンス島 β 細胞から分泌されるインスリンがある．

血糖とは，血液中に存在する糖類のことで，通常，血液中ではブドウ糖（グルコース）が主な成分であるため，血糖という場合は血中ブドウ糖と考えてよい．

④　腎のグルコース排泄の閾値：健常者では，大量のグルコースを摂取しないかぎり，尿中へのグルコースの排泄はない．これは糸球体で濾過されたグルコースが尿細管で再吸収されてしまうからである．しかし，血糖が 170 mg/dl 以上になると尿中に排泄される．この 170 mg/dl 値を排泄閾値とよぶ．

消化・吸収・代謝

1　血糖の調節機能

1）血糖値を左右する因子

●代謝因子

①　血液へのブドウ糖の供給→血糖値の上昇．
　ⅰ）腸管からの吸収．
　ⅱ）肝グリコーゲン→ブドウ糖．
②　血液へのブドウ糖の消失→血糖値の低下．
　ⅰ）ブドウ糖→グリコーゲン合成．
　ⅱ）各組織でのブドウ糖の利用（解糖）．
　ⅲ）脂肪への変化．
　ⅳ）腎から尿中への排泄．

●ホルモンの作用

① インスリン……血糖値の低下．
② 副腎皮質ホルモン（グルココルチコイド）
　アドレナリン
　甲状腺ホルモン（サイロキシン）　　　　　➡血糖値の上昇
　下垂体前葉ホルモン
　グルカゴン

●神経因子
① 交感神経系 ➡ 血糖値の上昇．
② 副交感神経系 ➡ 血糖値の低下．

2　グルコースの代謝

1）糖質の消化と吸収（図E-1）

糖質は消化酵素が働き，結局，図中の□□内のような単糖になって，腸から吸収されて門脈に入り肝臓へ運ばれる．

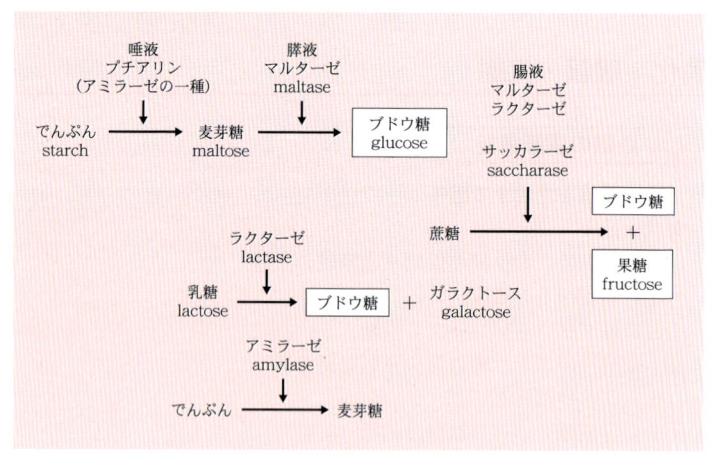

図 E-1　糖質の消化・吸収

```
                唾液              膵液
              プチアリン         マルターゼ
           （アミラーゼの一種）   maltase
                                              腸液
                                           マルターゼ
                                            ラクターゼ
  でんぷん  →  麦芽糖    →   ブドウ糖
  starch        maltose        glucose
                                            サッカラーゼ
                                            saccharase
                                                ↓                ブドウ糖
                                          蔗糖  →           ＋
                                                            果糖
                                                          fructose
              ラクターゼ
              lactase
   乳糖    →   ブドウ糖  ＋  ガラクトース
  lactose                       galactose

              アミラーゼ
              amylase
  でんぷん  →  麦芽糖
```

2）糖質の代謝過程

糖質の代謝は次の2段階に分けて考えられる．
① ［解糖過程］　グルコース，グリコーゲン ⟶ ピルビン酸，乳酸
② ［クエン酸回路(TCAサイクル)］　ピルビン酸 ⟶ CO_2＋[H]

```
                    hexokinase
            ATP      ADP
              ↘ Mg²⁺ ↗                    glucose-1,6 P
glucose  ─────────────────→  glucose-6- P  ←─────────  glucose-1- P
                                           phospho-    UTP      UDPG
            glucose-6-phosphatase         glucomutase           pyrophosphorylase
                                           Mg²⁺        PP
glycogen  ←──────────  UDP glucose  ←──────┘
            UDPG glycogen
            glucosyltransferas
```

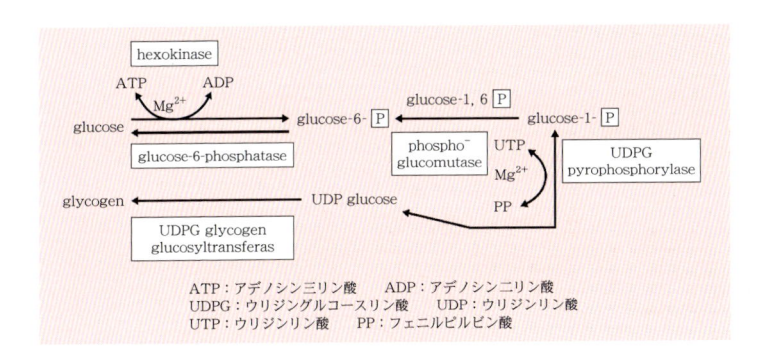

ATP：アデノシン三リン酸　　ADP：アデノシン二リン酸
UDPG：ウリジングルコースリン酸　　UDP：ウリジンリン酸
UTP：ウリジンリン酸　　PP：フェニルピルビン酸

＊筋にはグルコース-6-リン酸をグルコースにする酵素（glucose-6-phosphatase）を欠くので，筋グリコーゲンはグルコースにはならず，したがって，血糖に影響しない．

3）解糖系／エンブデン・マイヤーホフ（Embden-Meyerhof）の経路
（図E-2）

生体の細胞内でグルコースをピルビン酸まで分解する代謝経路．

解糖系では，果糖-1,6-二リン酸までに2 ATPを消費し，2分子のグリセリン酸-1,3-二リン酸から2分子のピルビン酸までに4 ATPを生産する．したがって，1分子のグルコースを2分子のピルビン酸に解糖すると，2分子のATPと2分子のNADH（還元型ニコチンアミド・アデニン・ジヌクレオチド）が生産される．

〔好気的条件〕
　　グルコース→2ピルビン酸＋4[H⁺]＋2 ATP
　　　　　　　　　　　　　4 ATP生成　　　　　（計）6 ATP

〔嫌気的条件〕
　　グルコース→2乳酸＋2 ATP　　　　　　　　（計）2 ATP

解糖系の経路

解糖 反応は細胞質で行われる

グルコース
↓ ヘキソキナーゼ(グルコキナーゼ) ATP→ADP, Mg^{2+}
グルコース-6-リン酸
↓ グルコースリン酸 イソメラーゼ
フルクトース-6-リン酸
↓ ホスホフルクトキナーゼ ATP→ADP, Mg^{2+}
フルクトース-1,6-二リン酸
↓ アルドラーゼ
ジヒドロキシアセトンリン酸 ⇔ (トリオースリン酸イソメラーゼ) ⇔ グリセルアルデヒド-3-リン酸
↓ グリセロアルデヒド-3-リン酸脱水素酵素 NAD→NADH
1,3-ビスホスホグリセリン酸
↓ ホスホグリセリン酸キナーゼ ATP→ADP
3-ホスホグリセリン酸
↓ ホスホグリセロムターゼ
2-ホスホグリセリン酸
↓ エノラーゼ H$_2$O
ホスホエノールピルビン酸
↓ ピルビン酸キナーゼ ATP→ADP
ピルビン酸

(⟶ は不可逆反応)

*好気的条件
グルコース ⟶ 2ピルビン酸+4[H]+2ATP
　　　　　　　　4ATP生成　　　　　合計 6ATP

*嫌気的条件
グルコース ⟶ 乳酸+2ATP　　　　　合計 2ATP

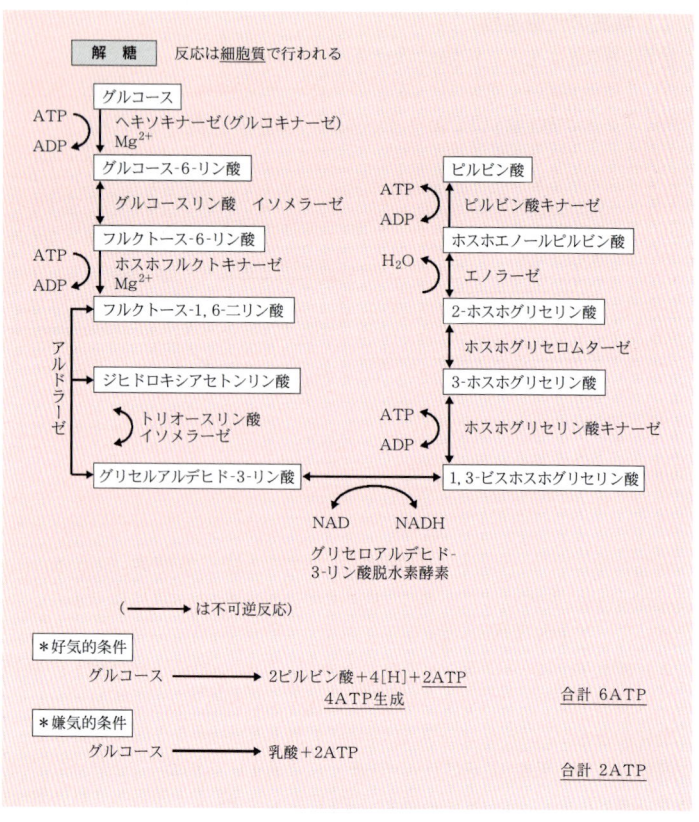

図 E-2　解糖系の経路

3 クエン酸回路 (図E-3)

TCA サイクル,クレブス(Krebs)回路などともよばれる.

解糖の最終産物であるピルビン酸を脱炭酸と補酵素(CoA)との結合により,アセチル CoA に変える.TCA サイクルの全体の反応は,

E 糖質

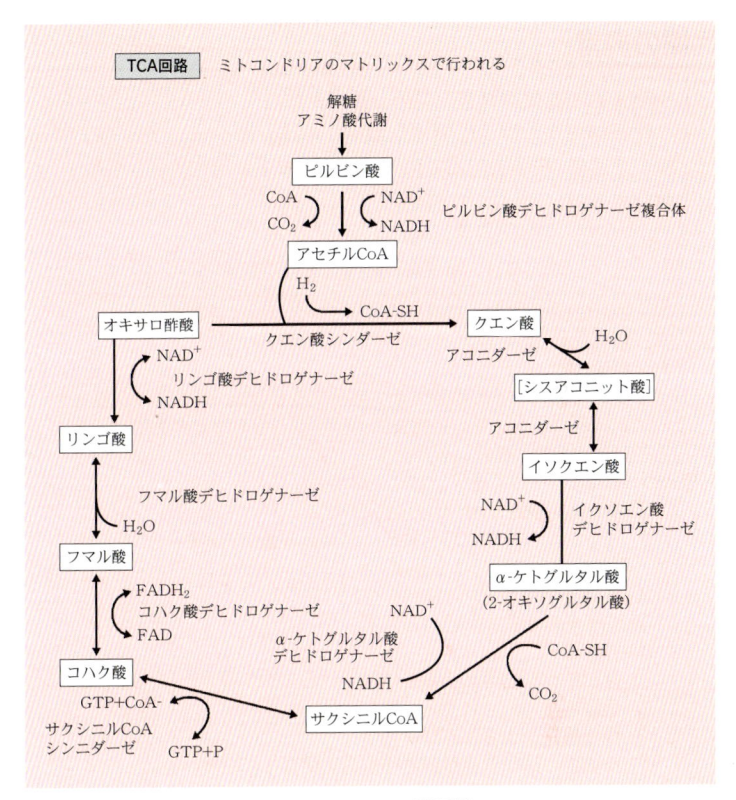

```
┌─────────────────────────────────────────────────────────────┐
│ TCA回路   ミトコンドリアのマトリックスで行われる              │
└─────────────────────────────────────────────────────────────┘
```

図 E-3 クエン酸回路

$$CH_3CO-CoA + 3\,NAD^+ + FAD + GDP + Pi + 3\,H_2O$$
$$3\,NADH_2^+ + FADH_2 + CoA-SH + GTP + 3\,CO_2$$

このサイクルで産み出される $NADH_2 + FADH_2$ は，電子伝達系でプロトン勾配をつくるのに使われ，大量の ATP を産生する源になる．1分子のグルコースが完全酸化されると30分子の ATP が産生される．

代謝の異常

① 糖尿病と糖代謝異常の成因分類(表E-1).
② 妊娠糖尿病:静脈血漿で空腹時 100 mg/dl 以上,75 g OGTT 負荷試験 1 時間値 180 mg/dl 以上,2 時間値 150 mg/dl 以上のうち 2 つ以上を満たすもの.

表 E-1 糖尿病と糖代謝異常の成因分類

Ⅰ.1型(β細胞の破壊,通常は絶対的インスリン欠乏に至る) 　A.自己免疫性 　B.特発性 Ⅱ.2型(インスリン分泌低下を主体とするものと,インスリン抵抗性で,それにインスリンの相対的不足を伴うものなどがある) Ⅲ.その他の特定の機序,疾患によるもの 　A.遺伝因子として遺伝子異常が同定されたもの 　　① 膵β細胞機能にかかわる遺伝子異常 　　② インスリン作用の伝達機構にかかわる遺伝子異常 　B.他の疾患,条件に伴うもの 　　① 膵外分泌疾患 　　② 内分泌疾患 　　③ 肝疾患 　　④ 薬剤や化学物質によるもの 　　⑤ 感染症 　　⑥ 免疫機序によるまれな病態 　　⑦ その他の遺伝的症候群で糖尿病を伴うことの多いもの Ⅳ.妊娠糖尿病

E　糖　質

糖質の検査

1　血　糖

1）測定法

次の3つに大別される（図E-4）．
① グルコースのアルデヒド基の還元力を利用する反応．
② 糖の酸性下における縮合反応．
③ 酵素法．

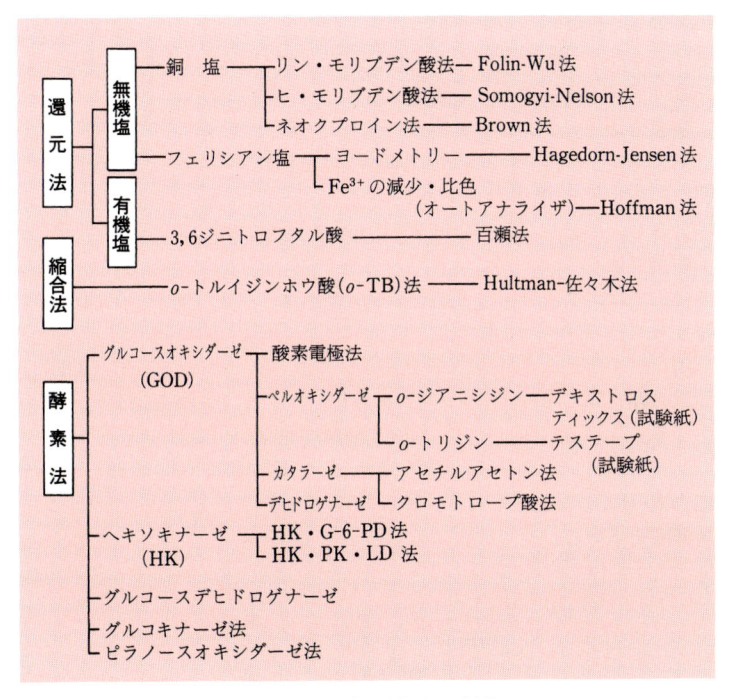

```
          ┌─銅　塩─┬─リン・モリブデン酸法──Folin-Wu法
          │無      │
          │機      ├─ヒ・モリブデン酸法──Somogyi-Nelson法
          │塩      └─ネオクプロイン法──Brown法
還 ┤      ├─フェリシアン塩─┬─ヨードメトリー──────Hagedorn-Jensen法
元 │                      └─$Fe^{3+}$の減少・比色
法 │                                      （オートアナライザ）──Hoffman法
          │有機塩─3,6ジニトロフタル酸─────────百瀬法
縮合法─o-トルイジンホウ酸(o-TB)法────Hultman-佐々木法

          ┌─グルコースオキシダーゼ┬─酸素電極法
          │   (GOD)              ├─ペルオキシダーゼ┬─o-ジアニシジン──デキストロス
          │                      │                │                ティックス（試験紙）
          │                      │                └─o-トリジン────テステープ
          │                      ├─カタラーゼ──アセチルアセトン法  （試験紙）
酵        │                      └─デヒドロゲナーゼ──クロモトロープ酸法
素 ┤      ├─ヘキソキナーゼ┬─HK・G-6-PD法
法        │   (HK)        └─HK・PK・LD法
          ├─グルコースデヒドロゲナーゼ
          ├─グルコキナーゼ法
          └─ピラノースオキシダーゼ法
```

図　E-4　血糖測定法の分類

●還元法

① リン・モリブデン酸法(Folin-Wu法)：全血をタングステン酸ナトリウムと硫酸で除蛋白後，銅還元反応により生成したCu_2Oをモリブデン酸と反応させモリブデンブルーとする方法．

② ヒ・モリブデン酸法(Somogyi-Nelson法)：試料に硫酸亜鉛と水酸化ナトリウムを加え除蛋白し，遠心上清にアルカリ性銅試薬を混じ，加熱して銅を還元させ，生じた$CuOH$とCu_2Oの混合沈殿にヒ化モリブデン酸を加える．それらを1価の銅イオンで還元し，モリブデンブルーを生じさせて540 nmあるいは500 nmで比色する．

③ ヨウ素滴定法(Hagedorn-Jensen法)：全血を除蛋白後，除蛋白液にアルカリ性フェリシアン化カリウム液を混じて加熱する．グルコースでフェリシアン化カリウムを還元し，残存するフェリシアン化カリウムをヨードメトリーによって滴定する．

●縮合法

① オルト-トルイジンホウ酸法(o-TB法)：グルコースを酢酸と加熱し，生じる5-ヒドロキシメチル-2-フルフラールにo-トルイジンを縮合させ，生じる青色複合体を635 nmで比色する．

●酵素法

今日では，グルコースオキシダーゼ電極法，ヘキソキナーゼ法が広く普及している．

① グルコースオキシダーゼ法：グルコースオキシダーゼ(GOD)は酸素の存在下でβ-D-グルコースに作用し，グルコン酸と過酸化水素を生じる．これはGOD(ブドウ糖酸化酵素)の補酵素FAD(フラビン・アデニン・ジヌクレオチド)が水素を受け取り，溶存酸素(O_2)に渡して過酸化水素(H_2O_2)が生成される．H_2O_2の定量を行うことによってグルコース濃度を求める．

β-グルコース　FAD　　　H_2O_2
$C_6H_{12}O_6$　　GOD
　グルコン酸　FADH$_2$　　O_2
$C_6H_{12}O_7$

ⅰ) 酸素電極法

$$\beta\text{-グルコース} + O_2 + H_2O \xrightarrow{GOD} \text{グルコン酸} + H_2O_2$$

　酵素反応の際に消費した O_2, または生成した H_2O_2 を電極法によって測定（緊急検査のグルコース測定法として自動機器に採用されている）.

ⅱ) ペルオキシダーゼ系

　(a) 酵素反応により生成した H_2O_2 を, ペルオキシダーゼ (POD) と無色の色原体の組合せにより発色反応に導く方法：o-ジアニシジン法, o-トリジン法 (dextrostix 試験紙, tes tape 試験紙)

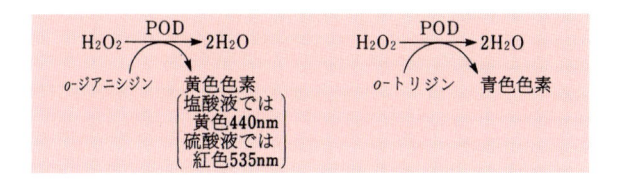

$$H_2O_2 \xrightarrow{POD} 2H_2O$$
o-ジアニシジン　黄色色素（塩酸液では黄色440nm／硫酸液では紅色535nm）

$$H_2O_2 \xrightarrow{POD} 2H_2O$$
o-トリジン　青色色素

　(b) 酵素反応により生成した H_2O_2 が POD の存在下で 4-アミノアンチピリンとフェノールとの酸化縮合反応により, 赤色キノン色素を生成する反応.

② ヘキソキナーゼ(HK)法：

ⅰ) HK・G-6-PD 法……HK で生成した G-6-P を NADP (ニコチンアミド・アデニン・ホスフェート) の存在下で, グルコース-6-リン酸デヒドロゲナーゼ (G-6-PD) を作用させ, 生じた NADPH (還元

$$\text{グルコース} \xrightarrow[\text{ATP　ADP}]{HK} \text{グルコース-6-リン酸 (G-6-P)}$$

$$G\text{-6-P} \xrightarrow[\text{NADP　NADPH}+H^+]{G\text{-6-PD}} 6\text{-リングルコン酸}$$

(生じた NADPH の 340nm の吸光度増加を測定)

型ニコチンアミド・アデニン・ホスフェート)の 340 nm の吸光度増加を測定する方法.

③ グルコースデヒドロゲナーゼ(GD)法

$$\beta\text{-}D\text{-グルコース} \xrightarrow{\text{GD}} D\text{-グルクロノラクトン}$$
$$\text{NAD} \quad \text{NADH}$$
(340nm の吸光度増加を測定)

④ グルコキナーゼ(GK)法

$$D\text{-グルコース} + ATP \xrightarrow{\text{GK}} \text{グルコース-6-リン酸} + ADP$$

$$\text{グルコース-6-リン酸} + NADP \xrightarrow{\text{G-6-PD}} 6\text{ホスホグルコン酸} + NADPH$$
(340 nm の吸収度増加)

⑤ ピラノースオキシダーゼ法

$$D\text{-グルコース} + O_2 + H_2O \xrightarrow{\text{ピラノースオキシダーゼ}} \text{グルコン酸} + H_2O_2$$

$$2H_2O_2 + 4\text{-AA} + \text{フェノール} \xrightarrow{\text{POD}} \text{キノイド化合物} + 4H_2O$$

2）測定上の注意事項

●還元法での注意事項

① Hagedorn-Jensen 法での除蛋白液とは，0.1 M NaOH 液 1.0 ml と，4.5 g/l ZnSO$_4$ 5.0 ml を混和した液 ($ZnSO_4 + 2NaOH = Zn(OH)_2 + Na_2SO_4$) をいう.

② Somogyi の除蛋白液とは，1 g/dl ZnSO$_4$ 液と 0.06 N Ba(OH)$_2$ 液の等量混合液.

●縮合法での注意事項

① グルコースのほか，ガラクトース，マンノースなども o-トルイジンと反応する．正常新生児には 15 mg/dl のガラクトースが含まれていることに注意．

② o-トルイジン試薬に含まれるチオ尿素は，添加することにより発色を増強し，また発色を安定化させる効果がある．ホウ酸の添加は発色の増強とともにビリルビンの影響をなくすためである．

●酵素法での注意事項

① グルコースオキシダーゼおよびグルコースデヒドロゲナーゼは β-D-グルコースにのみ特異的である．

グルコースは水溶液中では α 型 36%，β 型 64% で平衡を保っているので，α 型を β 型に変換させるためにグルコムタロターゼで反応させてから，グルコースオキシダーゼまたはグルコースデヒドロゲナーゼを反応させる．また，ピラノースオキシダーゼは α，β 両型に作用する．

② ヘキソキナーゼ，グリコキナーゼともにグルコースに反応し，グルコース-6-リン酸に分解する．ヘキソキナーゼは基質特異性は低く，グルコースのほか，フラクトース，マンノースなども基質となるが，糖に対する親和性は高い．グリコキナーゼはグルコースに特異的で親和性は低い．

●その他の注意事項

グルコース標準液は安息香酸液で調製すれば，室温下で半年以上保存可能である．

3）採血条件

食事の影響が大なので，早朝空腹時採血が原則である．採血後全血のまま放置すると，解糖作用によりグルコース値が低下するので，採血時解糖阻止剤（フッ化ナトリウム，シュウ酸カリウム）を添加する．

4）基準範囲

60〜90 mg/dl（空腹時）

5）臨床的意義（表 E-2）

表 E-2 血糖が異常値を示す疾患

	高血糖(160 mg/dl 以上)	低血糖(60 mg/dl 以下)
疾患名	糖尿病 甲状腺機能亢進症 脳下垂体機能亢進症 副腎機能亢進症 感染症 肝疾患(ICDH, G-6-PD 活性低下) 冠動脈疾患 火傷, 脳膜炎, 脳炎 多発性硬化症 悪性腫瘍(食後) 関節炎, 敗血症	高インスリン血症 インスリノーマ 膵臓外腫瘍(肝癌など) 副腎機能低下症 脳下垂体機能低下症 肝疾患, アジソン病 胃腸疾患(消化性潰瘍) グリコーゲン貯蔵症 本態性小児低血糖症

〈参考事項〉

*1 異常に低下する原因として,器質的原因(インスリノーマ,肝硬変症、ヘパトーマなど)と機能的原因(自律神経系不安定による低血糖症候群および食事性高インスリン血症)によるものとに分けられる.

*2 器質的病変で 30 mg/dl 以下になると昏睡状態になる.

2 尿 糖

1) 生理的意義

① 糖排泄の閾値(全血濃度 170 mg/dl)を超えると,尿糖が検出される.実際は糸球体の濾過原液中にグルコースが現れ,これが近位尿細管で再吸収されている.再吸収できないほどのグルコースの排泄があるときに,尿糖が出現する.

② 尿糖とは,通常,グルコースをさす.そのほかまれに五炭糖,乳糖,ガラクトース,果糖などが証明されることがある.

2) 測定法

●還元法

ベネジクト(Benedict)法:硫酸銅がアルカリにより青色の $Cu(OH)_2$ となり,これが糖で還元されて黄色の $Cu_2(OH)_2$ または Cu_2O となる.

E 糖 質

- ●縮合法
  o-TB 法（「血糖」p. 112 参照）．
- ●酵素法（「血糖」p. 111, 112 参照）
- ●試験紙法

　もっとも普及している方法で，試験紙には GOD, POD 系試薬と色原体がしみこませてあり，尿糖の存在に応じて変色するので，その度合を肉眼判定する．

3）基準範囲

　健常者の尿中にも 0.001% 程度の糖があるといわれているが，通常の検査法では検出されない．

4）臨床的意義

① 糖尿病．
② 腎性糖尿（尿細管の再吸収能が低下して起こる）．
③ 正閾値性食事性過血糖．
　 甲状腺機能亢進症．
　 ダンピング症候群など．
④ ストレス糖尿．
　 ステロイド糖尿．
　 急性疾患（外傷，冠動脈塞栓症，急性膵炎など）．
　 慢性消耗性疾患（癌，肝障害など）．
　 中枢神経系障害（外傷，脳血管障害，脳腫瘍，脳髄膜炎など）．
　 妊娠糖尿．
⑤ その他の原因
　　 褐色細胞腫（随伴性）．
　　 全身麻酔（随伴性）．
　　 食事性．

3 髄液糖

1）測定法

- ●縮合法 ⎫
- ●酵素法 ⎬ （「血糖」の項 p. 111, 112 参照）

2）基準範囲

50〜70 mg/dl

3）臨床的意義

① 髄液糖は血中の糖がその由来であるから，正常状態においては血糖値に並行して増減する．

② 病的状態では，さらに脈絡叢およびくも膜下腔毛細管の透過性，髄液の糖分解速度などの変化により増減する．

4　HbA$_{1c}$

1）生理的意義

① ヒト赤血球ヘモグロビンは HbA，F，A$_1$，A$_2$ よりなり，HbA が全体の 90％を占める．HbA$_1$ は約 7％を占め，さらに HbA$_{1a}$，A$_{1b}$，A$_{1c}$ の亜分画からなる．HbA$_{1c}$ は 4 量体をとる Hb 分子のうち，2 つの β-サブユニットの N 末端のバリンにグルコースがシッフ（Schiff）結合したもので，まずアルジミン（シッフ塩基）を形成し，ついでケトアミン（フルクトサミン）を形成する．

② アルジミンは不安定型，ケトアミンは安定型といわれ，HbA$_{1c}$ として測定されているのは安定型である．赤血球の血中半減期は約 30 日なので，血中グルコースの 1〜2 カ月間の総合された平均血糖値を反映することから，長期の血糖コントロールの指標となる．

2）測定法

① 高速液体クロマトグラフィ法：陽イオン交換樹脂を用いる．陰性荷電の弱い A$_{1a}$，A$_{1b}$，F（胎児性 Hb），A$_{1c}$，A の順に溶血される．不安定型は A$_{1c}$ に一部が重なるので，あらかじめ除去されてからカラムにかけるが，近年開発されたシリカに SH をつけたカラムでは，あらかじめ除去しなくても分離可能である．全自動装置が発売されている．

② イムノアッセイ法による測定：β 鎖 N 末端の糖化された Hb に，特異的な抗体を用いて HbA$_{1c}$ を測定する方法である．キットが発売されている．

3）測定上の注意事項

1994 年，日本糖尿病学会標準化委員会の勧告により，HbA$_{1c}$ はケトア

ミンである安定型 HbA₁c のみを測定することになった．

4）基準範囲

　［HbA₁c］　4.6±1.0%（高速液体クロマトグラフィ法）

5）臨床的意義

糖尿病，腎不全，再生不良性貧血で高値となる．

5　75g 経口ブドウ糖負荷試験

●グルコース負荷試験（glucose tolerance test ; GTT）

　通常，経口的にグルコースを 75 g 投与し，経時的に血糖および尿糖を定量する（表 E-3）．同時にインスリンを定量することが多い．小児の場合は身長に対する標準体重 1 kg 当り 1.75 g のブドウ糖を負荷し，最大負荷量 100 g までとする．

表 E-3　血糖値と判定基準（静脈血漿値）

	正常域	糖尿病域
空腹時値	<110 mg/dl	≧126 mg/dl
75 g OGTT 2 時間値	<140 mg/dl	≧200 mg/dl
75 g OGTT の判定	両者を満たす場合を正常型とする．	いずれかを満たす場合を糖尿病型とする．
	正常型にも糖尿病型にも属さない場合を境界型とする．	

随時血糖値≧200 mg/dl の場合も糖尿病型とみなす．

●糖尿病の臨床診断の手順

　① 糖尿病型（空腹時血糖値≧126 mg/dl，75 g OGTT 2 時間値≧200 mg/dl，随時血糖値≧200 mg/dl のいずれか）が，別の日に行った検査で 2 回以上確認できれば，糖尿病と診断してよい．

　② 糖尿病型を示し，かつ下記のいずれかの条件が満たされた場合には，1 回だけの検査でも糖尿病と診断できる．

・糖尿病の典型的症状（口渇，多飲，多尿，体重減少）の存在．
・HbA₁c≧6.5%

・確実な糖尿病性網膜症の存在．

〈参考事項〉

＊血糖値は1日中一定に保たれているように調節されているが，夜半すぎから早朝にかけて血糖上昇がみられる（奇異性血糖上昇とよぶ．健常者で10 mg/dl以内，糖尿病患者ではそれよりも大きな値となる）．そして，昼すぎにかけて血糖調節レベルに向かって低下するので，採血時間は一定にする．午前9〜10時ごろがよい．

6 フルクトサミン

1）生理的意義

フルクトサミンとは，糖化アルブミンなどの血漿中の糖化蛋白の総称．

血漿蛋白にもグルコースが非酵素的に結合している（血漿糖化蛋白）．蛋白質のアミノ酸側鎖リジン末端アミノ基にグルコースが結合し，シッフ塩基（アルジミン）を形成し，さらにアマドリ転移によりケトアミンとなる．

ケトアミンの糖鎖がフルクトース構造をとるところからフルクトサミンとよばれ，その大半は糖化アルブミンである．

ケトアミンの生成量がその蛋白質とグルコース量に比例し，1〜2週間前の血糖値を反映することから，HbA$_{1c}$よりも短期の血糖コントロールの指標となる．

$$
\begin{array}{c}
HC=O + H_2N-\text{protein} \\
HCOH \\
HOCH \\
HCOH \\
HCOH \\
CH_2OH
\end{array}
\xrightleftharpoons[\text{シッフ塩形成}]{}
\begin{array}{c}
HC=N-\text{protein} \\
HCOH \\
HOCH \\
HCOH \\
HCOH \\
CH_2OH
\end{array}
\xrightleftharpoons[\text{アマドリ転移}]{}
\begin{array}{c}
H_2C-\overset{H}{N}-\text{protein} \\
C=O \\
HOCH \\
HCOH \\
HCOH \\
CH_2OH
\end{array}
$$

ブドウ糖＋蛋白質　　　アルジミン　　　ケトアミン（安定）
　　　　　　　　　　　（不安定）　　　（フルクトサミン）

2) 測定法

アルカリ溶液中で，ニトロテトラゾリウムブルー（NBT）が還元されて青紫色となるのを 546 nm で比色定量する．

```
        H                    H
        |                    |
    H₂C—N—protein        HC—N—protein
        |                    |
        C=O      [OH⁻]       C—OH
        |        ⇌           |
      HOCH                 HOCH     +NBT ⟶ ホルマザン
        |                    |
      HCOH                 HCOH
        |                    |
      HCOH                 HCOH
        |                    |
       CH₂OH               CH₂OH
    ケトアミン             エネアミノール
   （フルクトサミン）
```

3) 測定上の注意事項

2 mg/dl 以上の高ビリルビン血清では高値となる．

4) 基準範囲

205〜285 μmol/l

5) 臨床的意義

糖尿病の短期間（1〜2週間）の経過観察の指標．

7　1,5-アンヒドログルシトール（AG）

① 1,5-アンヒドログルシトール（AG）は，グルコースと1位の水酸基の有無だけが異なる環状ポリオールである．

α-D-グルコース　　　1,5-アンヒドロ-D-グルシトール

② 尿糖が増加すると，グルコースによる競合阻害により，1,5 AG の再吸収は抑制され，尿中に失われるので血中 1.5 AG 濃度は低下する．

1）測定法

液体クロマトグラフィ法，ガスクロマトグラフィ法と限られていたが，近年，血液試料を小さな前処理カラムで処理したのち，酵素法で測定するキットが開発され，容易に測定されるようになった．

●酵素法

$$1,5\text{-アンヒドログルシトール} \xrightarrow{\text{PROD}} H_2O_2$$

（PROD：ピラノースオキシダーゼ；pyranose oxidase）

H_2O_2 をペルオキシダーゼ系で発色

2,2-azino-di-(3-ethylbenzothiazoline-6-sulfonate) ABTS

420 nm

2）基準範囲

10〜50 μg/ml（ただし 14.0 μg/ml を正常下限値とする）．

3）臨床的意義

糖尿病患者で低値となる．

8 糖化アルブミン

① 糖化アルブミン（glycated albumin）とは，糖とアルブミンが非酵素的に結合したケトアミンで，アルブミンの血中半減期は約 14 日なので，2 週間〜1 カ月前の血糖値を反映する．HbA_{1c} よりも早く平均的血糖値の推移をとらえることができる．

② フルクトサミン量は血漿蛋白濃度によって影響を受け，低蛋白血症では低値になり，またフルクトサミン以外の血中還元物質により正の誤差になることから，糖化アルブミンを測定することが多くなってきている．

9 ピルビン酸，乳酸

1）生理的意義

① ピルビン酸は，細胞内ではグルコースの嫌気的解糖により生じる代謝産物である．組織中に酸素が十分あるときには，ミトコンドリアに取り込まれてアセチルCoAを介し，TCAサイクルに入り水と炭酸ガスに分解される．また，ピルビン酸はALT（アラニン・アミノトランスフェラーゼ）によりアミノ酸転移を受けてアラニンとなり，糖新生に利用されるほか，アセチルCoAを介し，脂肪酸の代謝やコレステロール合成に関与するなど，多くの代謝経路の接点をなす位置に存在し，生体の恒常性維持に重要な役割を果たしている．

② 組織の酸素が十分でないと，ピルビン酸から乳酸が生じる．

2）測定法

1 ピルビン酸

① ヒドラジン比色法：2,4-ジニトロフェニルヒドラジンと反応させてヒドラゾンとする方法．

② 酵素法

　ⅰ）LD（乳酸デヒドロゲナーゼ）法

$$\text{ピルビン酸} + \text{NADH} \xrightarrow[\text{pH 7.4}]{\text{LD}} \text{乳酸} + \text{NAD}$$

　LD触媒下 pH 7.4 で乳酸に変え，340 nmの吸光度の減少を測定

　ⅱ）ピルビン酸オキシダーゼ法

$$\text{ピルビン酸} + O_2 + Pi \xrightarrow{\text{ピルビン酸オキシダーゼ}} \text{アセチルリン酸} + CO_2 + H_2O_2$$

$$H_2O_2 + BCMA + H^+ \xrightarrow{\text{ペルオキシダーゼ}} \text{緑色色素 (755 nm)}$$

　　（BCMA：bis［3-bis(4-chlorophenyl) methyl-4-dimethyl-aminophenyl］amine）

2 乳酸

① Barker-Summerson法（アセトアルデヒド比色法）

② 酵素法

ⅰ）LD法：LD触媒下 pH 9.5 で乳酸をピルビン酸に変え，340 nm の吸光度増加を測定．

$$乳酸 + NAD \xrightarrow[\text{pH 9.5}]{\text{LD}} ピルビン酸 + NADH + H^+$$

ⅱ）乳酸オキシダーゼ法

$$L\text{-}乳酸 + O_2 \xrightarrow{乳酸オキシダーゼ} ピルビン酸 + H_2O_2$$

H_2O_2 を比色法，化学発光法，あるいは過酸化水素電極でとらえる．

ⅲ）比色法

$$2H_2O_2 + 4\text{-}AA + EMAE + H^+ \xrightarrow{ペルオキシダーゼ} 赤紫色キノン色素 + 4H_2O \ (555\ nm)$$

(4-AA：4-アミノアンチピリン，EMAE：N-ethyl-N-(3-methylphenyl)-N'-acetylethylenediamine)

3）測定上の注意事項

全血中のピルビン酸は不安定（30分後で15～50％低下）なので，すぐ除蛋白するか，あるいはヘパリン採血し，ただちに血漿に分離する．血漿中ピルビン酸は凍結保存で1週間安定．血中乳酸もきわめて不安定で，採血後30分で70％増加する．ただちに除蛋白する必要がある．

4）採血条件

食事（1～2時間で20～50％の増加）や筋肉運動（3～4時間で元の値に戻る）で一過性の上昇を示すので，安静，空腹時採血がよい．

5）基準範囲

① ピルビン酸：0.034～0.080 mmol/l（0.3～0.7 mg/dl）
　（全血，LD酵素法）
② 乳酸：0.45～1.80 mmol/l（4～16 mg/dl）
　（全血，LD酵素法）

全血より血漿のほうがピルビン酸では約20％，乳酸では約7％高値となる．

6） 臨床的意義

ピルビン酸，乳酸は種々の疾患で上昇するが，臨床的には上昇の結果生じる乳酸アシドーシスに意味がある．乳酸アシドーシスはショック，心肺機能の低下，貧血時にみられる組織の血流障害や低酸素血症に起因するもの，糖尿病，腎不全，肝疾患，感染症，白血病などで生じる．

10 ［関連必要項目］ シアル酸，血中ケトン体

1） シアル酸

シアル酸（N-acetylneuraminic acid；NANA）は血漿中では急性相反応物質とよばれる糖蛋白質（α_1-酸性糖蛋白，α_1-アンチトリプシンなど）や，他の多くのシアロ蛋白質の主要構成成分として主に糖鎖の末端に位置し，生体内には比較的多量に存在する．

1 測定法

現在では酵素法による場合が多い．

● 酵素法

$$\text{シアル酸（結合型）} \xrightarrow{\text{ノイラミニダーゼ}} N\text{-アセチルノイラミン酸（NANA）}$$

$$\text{NANA} \xrightarrow{\text{NANA-アルドラーゼ}} N\text{-アセチルマンノサミン} + \text{ピルビン酸}$$

① ピルビン酸 $\xrightarrow[\text{NADH} \quad \text{NAD}^+]{\text{LD}}$ 乳酸 （340 nm の吸光度の減少を測定）

② ピルビン酸 $\xrightarrow{\text{ピルビン酸オキシダーゼ}} H_2O_2$

$$H_2O_2 + 4\text{-アミノアンチピリン} \xrightarrow{\text{ペルオキシダーゼ}} \text{赤色キノン} \quad (505\,\text{nm})$$

2 測定上の注意事項

酵素法では，内在性のピルビン酸が正の誤差．輸血後の患者血清およびプール血清は，ピルビン酸が高値なので注意を要する．

3 基準範囲

〔酵素法〕 45〜72.5 mg/dl

4 臨床的意義

癌,炎症性疾患で高値を示すが,これらの疾患以外にも高値を示すので,直接的に癌診断および炎症性疾患のマーカーとはなりえない.

2) 血中ケトン体

1 意 義

血中ケトン体は,主に糖代謝が阻害されると糖質代謝が亢進して増加する.このため糖尿病治療の指標として測定されている.ケトン体はアセト酢酸,3-ヒドロキシ酪酸(HBA),アセトンの総称.

2 測定法

$$\text{D-(-)-3-ヒドロキシ酪酸(HBA)} \xrightleftharpoons[\text{NAD}^+ \quad \text{NADH+H}]{\text{3-ヒドロキシ酪酸デヒドロゲナーゼ}} \text{アセト酢酸}$$

HBAの測定にはNADHの増加を,アセト酢酸の測定にはNADHの減少を340 nmで測定.

3 基準範囲

[アセト酢酸(ACAC)]　$41 \pm 1.4 \, \mu mol/l$

[D-(-)-3-ヒドロキシ酪酸(HBA)]　$34 \pm 2.1 \, \mu mol/l$

(いずれも空腹時)

4 測定上の注意事項

アセト酢酸は不安定なので,血漿(血清)分離は氷槽中で行う.

5 臨床的意義

[高ケトン血症をきたす疾患]　糖代謝異常,重症肝障害,飢餓,絶食など.

セルフ・チェック

A 次の文章で正しいものに○，誤っているものに×をつけよ
( ) 1. 腎のグルコース排泄閾値は 170 mg/dl である
( ) 2. グルコースオキシダーゼは α および β-グルコースの両方に作用する
( ) 3. グルコースに対してヘキソキナーゼを反応させる場合，ATP を必要とする
( ) 4. β 型を α 型に変換する酵素をグルコムタロターゼという
( ) 5. ピルビン酸はグルコースの嫌気的解糖により生じる代謝産物である
( ) 6. 全血中のピルビン酸および乳酸は比較的安定である
( ) 7. HbA_{1a}，HbA_{1b}，HbA_{1c} ともにヘモグロビンにグルコースが結合したものである
( ) 8. HbA_{1c} は β 鎖 N 末端のロイシンにグルコースがシッフ結合したものである

B
1. フルクトースを含むのはどれか
① グリコーゲン
② マルトース
③ ラクトース
④ アガロース
⑤ スクロース

A 1-○，2-×（β-グルコースのみ），3-○，4-×（α 型を β 型），5-○，6-×（不安定），7-×（HbA_{1c} のみ），8-×（バリン）
B 1-⑤

2. 多糖体でないのはどれか
① グルクロン酸
② ヒアルロン酸
③ ヘパリン
④ イヌリン
⑤ コンドロイチン硫酸

3. 多糖類でないのはどれか
a アミロペクチン
b ヒアルロン酸
c セルロース
d ゼラチン
e コラーゲン
① a, b ② a, e ③ b, c ④ c, d ⑤ d, e

4. ペントースはどれか
① グルコース
② フルクトース
③ リボース
④ ガラクトース
⑤ マンノース

5. ヘテロ多糖類はどれか
① グリコーゲン
② デンプン
③ コンニャクマンナン
④ イヌリン
⑤ アミロース

2-①, 3-⑤, 4-③, 5-③

E 糖 質

6. 正しいのはどれか
 a ラクトースはマンノースとガラクトースからなる
 b スクロースはグルコースとフルクトースからなる
 c マルトースは二糖類である
 d キシロースは五炭糖である
 e フルクトースはアルドースである
 ① a, b, c ② a, b, e ③ a, d, e
 ④ b, c, d ⑤ c, d, e

7. 二糖類はどれか
 a フルクトース
 b ラフィノース
 c スクロース
 d ラクトース
 e マルトース
 ① a, b, c ② a, b, e ③ a, d, e
 ④ b, c, d ⑤ c, d, e

8. アルドースでないのはどれか
 ① マンノース
 ② ガラクトース
 ③ グルコース
 ④ リボース
 ⑤ フルクトース

9. 五炭糖はどれか. 2つ選べ
 ① ガラクトース
 ② フルクトース
 ③ アラビノース
 ④ マンノース
 ⑤ キシロース

6-④, 7-⑤, 8-⑤, 9-③, ⑤

10. TCA回路において酸化的脱炭酸反応を受けるのはどれか
 a 2-オキソグルタル酸
 b リンゴ酸
 c コハク酸
 d クエン酸
 e ピルビン酸
 ① a, b ② a, e ③ b, c ④ c, d ⑤ d, e

11. 解糖系について正しいのはどれか
 ① 嫌気的条件より好気的条件のほうが代謝は亢進する
 ② グルコースは嫌気的条件ではピルビン酸まで代謝される
 ③ 細胞質中のNADHはリンゴ酸-アスパラギン酸シャトルによりミトコンドリアに運ばれる
 ④ SH試薬はエノラーゼの活性化に働く
 ⑤ 六炭糖から三炭糖への開裂酵素はトリオースリン酸イソメラーゼである

12. クエン酸回路について誤っているのはどれか
 a クエン酸はカルボキシル基を2つもつ
 b アセチルCoAがクエン酸回路で代謝されるとCO_2は3分子生成される
 c コハク酸をフマール酸へ代謝する酵素の補酵素はNADである
 d 2-オキソグルタル酸→スクシニルCoAの反応は不可逆である
 e イソクエン酸→2-オキソグルタル酸の反応は脱水素反応である
 ① a, b, c ② a, b, e ③ a, d, e
 ④ b, c, d ⑤ c, d, e

10-②, 11-③, 12-①

13. 過去の血糖値と負の相関をするのはどれか
① 75 g GTT（ブドウ糖負荷試験）
② フルクトサミン
③ HbA$_{1c}$
④ 1,5-AG（1,5-アンヒドログルシトール）
⑤ 空腹時血糖値

14. 誤っているのはどれか
① HbA$_{1c}$はヘモグロビンとブドウ糖が非酵素的に結合した物質である
② HbA$_{1c}$は1〜2ヵ月前の平均血糖値を反映する
③ HbA$_{1c}$は溶血性貧血で高値を示す
④ HbA$_{1c}$の基準範囲は4.3〜5.8%である
⑤ フルクトサミンは血漿蛋白とブドウ糖が非酵素的に結合した物質である

15. 糖尿病関連検査項目の測定方法あるいは試薬の組合せで誤っているのはどれか
① グリコヘモグロビン――HPLC法
② 血清フルクトサミン――テトラゾリウム塩
③ 1,5アンヒドログルシトール――ピラノースオキシダーゼ法
④ 血清グルコース――ヘキソキナーゼ・G-6-P脱水素酵素法
⑤ 尿グルコース――ウレアーゼ・インドフェノール法

13-④, 14-③, 15-⑤

16. 糖尿病診断基準に関する勧告（1999年）により糖尿病型と判定されるのはどれか

a 随時血糖値が200 mg/dl以上
b 随時血糖値が220 mg/dl以上
c 早朝空腹時血糖値が150 mg/dl以上
d 早朝空腹時血糖値が126 mg/dl以上
e 75 g糖負荷試験で2時間値200 mg/dl以上

① a, b, c ② a, b, e ③ a, d, e
④ b, c, d ⑤ c, d, e

17. ヘキソキナーゼを用いる血糖測定法について誤っているのはどれか

① グルコース-6-リン酸デヒドロゲナーゼを用いる
② グルコースオキシダーゼを用いる
③ ATPを用いる
④ NADP$^+$を用いる
⑤ 340 nmの吸光度の増加を測定する

18. 誤っているのはどれか

① HbA$_{1c}$は1～2カ月前の平均血糖値を反映する
② 血清フルクトサミンの生成にはアマドリ転移が関与している
③ HbA$_{1c}$の基準値は12.0～16.0%である
④ HbA$_{1c}$の測定には陽イオン交換カラムクロマトグラフィ法がある
⑤ 血清1,5-アンヒドログルシトールは糖尿病で低下する

19. 糖尿病マーカーで誤っているのはどれか

① フルクトサミンは非還元性である
② HbA$_{1c}$はアマドリ転位を経て合成される
③ HbA$_{1c}$は1～2カ月前の平均血糖値を反映する
④ フルクトサミンを構成する主な蛋白はアルブミンである
⑤ 血清1,5-アンヒドログルシトールは糖尿病で低下する

16-③, 17-②, 18-③, 19-①

F 脂 質

学習の目標

- 脂質の分類
- 脂肪酸の種類
- β-酸化
- トリグリセリドの生理的意義
- トリグリセリドの測定法
- トリグリセリドの臨床的意義
- コレステロールの生理的意義
- コレステロールの測定法
- コレステロールの臨床的意義
- HDL-コレステロールの生理的意義
- HDL-コレステロールの測定法
- HDL-コレステロールの臨床的意義
- LDL-コレステロールの生理的意義
- LDL-コレステロールの測定法
- LDL-コレステロールの臨床的意義
- リン脂質の生理的意義
- リン脂質の測定法
- リン脂質の臨床的意義
- 遊離脂肪酸の生理的意義
- 遊離脂肪酸の測定法
- 遊離脂肪酸の臨床的意義
- 過酸化脂質の生理的意義
- 過酸化脂質の測定法
- リポ蛋白の分類
- リポ蛋白の生理的意義
- リポ蛋白の機能
- リポ蛋白の測定法
- 高脂血症の分類
- 高脂血症の診断基準
- アポ蛋白の生理的意義
- 胆汁酸
- Lp(a)

脂質の構造と機能

1）定 義
① 水に不溶または難溶で，有機溶媒に可溶な物質．
② 脂肪酸とエステル結合を形成または形成することができるもの．

③ 生物の構成成分であるか,または生物体に利用されうるもの.

2) 脂質の分類

① 単純脂質
- 脂肪酸とグリセリンのエステル……脂肪(fat)
- 脂肪酸と高級アルコールのエステル……蠟(wax)
- ステアリン類およびその脂肪酸エステル……ステロイド (steroid)

② 複合脂質
- リン脂質(phospholipid)
- 糖脂質(glycolipid)
- リポ蛋白(lipoprotein)

3) 脂肪酸の種類

	名 称	C数	化学式	二重結合の数
飽和脂肪酸	酪酸	4	$CH_3(CH_2)_2COOH$	
	カプロン酸	6	$CH_3(CH_2)_4COOH$	
	カプリル酸	8	$CH_3(CH_2)_6COOH$	
	カプリン酸	10	$CH_3(CH_2)_8COOH$	
	ラウリン酸	12	$CH_3(CH_2)_{10}COOH$	
	ミリスチン酸	14	$CH_3(CH_2)_{12}COOH$	
	パルミチン酸	16	$CH_3(CH_2)_{14}COOH$	
	ステアリン酸	18	$CH_3(CH_2)_{16}COOH$	
不飽和脂肪酸	パルミトオレイン酸	16	$CH_3(CH_2)_5CH=CH(CH_2)_7COOH$	1
	オレイン酸	18	$CH_3(CH_2)_7CH=CH(CH_2)_7COOH$	1
	リノール酸(リノレイン酸)	18	$CH_3(CH_2)_4CH=CHCH_2CH=CH(CH_2)_7COOH$	2
	α-リノレン酸(リノレニン酸)	18	$CH_3(CH_2CH=CH)_3(CH_2)_7COOH$	3
	γ-リノレン酸	18	$CH_3(CH_2)_3(CH_2CH=CH)_3(CH_2)_4COOH$	3
	アラキドン酸	20	$CH_3(CH_2)_3(CH_2CH=CH)_4(CH_2)_3COOH$	4
	エイコサペンタエン酸	20	$CH_3(CH_2CH=CH)_5(CH_2)_3COOH$	5

天然に存在する脂肪酸は,ほとんど炭素数が偶数の直鎖脂肪酸である.飽和脂肪酸は二重結合をもたないが,不飽和脂肪酸には二重結合がある.

リノール酸(γ-リノレン酸,アラキドン酸),α-リノレン酸(エイコサペンタエン酸,デヒドロエピアンドロステロン)……必須脂肪酸

4) 血清脂質成分

これらの脂質のうち,95%以上が血中では蛋白質と結合(リポ蛋白とよぶ)して存在する.

脂質成分	濃度(mg/dl)
総脂質	400〜800
総コレステロール	120〜230
エステル型	70%
遊離型	30%
トリグリセリド	50〜150
リン脂質	150〜250
遊離脂肪酸	5〜10
その他の脂溶性物質 (ビタミンA・D・E・K, カロチノイド, ステロイド ホルモン, セレブロシド)	少量

5) 脂質の生理的意義

「脂質の検査」の各項目に記載．

消化・吸収・代謝

1 脂肪酸の代謝

β-酸化, ω-酸化, α-酸化がある．

　β-酸化……動物および細菌の脂肪酸分解の主経路．脂肪酸の末端から2番目のβ位の炭素が酸化されて，炭素原子が2個ずつ少なくなるような分解過程を経てアセチル(acetyl) CoAを生じる．

　ω-酸化……動物組織および細菌にみられる脂肪酸の末端のメチル基が酸化を受けて，ジカルボン酸を生じる反応．

　α-酸化……植物特有のもので，動物には存在しない．

反応はいずれも補酵素A(coenzyme A；CoA)チオエステルの形で進行し，1分子のアセチルCoAを生成するごとに，$FADH_2$およびNADHを各1分子生じる．これらは呼吸鎖(酸化的リン酸化経路)で酸化されると，それぞれ2 ATP, 3 ATP(計5 ATP)を生じる．

このようにして，偶数炭素の脂肪酸は，最後にはすべてアセチルCoA

図 F-1 脂肪酸の代謝

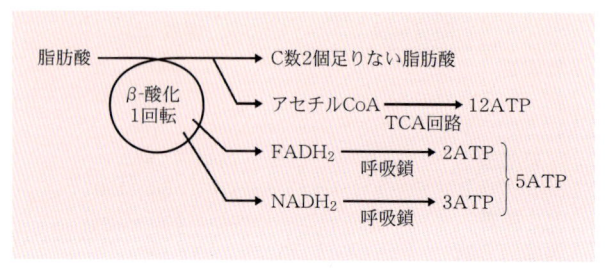

になり，奇数炭素のものはアセチル CoA と 1 分子のプロピオニール(propionyl)CoA を生じる．これらのアセチル CoA やプロピオニール CoA は，TCA サイクルでさらに酸化されてエネルギー(ATP)を生じる(図 F-1)．

代謝異常

＊「脂質の検査」の各項目に記載．

脂質の検査

1 トリグリセリド

1）生理的意義

① 食事として摂取される脂肪の大半はトリグリセリドで，1 日約 50〜100 g 摂取される．摂取されたトリグリセリドは，腸管で消化吸収され，リンパ管から胸管を経て血中に入る．血中に入ったトリグリセリドは，カイロミクロンあるいは外因性トリグリセリドとよばれている．これらはまず肝で摂取されるが，その後は主として脂肪組織で摂取される．脂肪組織で貯えられたトリグリセリドは，糖質がエネルギー源として不足すると，遊離脂肪酸とグリセリンに分解され血中に放出される．一部はエネルギー源として消費されるが，大部分は再びトリグリセリドの合成

に利用され，リポ蛋白として血中に放出される．これが内因性トリグリセリドで，とくにpreβ-リポ蛋白の主要成分である．

② トリグリセリド：1分子のグリセリンが3分子の脂肪酸とエステルになったもの（2分子のものはジグリセリド，1分子のものはモノグリセリドという）．別名トリアシルグリセロールともいう．

$$\begin{array}{l}CH_2OCOR_1\\|\\CHOCOR_2\\|\\CH_2OCOR_3\end{array}$$ 〔結合している脂肪酸は主としてオレイン酸(44%)，パルミチン酸(26%)，リノール酸(16%)である〕

③ 中性脂肪：トリ，ジ，モノグリセリドの総称．別名アシルグリセロールともいう．しかし，血清中ではその90〜95%がトリグリセリドとして存在しているので，通常はトリグリセリドと中性脂肪は同意味に使われている．

2）測定法

●間接的計算法

脂質総量より，トリグリセリド以外の脂質を差し引いて求める方法．

●比色法

トリグリセリド抽出→妨害物質除去→ケン化→酸化→発色の過程を経る．

① 抽出：クロロホルム，イソプロパノールが用いられる．

② 妨害物質除去：リン脂質，糖，グリセロール除去のため，ケイ酸，フロリジル，ゼオライトなどの吸着剤が用いられる．

　（ケン化）トリグリセリド＋3KOH ──→ グリセロール＋3RCOOK
　（酸　化）グリセロール＋メタ過ヨウ素酸ナトリウム ──→
　　　　　　ホルムアルデヒド＋蟻酸＋過ヨウ素酸ナトリウム＋水

③ 発色：酸化により生成したホルムアルデヒドの比色定量で次の2方法がある．

　ⅰ）クロモトロープ酸-硫酸法（Van Handel法）：赤紫色（570 nmで比色）

　ⅱ）アセチルアセトン法（Fletcher法）：黄色（410 nmで比色定量）
　　ホルムアルデヒド＋アンモニウム塩＋アセチルアセトン
　　　──→ 3,5-ジアセチル-1,4-ジヒドロルチジン（黄色）

(Hantzsh反応という)

●酵素法

トリグリセリドにリポ蛋白リパーゼを加えて水解すると，グリセロールを生成する．グリセロールの測定は，グリセロール酸化酵素(GOD)，グリセロールキナーゼ(GK)，グリセロールデヒドロゲナーゼ(GD)と3大別される．今日ではGK・GPO法が頻用されている．

日本臨床化学会では，アルコール性水酸化ナトリウムで加水分解後のグリセロールを，GK，ピルビン酸キナーゼ，乳酸デヒドロゲナーゼ系により反応させ，最終的に減少するNADH量を紫外部法で測定する方法を勧告している．

① グリセロール酸化酵素(GOD)による方法

$$\text{グリセロール} + O_2 \xrightarrow{\text{GOD}} \text{グリセロアルデヒド} + H_2O_2$$

$$H_2O_2 + 4\text{-アミノアンチピリン} + \text{フェノール} \xrightarrow{\text{POD}} \text{赤色キノン}$$
(500 nmで測定)

② グリセロールキナーゼ(GK)による方法

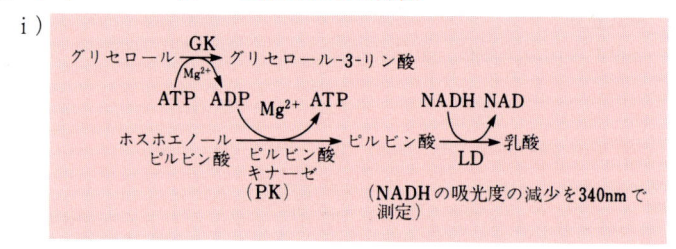

ⅰ)

グリセロール $\xrightarrow[\text{Mg}^{2+}]{\text{GK}}$ グリセロール-3-リン酸

ATP → ADP $\xrightarrow{\text{Mg}^{2+}}$ ATP

ホスホエノールピルビン酸 $\xrightarrow{\text{ピルビン酸キナーゼ(PK)}}$ ピルビン酸 $\xrightarrow[\text{LD}]{\text{NADH} \to \text{NAD}}$ 乳酸

(NADHの吸光度の減少を340nmで測定)

ⅱ) GKによって生じたグリセロール-3-リン酸にグリセロール-3-リン酸デヒドロゲナーゼ(G-3-PD)を作用させて生成したNADHを測定する方法，あるいはジアホラーゼを作用させてホルマザンとして発色する方法の2方法がある(図F-2)．

ⅲ) グリセロール-3-リン酸にグリセロール-3-リン酸酸化酵素(GPO)を作用させて生成するH_2O_2を測定する方法

```
グリセロール-3-リン酸  ──G-3-PD──→  ジヒドロキシ
                                      アセトン-3-リン酸
              NAD    NADH
                              (340nmで
                              吸光度増加を測定)
              ジアホラーゼ
         ジホルマザン        NTB
         (青紫色)
         570nmで測定
```

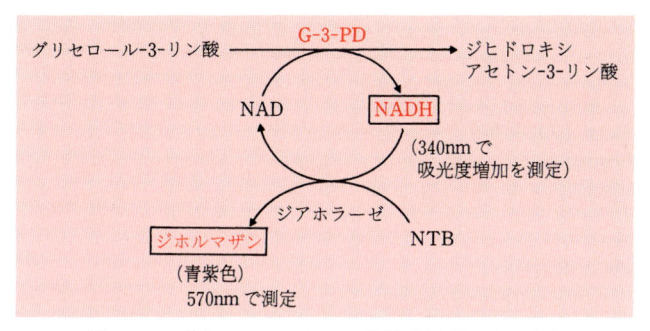

図 F-2　グリセロール-3-リン酸酸化酵素による方法

$$\text{グリセロール-3-リン酸} + O_2 + H_2O \xrightarrow{\text{GPO}} \text{ジヒドロキシアセトン-3-リン酸} + H_2O_2$$

$$H_2O_2 + \text{フェノール} + 4\text{-アミノアンチピリン} \xrightarrow{\text{POD}} \text{赤色キノン}$$

③　グリセロールデヒドロゲナーゼ(GD)による方法：生成したNADHを測定する方法，あるいはジアホラーゼを作用させてホルマザンとして発色する方法の2方法がある．

●物理化学的測定法

ネフェロメトリ：血清中ではトリグリセリドはリポ蛋白粒子として存在するので，血清を希釈し，ミクロフィルタ（ポアサイズ $0.1\,\mu m$）で濾過してカイロミクロンを除き，リポ蛋白粒子としてその中のトリグリセリド量を測定する．

3）測定上の注意事項

遊離グリセロール値：血清中には遊離グリセロールが約 $2.9\,\text{mg/d}l$（トリグリセリドに換算すると約 $26.8\,\text{mg/d}l$ に相当）存在する．酵素法では血清盲検をとるか，あるいは第1反応で同じ酵素反応で遊離グリセロールを消去したのち，測定する方法がとられている．

●消去法

第1反応：グリセロール + ATP $\xrightarrow{\text{GK}}$ グリセロール-3-リン酸 + ADP

$$\text{グリセロール-3-リン酸} + O_2 \xrightarrow{GPO} \text{ジヒドロキシアセトンリン酸} + H_2O_2$$

$$2H_2O_2 \xrightarrow{\text{カタラーゼ}} 2H_2O + O_2$$

生じたH_2O_2をカタラーゼで消去.

第2反応では,リポ蛋白リパーゼ反応後,生じたH_2O_2がカタラーゼで分解されないよう,アジ化ナトリウムのようなカタラーゼ阻害剤が添加されている.

〔検体の安定性〕

4℃保存で4日間,−20℃保存で比較的長期安定.リポ蛋白リパーゼの作用で分解されるといわれるが,影響はあまりない.

4)採血条件

脂質成分のうちでもっとも食事の影響を受けやすいので,10〜14時間空腹の早朝採血が理想的.空腹が長すぎると,遊離脂肪酸の動員から内因性トリグリセリドの上昇が起きる.

5)基準範囲

50〜150 mg/dl

性差なし.年齢とともに高くなる.

6)臨床的意義(表F-1)

表 F-1 血清トリグリセリド値が異常を示す疾患

	高値を示す疾患	低値を示す疾患
原発性	家族性高リポ蛋白血症—Fredrickson Ⅰ・Ⅲ・Ⅳ・Ⅴ型,Tangier病	β-リポ蛋白欠損症
続発性	食事性(脂肪食,高カロリー食,アルコール過飲),糖尿病,ネフローゼ,肥満症,動脈硬化症,脳血栓,痛風,甲状腺機能低下症,末端肥大症,下垂体機能低下症,閉塞性黄疸,急性アルコール性脂肪肝,急性および慢性膵炎,尿毒症,高度の貧血,多発性骨髄腫	甲状腺機能亢進症,慢性副腎不全,下垂体機能低下症,重症肝実質障害,肝硬変,急性黄色肝萎縮症,急性中毒性脂肪肝,吸収不全症,悪液質,癌の末期,心不全

2 コレステロール

1）生理的意義

① 血中のコレステロール量は，腸管から食事の吸収（外因性コレステロール），肝臓での合成（内因性コレステロール），胆道からの排泄との間にバランスが保たれている．コレステロールの30％は胆汁酸になり，胆汁酸がリン脂質とミセルの状態で胆汁中に排泄される．

② 食事中のコレステロールは摂取後ただちに血中濃度に反映することはないが，コレステロールまたは動物性脂肪に富む食生活は高コレステロール血症を招く．

③ コレステロール：cyclopenthenoperhydrophenanthrene 核をもった1価のアルコールで C_3 に OH 基をもっている．

血清中では30％が遊離型コレステロールで，残り70％は C_3 で脂肪酸〔リノール酸（49.1％），オレイン酸（25.5％），パルミチン酸（10.8％）〕と結合したエステル型として存在し，これらを総称して総コレステロールとよぶ．

2）測定法

Abell-Kendall 法がアメリカでは標準的な方法とされている．本法は，アルカリ性エタノールで血清中のリポ蛋白の分解とエステル型コレステロールのけん化を行い，遊離型を石油エーテルで抽出し，溶媒を蒸発，乾固したのち，残渣中のコレステロールを Liebermann-Burchard 反応を用いて測定する．

●比色法
① Liebermann-Burchard 反応：クロロホルム中のコレステロールが，硫酸・無水酢酸により青緑色(極大吸収 625 nm)を呈する反応．
② 塩化鉄反応(Kiliani 反応) (Zak-Henly 法)：氷酢酸中のコレステロールが塩化第 2 鉄および硫酸により血赤紫色(極大吸収 560 nm)を呈する反応．
③ o-フタルアルデヒド反応：酢酸中のコレステロールが，o-フタルアルデヒド共存下において硫酸により赤紫色(極大吸収 550 nm)を呈する反応．

●酵素法

① 水解：エステル型コレステロール $\xrightarrow{\text{コレステロールエステラーゼ}}$ 遊離型コレステロール＋RCOOH

② 酸化：遊離型コレステロール＋O_2 $\xrightarrow{\text{コレステロールオキシダーゼ}}$ コレスト-4-エン-3オン＋H_2O_2

③ 発色：(ペルオキシダーゼ系) H_2O_2＋4-アミノアンチピリン＋フェノール $\xrightarrow{\text{ペルオキシダーゼ}}$ 赤色キノン色素 (505 nm)

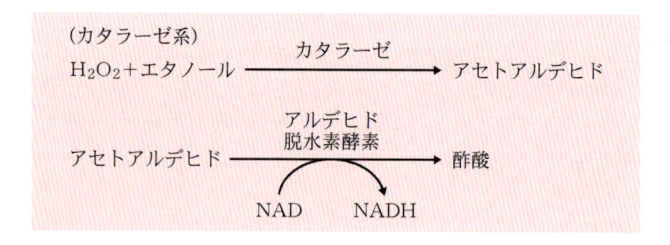

(カタラーゼ系)
H_2O_2＋エタノール $\xrightarrow{\text{カタラーゼ}}$ アセトアルデヒド

アセトアルデヒド $\xrightarrow{\text{アルデヒド脱水素酵素}}$ 酢酸
（NAD → NADH）

●電極法
H_2O_2を測定．

●その他
コレステロールデヒドロゲナーゼ(CD)を用い，この際の NAD-

NADH反応を利用して340 nmで測定する方法も開発された．

3）測定上の注意事項

酵素法では，ビリルビン，アスコルビン酸がペルオキシダーゼ反応の基質となり，H_2O_2を消費するため負の誤差，そしてビリルビンが500 nmで若干吸収があるための正の誤差，この正負の誤差が相殺された結果，ビリルビンの高濃度においてやや負の誤差となる．アスコルビン酸の影響を消去するために，試薬にアスコルビン酸オキシダーゼが加えられている場合もある．

4）採血条件

食事，日中の活動，時刻による有意差はない．しかし，日常生活時の生理的な日差変動は大きく，健常者で20 mg/dlの幅がある．

〔検体の安定性〕

4℃保存で少なくとも1週間，凍結すれば長期間安定である．

5）基準範囲

120〜230 mg/dl

年齢差，性差が認められる．年齢とともに増加し，とくに女性では40歳代で上昇し，以降男性よりも10〜20 mg/dl 高値をとる．また，妊娠後半には約50％上昇する．

6）臨床的意義（表F-2）

表 F-2　血清コレステロール値が異常値を示す疾患

	高値を示す疾患	低値を示す疾患
原発性	家族性高リポ蛋白血症—Fredrickson IIa・IIb・III・V型	無あるいは低β-リポ蛋白血症，α-リポ蛋白欠損症（Tangier病）
続発性	ネフローゼ，甲状腺機能低下症（粘液水腫），クッシング症候群，末端肥大症，閉塞性黄疸，肝炎，胆汁性肝硬変，糖尿病，慢性および急性膵炎，動脈硬化症，ストレス	甲状腺機能亢進症（バセドウ病），慢性副腎機能不全，汎下垂体機能低下症，肝硬変，重症肝炎，黄色肝萎縮症，貧血，悪液質，飢餓

3　HDL-コレステロール

1) 生理的意義

① 血漿の高比重リポ蛋白(HDL)に含まれるコレステロールを HDL-コレステロール(HDL-C)とよび，抗動脈硬化作用の面から注目されている．

② HDL の抗動脈硬化作用機序としては，血管壁に蓄積された遊離のコレステロールを除去し，LCAT の作用によりエステル型として肝へ運搬して異化し，また，血中のコレステロールを運搬し，末梢組織細胞に蓄積する役割をもつ低比重リポ蛋白(LDL)の抑制を行うという2つが考えられている．

③ HDL-C と虚血性心疾患の発生頻度との間には逆相関がある．

しかし，近年 HDL-C は虚血性心疾患以外の要因でも上昇することが知られてきた．

ⅰ) CETP (コレステリルエステル転送蛋白) 欠損症で，エクソン15 ミスセンス変異では，CETP 活性 40〜60%となり，軽度高 HDL 血症で秋田県大曲市では高頻度に出現する．

ⅱ) そのほか，イントロン14 スプライス異常では，ホモ接合体では 158 ± 35 mg/dl の高 HDL 血症，ヘテロ接合体ではホモ接合体の 1/2 の値となる．また，肝性リパーゼ(HTGL)活性低下でも高 HDL 血症になることから，低 HDL-C 血症(40 mg/dl 以下)が注目されている．

2) 測定法

●超遠心法

超遠心により HDL 分画を取り出したのち，コレステロール発色を行う．

●沈殿法

ポリアニオン(酸性多糖体)やリンタングステン酸と2価陽イオンの組合せにより，他のリポ蛋白分画を沈殿させ，上清部分に残る HDL 分画中のコレステロールを発色させる方法(沈殿試薬の例：ヘパリン-Mn，ヘパリン-Ca，デキストラン硫酸-Mg，デキストラン硫酸-Ca)．

●電気泳動法

電気泳動でリポ蛋白を分画したのち，コレステロール染色をする方法．

●直接法

HDL-C を直接測定しているのではなく，VLDL，LDL の反応性を抑えて，みかけ上，HDL-C を測定．

① 直接法1（デタミナーHDL-C）：コレステロールエステラーゼ，コレステロールオキシダーゼのアミノ基を PEG（ポリエチレングリコール）で修飾──→ HDL に対する反応性が高まる．

α-シクロデキストリン硫酸と2価の陽イオンを共存──→ HDL 以外のリポ蛋白の反応性を抑制する．

これにより，分離操作なしに HDL-C が測定できる．

② 直接法2（selective inhibition 法，HDL-C オート「第1」）：ポリアニオンと界面活性剤A（反応阻害剤）を血清に加える──→ポリアニオンにより LDL，VLDL が凝集，ついで反応阻害剤が VLDL，LDL，HDL の周りを覆う．

コレステロールの酵素法による発色剤と界面活性剤B（反応促進剤）を添加する──→ HDL の周りを覆った反応阻害剤のみが反応促進剤と置換，分解し，酵素作用を受ける．

3）基準範囲

(男) 37～67 mg/dl

(女) 41～71 mg/dl

女性のほうが7～10 mg/dl 高値となる．

4）臨床的意義

[低値（40 mg/dl 以下）] 高脂血症，肥満，糖尿病，虚血性血管障害など．タバコやコーヒーは HDL-C を低下させ，運動や適度なアルコール，エストロゲンは上昇させる．

〈参考事項〉

＊1 胆汁うっ滞時に特異的に出現するリポ蛋白を Lp-X という．電気浸透現象の強い支持体を用いて泳動すると，Lp-X のみが陰極に移動する．Lp-X の特徴はアポ蛋白が 6.0% と非常に少ないのに対し，リン脂質，遊離コレステロールなどの脂質が 94% と多量に含有することである．

＊2 一般的傾向として，アポ B はコレステロール，アポ C-11，アポ E

はトリグリセリド，アポA-Ⅰ，アポA-ⅡはHDL-コレステロールと正の相関を示すことが多い．

＊3 レムナントリポ蛋白は，カイロミクロンやVLDLなどのトリグリセリドリッチリポ蛋白の血中での中間代謝産物で，動脈硬化を促進するリポ蛋白の1つ．

4 LDL-コレステロール

1）生理的意義
血漿の低比重リポ蛋白(LDL)に含まれるコレステロールをLDL-コレステロール(LDL-C)とよぶ．動脈硬化の発症，進展に関わるとして近年注目されており，日本動脈硬化学会の動脈硬化性疾患診療ガイドラインでも原則としてLDL-C値で評価しTC値は参考値とするとしている．

2）測定法
① 計算法(Friedewald法)：LDL-C＝TC－(HDL-C＋1/5 TG)．
② 直接法：界面活性剤を利用したホモジニアス測定法．
　化学修飾した酵素による測定法．

3）基準範囲
140 mg/dl 未満

4）臨床的意義（表F-3）
140 mg/dl 以上を高LDL-C血症としている．

5 リン脂質

1）生理的意義
① 血清中に存在するリン脂質のほとんどは肝で合成され，リポ蛋白として血中に放出される．

② リン脂質は，生体内で細胞膜の構成，脂肪の乳化・吸収，血液凝固，コリン代謝などの種々の重要な機能に関与する．

③ リン脂質：その分子中にリン酸を含む複合脂質の混合物をいう．リン脂質は，(1) グリセロリン脂質〔ホスファチジン酸，ホスファチジルコリン(レシチン)，ホスファチジルエタノールアミン(セファリン)，ホ

表 F-3 患者を LDL コレステロール値以外の主要冠危険因子の数により分けた 6 群の患者カテゴリーと管理目標値

患者カテゴリー		脂質管理目標値 (mg/dl)				その他の危険因子の管理		
冠動脈疾患*	他の主要冠危険因子**	TC	LDL-C	HDL-C	TG	高血圧	糖尿病	喫煙
A	0	<240	<160	≧40	<150	高血圧学会のガイドラインによる	糖尿病学会のガイドラインによる	禁煙
B1	1	<220	<140					
B2	2							
B3	3	<200	<120					
B4	4以上							
C あり		<180	<100					

TC：総コレステロール，LDL-C：LDL コレステロール，HDL-C：HDL コレステロール，TG：トリグリセリド

* 冠動脈疾患とは，確定診断された心筋梗塞，狭心症とする．
** LDL-C 以外の主要冠危険因子
  加齢（男性≧45歳，女性≧55歳），高血圧，糖尿病，喫煙，冠動脈疾患の家族歴，低 HDL-C 血症（<40 mg/dl）．
- 原則として LDL-C 値で評価し，TC 値は参考とする．
- 脂質管理はまずライフスタイルの改善から始める．
- 脳梗塞，閉塞性動脈硬化症の合併は B4 扱いとする．
- 糖尿病があれば他に危険因子がなくとも B3 とする．
- 家族性高コレステロール血症は別に考慮する．

（日本動脈硬化学会の動脈硬化性疾患診療ガイドライン，2002年版」より抜粋）

スファチジルセリン，リゾホスファチジルコリン(リゾレシチン)が含まれている〕と，(2) スフィンゴリン脂質(スフィンゴミエリンが含まれる)に大別される．

④ **血清リン脂質**：大部分はコリン含有リン脂質であり，レシチンが 60〜70％と多く，スフィンゴミエリンが約20％，リゾレシチンが 5〜10％とこれにつぎ，他は 2〜3％である．

結合している脂肪酸は，パルミチン酸(16：0)が 37.3％，リノール酸(18：2)が 18.4％，オレイン酸(18：1)が 16.5％である．

2）測定法

●比色法

直接定量が不可能なので，リン脂質中の無機リンを定量(リン脂質抽出→無機リン化→無機リン定量)し，それを 25 倍してリン脂質量とする．

① 抽出：有機溶媒法(Bloor の溶媒)，沈殿法(5％トリクロル酢酸)がある．

② 無機リン化(灰化)：酸化剤として $10\,N\,H_2SO_4 + 30\%\,H_2O_2$，$60\%\,HClO_4$ が用いられる．

③ 無機リン定量：無機リンの酸性溶液にモリブデン酸を加えてリンモリブデン酸とし，還元剤(アミノナフトールスルホン酸など)によりモリブデンブルーを生じる．

●酵素法

〔例：レシチン〕

① ホスホリパーゼC─アルカリホスファターゼ法

　レシチン＋H_2O $\xrightarrow{\text{ホスホリパーゼC}}$ ホスホリルコリン＋ジグリセリド

　ホスホリルコリン $\xrightarrow{\text{アルカリホスファターゼ}}$ コリン＋リン酸
　　　　　　　　　　　　　　　　　　　　　無機リン定量

② ホスホリパーゼD─コリンオキシダーゼ法

　レシチン＋H_2O $\xrightarrow{\text{ホスホリパーゼD}}$ ホスファチジン酸＋コリン

　コリン＋$2O_2$＋H_2O $\xrightarrow{\text{コリンオキシダーゼ}}$ ベタイン＋$2H_2O_2$

　$2H_2O_2$＋フェノール＋4-アミノアンチピリン $\xrightarrow{\text{ペルオキシダーゼ}}$
　　　　　　　　　　　　　　　　　　　　　　　　　　　赤色キノン色素

3）測定上の注意事項

●ホスホリパーゼC―アルカリホスファターゼ法

血清中の無機リンも測定するため，血清盲検をとる必要がある．

レシチン，スフィンゴミエリンを対象としている．血清リン脂質の約87％を測定．

●ホスホリパーゼD―コリンオキシダーゼ法

コリン含有リン脂質（レシチン，スフィンゴミエリン，リゾレシチン）のみを測定しているので，コリンを含有しないホスファチジン酸は発色しない．そのため化学的方法の値より5％低い．

4）採血条件

他の脂質と異なり食事の影響を受けにくいので，いつ採血してもよい．

〔検体の安定性〕

血清は4℃，-20℃保存のもとで1カ月安定．

5）基準範囲

150～250 mg/dl

年齢とともに軽度に上昇を続ける．

6）臨床的意義（表F-4）

リン脂質が単独で異常を示すことはまれで，一般にコレステロールと類似の変動を示す．

表 F-4 血清リン脂質値が異常値を示す疾患

	高値を示す疾患	低値を示す疾患
原発性	家族性高リポ蛋白血症―Fredrickson II・III・IV・V型	β-リポ蛋白欠損症（Tangier病）
続発性	肝外性閉塞性黄疸，原発性胆汁性肝硬変，原発性硬化性胆管炎，甲状腺機能低下症，糖尿病，グリコーゲン蓄積症，ネフローゼ，膵炎，骨髄腫，マクログロブリネミア，痛風	肝硬変，重症肝実質障害，重症貧血，出血性素因，白血病，甲状腺機能亢進症

6 遊離脂肪酸

1）生理的意義

① 血中遊離脂肪酸は，脂肪の酵素水解により生成される．エステル結合している脂肪酸に比べ，その含量は総脂肪酸の4〜5％と少ない．この酵素として，リポ蛋白リパーゼ，ホルモン感性リパーゼがあげられる．リポ蛋白リパーゼは，循環している脂肪を脂肪酸として脂肪組織に取り込むために働き，ホルモン感性リパーゼ（種々のホルモンによって活性化される）は，脂肪組織中の脂肪を水解して遊離脂肪酸を血中に放出し，筋，肝などへの供給に働く．

② ホルモンで，アドレナリン，ノルアドレナリン，ACTH，TSH，グルカゴンなどは遊離脂肪酸の生成を促進し，インスリン，プロスタグランジンなどは逆に抑制する．

③ 血中遊離脂肪酸：生体内に存在する脂肪酸は，偶数個の炭素数を有するもので，炭素数が12個以上のものが多い．血中の遊離脂肪酸は，オレイン酸〔$C_{18}:1$（二重結合の数）〕が29％でもっとも多く，ついでパルミチン酸（$C_{16}:0$）25％，リノール酸（$C_{18}:2$）17％，ステアリン酸（$C_{18}:0$）13％，その他は少量である．血中では遊離脂肪酸はアルブミンと結合して存在し，末梢組織の重要なエネルギー源となっている．FFA（free fatty acid）またはnon-esterified fatty acids(NEFA)とよばれている．

2）測定法

●滴定法

遊離脂肪酸のカルボキシル基（-COOH）に着目し，これを低濃度のアルカリで中和滴定し，その消費量から換算する方法(Dole法)．

●比色法

遊離脂肪酸が銅やコバルトと金属錯塩をつくるので，これを有機溶媒で抽出したのち，この金属錯塩を発色させ比色定量する．クロロホルム，Dole抽出液で抽出したあとの銅錯体の発色剤は，ジエチルジチオカルバミン酸ナトリウム(Duncombe法，板谷・宇井法)，ジフェニルカルバジド(Laurell-Tibbling法)，バソクプロインなどが用いられ，コバルト錯体の発色剤としてはα-ニトロソ-β-ナフトール，β-ニトロソ-α-ナフ

トールが用いられる．

●酵素法

遊離脂肪酸を分解する酵素，アシル-CoA 合成酵素（ACS）の出現により，酵素法が開発された．

$$遊離脂肪酸(RCOOH) + ATP + CoA(コエンザイムA) \xrightarrow[Mg^{2+}]{ACS} アシルCoA + AMP + ピロリン酸$$

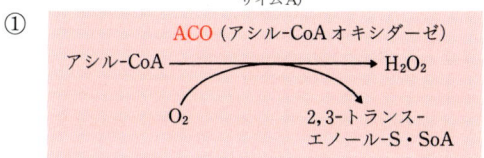

①

アシル-CoA $\xrightarrow{ACO（アシル-CoA オキシダーゼ）}$ H$_2$O$_2$
（O$_2$ → 2,3-トランス-エノール-S・SoA）

$$H_2O_2 + 4\text{-アミノアンチピリン} + フェノール（またはジブロモフェノール） \xrightarrow{POD} 赤色キノン$$
（500 nm で測定）

② $AMP + ATP \xrightarrow{MK（ミオキナーゼ）} 2ADP$

$2ADP + 2\text{ホスホエノールピルビン酸} \xrightarrow{PK（ピルビン酸キナーゼ）} 2ATP + 2\text{ピルビン酸}$

ピルビン酸 $+ NADH \xrightarrow{LD}$ 乳酸 $+ NAD$
（340 nm で吸光度減少を測定）

③ ②の反応で生じたピルビン酸をさらに POP（ピルビン酸酸化酵素），POD の共役酵素で反応を進めて測定する方法．

ピルビン酸 $+ O_2 + Pi \xrightarrow{POP}$ アセチルリン酸 $+ CO_2 + H_2O_2$

$H_2O_2 + 4\text{-アミノアンチピリン} + フェノール（またはフェノール誘導体） \xrightarrow{POD} 赤色キノン$
（500 nm で測定）

3）測定上の注意事項

妨害物質：遊離脂肪酸を抽出するとき，リン脂質およびビリルビンも同時に抽出され，正の誤差となる．これを避けるため，抽出溶媒中にリン酸緩衝液の使用やメタノールが添加されている．

〔検体の安定性〕

室温または 4℃での長期保存で増加，室温ですでに 24 時間後には 15%

増加，ただし凍結保存では1カ月安定．

4）採血条件

他の脂質と異なり，食事摂取で著しい減少がみられるので，早朝空腹時に採血する．また，環境の変化，喫煙，栄養状態，精神状態などにも敏感に値が変動することも考慮に入れて採血する必要がある．

5）基準範囲

0.4～0.6 mEq/l

年齢とともに上昇する．性差は認められない．

6）臨床的意義

［高値］ 糖尿病，甲状腺機能亢進症，褐色細胞腫，末端肥大症，肥満症，重症肝疾患，クッシング症候群など．

［低値］ 甲状腺機能低下症，汎下垂体機能不全，アジソン病，インスリノーマなど．

7　過酸化脂質

1）生理的意義

過酸化脂質はリノール酸，リノレイン酸，アラキドン酸など多価不飽和脂肪酸が生体内において酸化され，過酸化物となったもので，―O―O―構造のあるものの総称である．種々あるうち，生体内で問題にされているのは，$-\overset{|}{\underset{|}{C}}-O-O-H$ 構造のヒドロペルオキシ化合物，

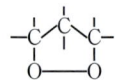

環状過酸化物である．その過酸化とその分解過程は詳しくわかっていないが，過酸化脂質の増加が，老化および動脈硬化症の1つの成因であることは明らかにされてきた．

2）測定法

① チオバルビツール酸（TBA）法：過酸化脂質から生じたマロンジアルデヒド（MDA）とTBAが反応し，赤色化合物を生成する．

ヘモグロビンを触媒とし，ヒドロキシペルオキサイドとメチレンブルーの誘導体が反応し，メチレンブルーなどがモル生成する現象を利用して測定する（675 nm）．

F 脂質

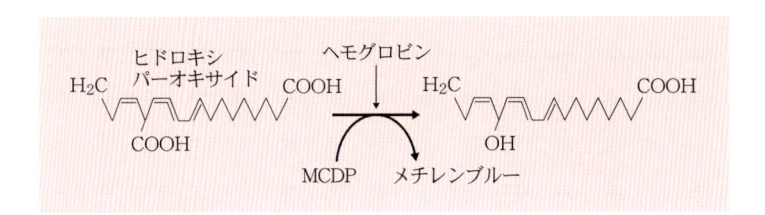

$$H_2C\diagup\diagdown\diagup\diagdown\diagup COOH \xrightarrow{\text{ヘモグロビン}} H_2C\diagup\diagdown\diagup\diagdown\diagup COOH$$

(ヒドロキシパーオキサイド、COOH) → (OH, COOH)
MCDP → メチレンブルー

8 リポ蛋白

1）定 義

 脂質を含むグロブリン分画をリポ蛋白とよび，通常4つに分画される．4つの分画は一般に，超遠心法を利用した場合はカイロミクロン，超低比重リポ蛋白(VLDL)，低比重リポ蛋白(LDL)，高比重リポ蛋白(HDL)，電気泳動を利用した場合はカイロミクロン，pre β-リポ蛋白，β-リポ蛋白，α-リポ蛋白とよばれている(図F-3)．

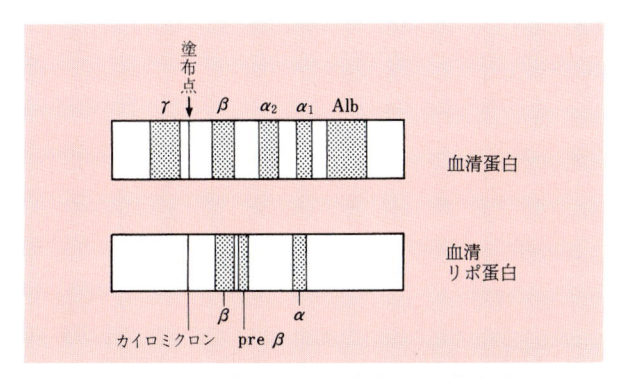

図 F-3 電気泳動による血清リポ蛋白分画

(血清蛋白: γ, 塗布点, β, α_2, α_1, Alb)
(血清リポ蛋白: カイロミクロン, pre β, β, α)

2）血清リポ蛋白の分類（表F-5）
3）リポ蛋白の基本構造

 リポ蛋白は球状の粒子で，トリグリセリドとコレステロールエステルが核となり，その周囲をコレステロールとリン脂質が取り囲み，その周

表 F-5 リポ蛋白の種類と組成

名称		比重	粒子の大きさ (Å)	脂質組成 (%)				アポ蛋白組成 (%)			
超遠心法	電気泳動法			トリグリセリド	コレステロール 遊離(F) エステル(E)	リン脂質	蛋白質	A	B	C	E
カイロミクロン chylomicron	chylomicron (原点～pre β 位)	0.96 以下	800～10,000	平均 85%	F 2 E 5	6	2	A-I 7.4 A-II 4.2	23	C-I 15 C-II 15 C-III 36	—
超低比重リポ蛋白 VLDL	pre β- リポ蛋白 (α_2 位)	0.96～1.006	300～750	55	F 7 E 12	18	8	—	37	C-I 3 C-II 7 C-III 40	13
中間比重リポ蛋白 IDL (floating β リポ蛋白)	broad β- リポ蛋白 ($\beta \sim \alpha_2$ 位)	1.006～1.019	220～300	24	F 13 E 33	12	18	—	78	+	+
低比重リポ蛋白 LDL	β-リポ蛋白 (β 位)	1.019～1.063	190～220	10	F 8 E 37	22	23	—	98	trace	trace
高比重リポ蛋白 HDL	α-リポ蛋白 (α_1 位)	1.063～1.21	70～100	5	F 6 E 18	26	50	A-I 67 A-II 22	—	C-I 2 C-II 2 C-III 4	+

りをアポ蛋白が包んでいる．

4）生理的意義

●カイロミクロンの代謝

食事中の脂肪が消化吸収されると，小腸粘膜でカイロミクロンが合成される．リンパ管，胸管を経て血漿中に分泌される．これは主に外因性脂質を肝または末梢組織へ運搬する機能をもつ．カイロミクロンは毛細血管壁に付着しているリポ蛋白リパーゼ（LPL）によりトリグリセリドが分解され，カイロミクロンレムナント（remnant；残遺型）となり，その大部分が肝細胞のレムナントレセプターから取り込まれて処理される．

●VLDL，LDL の代謝

VLDL は，肝で合成された内因性トリグリセリドの末梢組織への運搬体である．VLDL は LPL の作用により ILD となり，さらに肝性リパーゼの作用を受けて LDL となる．LDL は末梢組織へコレステロールを運搬する．

●HDL の代謝

① HDL は肝で合成されるほか，カイロミクロンがリポ蛋白リパーゼ（LPL）により異化されるときにも生成される．

② HDL のアポ A-1 に結合したレシチン・コレステロール・アシル・トランスフェラーゼ（LCAT）は，動脈壁や末梢組織の遊離コレステロールを受け取り，コレステロールエステルを生成し，HDL 内部に取り込む．そして，コレステロールエステルは非酵素的に肝で処理される．

③ この HDL のコレステロールエステルは，コレステロールエステル転送蛋白（CETP）によって VLDL，IDL，LDL などのアポ B 含有リポ蛋白へ転送され，これらのリポ蛋白が LDL レセプターにより肝に取り込まれて処理される．

④ アポ蛋白：リポ蛋白は脂質部分と蛋白部分に分けられるが，その蛋白の部分をアポ蛋白とよぶ．

5）リポ蛋白の機能（表 F-6）

6）測定法

●超遠心法

もっとも正統な方法であるが，超遠心機を必要とし，また操作が煩雑であるため，日常検査法としてはほとんど利用されていない．

表 F-6 高脂

タイプ		血清外観	脂質濃度			アポ蛋白					
			コレステロール (Cho)	トリグリセリド (TG)	Cho／TG	A-Ⅰ	A-Ⅱ	B	C-Ⅱ	C-Ⅲ	E
Ⅰ	高カイロミクロン血症（カイロミクロン）	←クリーム層 ←透明	↑ or →	↑↑↑	<0.2	↓	↓	↓	↑↑	↑↑	↑↑
Ⅱa	高 β-リポ蛋白血症 (LDL)	←透明	↑↑↑	↑→	>1.5	→	→	↑↑	→	→	↑→
Ⅱb	高 pre β-,β-リポ蛋白血症 (LDL+VLDL)	わずかに混濁	↑↑	↑↑	<1.5	→	→	↑↑	→	↑	↑→
Ⅲ	floating β-リポ蛋白血症 (IDL)	白濁	↑↑	↑↑	≒1	→	→	↑	↑↑	↑↑	↑↑
Ⅳ	高 pre β-リポ蛋白血症 (VLDL)	白濁	↔ or ↑	↑↑	不定	↓→	→	↑	↑↑	↑↑	↑
Ⅴ	高カイロミクロン pre β-リポ蛋白血症（カイロミクロン+VLDL）	←クリーム層 ←白濁	↑	↑↑↑	0.15<0.6	↓→	→	↑	↑↑	↑↑	↑↑

血症の分類

原因および他の検査異常	耐糖能異常の有無	臨床所見	発症頻度年齢	原発性疾患	続発性疾患
リポ蛋白リパーゼ活性低下 耐脂能異常	無	発疹性黄色腫,肝・脾腫,腹痛,膵炎	少ない 幼年	家族性リポ蛋白リパーゼ欠損症 家族性アポ蛋白 C-II 欠損症	○ SLE ○ マクログロブリン血症 ○ 多発性骨髄腫 ○ 糖尿病性ケトアシドーシス
β-リポ蛋白異化障害 LDL レセプター欠損,減少	無	結節性黄色腫 粥状動脈硬化症 若年性角膜輪	多い 幼年〜成人	家族性高コレステロール血症	○ 甲状腺機能低下症 ○ 多発性骨髄腫 ○ ネフローゼ症候群 ○ 急性ポルフィリン症 ○ クッシング症候群 ○ 肝癌
TG 合成亢進および異化低下 β-リポ蛋白異化低下	有				○ 経口避妊薬 ○ ネフローゼ症候群 ○ 異常蛋白血症
preβ-リポ蛋白の異化障害	有	結節性黄色腫 動脈硬化症 高尿酸血症	少ない 成年	家族性 III 型高リポ蛋白血症	○ 甲状腺機能低下症 ○ SLE ○ 糖尿病性アシドーシス
トリグリセリドの異化障害および一部合成亢進	有	発疹性黄色腫 高尿酸血症	最も多い 成年	家族性高トリグリセリド血症 (軽症)	○ アルコール中毒 ○ 糖尿病 ○ 甲状腺機能低下
リポ蛋白リパーゼ活性低下 トリグリセリド異化障害	有	腹痛,膵炎,肝・脾腫,発疹性黄色腫,網膜脂血症,高尿酸血症	比較的少ない 成年	家族性高トリグリセリド血症 (重症)	○ ネフローゼ症候群 ○ 尿毒症 ○ 膵炎

●電気泳動法

泳動法を利用してリポ蛋白分画後,リポ蛋白を染色する方法.

① 脂溶性色素による方法(支持体—寒天,ポリアクリルアミドゲル):脂溶性色素を用いて蛋白と結合した脂質を直接染色する方法.脂溶性色素には fat red 7B, oil red O, sudan black B などがある.

② オゾン化シッフ(Schiff)法(支持体:セルロースアセテート膜):泳動分離したリポ蛋白分画にオゾンを作用させると,脂質を構成している不飽和脂肪酸の二重結合部にオゾナイドが形成され,ついでアルデヒド基に変わる.アルデヒド基は亜硫酸で還元して無色にしたフクシンと作用し,赤紫色に発色する(シッフ反応).

7) 測定上の注意事項

セルロースアセテート膜を支持体とすると,カイロミクロンの一部もしくは全部が α_2-から β-グロブリン分画の前端に移動するため,カイロミクロン分画としてはみられないことがある.カイロミクロンは4℃,一夜放置した血清では上層にクリーム層として出現する.

8) 採血条件

10〜14時間空腹後の採血が望ましい.

〔検体の安定性〕

リポ蛋白は不安定なので,なるべく早い測定が望ましい.

9) 基準範囲

[α-リポ蛋白] 5〜30%

[pre β-リポ蛋白] 0〜35%

[β-リポ蛋白] 45〜70%

10) 臨床的意義

●高脂血症の分類(表F-7)

●高脂血症の診断基準

高コレステロール血症……総コレステロール		$\geq$220 mg/dl
高LDLコレステロール血症……LDLコレステロール		$\geq$140 mg/dl
低HDLコレステロール血症……HDLコレステロール		< 40 mg/dl
高トリグリセリド血症……トリグリセリド		$\geq$150 mg/dl

注) 血清脂質値:空腹時採血

(「日本動脈硬化学会動脈硬化性疾患診療ガイドライン,2002年報」より抜粋)

表 F-7 リポ蛋白の機能

分類	起源	機能
カイロミクロン	小腸	外因性トリグリセリドおよびコレステロールの輸送
VLDL(pre β)	肝	内因性トリグリセリドの輸送
LDL(β)	カイロミクロンとVLDLの異化	肝・腸よりコレステロールを末梢組織へ輸送
HDL(α)	肝と小腸	末梢組織よりコレステロールを肝へ輸送．トリグリセリドの異化に関与

9 アポ蛋白

1）生理的意義

① 血清脂質の輸送担体．両親媒性の分子構造によって水に溶けない脂質を水に溶けやすくする(界面活性剤の役目)．

② 酵素作用を活性化(LCATなど)．

③ リポ蛋白の代謝に関与するレセプター(受容体)に対する標的．

2）アポ蛋白の組成と機能 (表F-8)

表 F-8 アポ蛋白の組成と機能

	分布	合成部位	分子量	機能
A-I	HDL	肝，腸	28,300	HDLの構造，LCAT反応の促進
A-II	HDL	肝，腸	17,300	HDLの構造，LCAT反応の抑制
B-100	VLDL，LDL(カイロミクロン)	肝(腸)	549,000	構造レセプターへの結合 VLDLの形成，LDLの構造
B-48	カイロミクロン	腸	264,000	カイロミクロン運搬
C-II	VLDL，HDL	肝	8,837	LPL活性化
C-III	VLDL，HDL	肝	8,751	レムナントレセプター抑制
E	VLDL，HDL	肝(腸?)	34,000	LDLレセプター，レムナントレセプターおよびアポEレセプターとの結合，コレステロールの逆転送

3) 測定法
① 一元免疫拡散法（SRID法）．
② 免疫比濁法．
③ ロケット免疫電気泳動法．

4) 基準範囲
〔SRID法〕
- [アポA-I]　　137±26 mg/dl
- [アポA-II]　　32±6 mg/dl
- [アポB]　　　79±20 mg/dl
- [アポC-II]　　3.4±1.3 mg/dl
- [アポC-III]　　7.5±3.0 mg/dl
- [アポE]　　　4.1±1.2 mg/dl

10 胆汁酸

1) 生理的意義
① 胆汁酸は，脂質ではないが，コレステロールの代謝産物である．

② 肝でコレステロールから1次胆汁酸として，コール酸，ケノデオキシコール酸が生成される．1次胆汁酸はタウリンやグリシンと抱合して，胆汁中に分泌，腸管に排泄され，これらは腸内細菌でそれぞれ2次胆汁酸のデオキシコール酸とリトコール酸に変換される．

$$\text{胆汁酸 (3}\alpha\text{-hydroxysteroid)} + \text{NAD} \xrightarrow{3\alpha\text{-HSD}} \text{3-ケトステロイド} + \text{NADH}$$

$$\text{NADH} + \text{NTB} \xrightarrow{\text{ジアホラーゼ}} \text{NAD} + \text{ジホルマザン（紫色）}$$

試験紙でスクリーニングテストに使用．

（3α-HSD：3α-hydroxysteroid dehydrogenase）

③ その他，ガスクロマトグラフィ，高速液体クロマトグラフィで測定する．

2) 基準範囲
- （男）　4〜10 μmol/l
- （女）　3〜8 μmol/l

食事の影響を受ける．食後，最高 20 μmol/l まで上昇する．
3）臨床的意義
［高値］　肝硬変，原発性胆汁性肝硬変，急性肝炎．

11 Lp(a)

1）生理的意義
①　Lp(a)は，LDL の一部を構成しているアポ蛋白 B-100 にアポリポ蛋白(a)が化学的に結合したもの．アポ(a)のアミノ酸配列は，凝固線溶系のプラスミノゲンと類似している．そのために，本来プラスミノゲンレセプターと特異的に結合して血栓溶解作用をもつプラスミノゲンの代わりにアポ(a)が結合してしまい，血栓溶解作用を競争的に阻害し，血栓の形成を促進させる動脈硬化症の危険因子とされている．

②　コレステロールやトリグリセリドとは相関性が認められず，遺伝性を有する独立したマーカーとなることが期待されている．

2）測定法
酵素抗体法，ラテックス凝集比濁法，免疫比濁法など．

3）カットオフ値
20 mg/dl あるいは 30 mg/dl にカットオフ値を設定する場合が多い．

4）臨床的意義
［高値］　虚血性心疾患(心筋梗塞，心不全，脳血管障害，脳梗塞，脳出血)，糖尿病，高脂血症．

セルフ・チェック

A 次の文章で正しいものに○，誤っているものに×をつけよ

( ) 1. 総脂質量は 800〜1,200 mg/dl である
( ) 2. 脂質は血中では蛋白と結合してリポ蛋白として存在している
( ) 3. トリグリセライドにリポプロテインリパーゼを加えて水解するとジグリセライドになる
( ) 4. トリグリセライドは脂質成分のうち，一番食事の影響を受けない
( ) 5. レシチンはコリン含有リン脂質である
( ) 6. 肝外性閉塞性黄疸では血清リン脂質は低値となる
( ) 7. リン脂質の正常値は 150〜250 mg/dl である
( ) 8. Bloor の抽出液とはメタノール：エチルエーテル 3：1 の混液をさす
( ) 9. SPV 法とは総脂質を測定する直接法である
( ) 10. 過酸化脂質の減少は動脈硬化症の一つの成因である
( ) 11. 過酸化脂質の測定法の一つに TBA 法がある
( ) 12. 総コレステロールのうち，70％は遊離型である
( ) 13. LCAT とは lecithin cholesterol acyltransferase のことで，遊離コレステロールのエステル化反応を行う
( ) 14. アドレナリンは遊離脂肪酸の生成を抑制する
( ) 15. 遊離脂肪酸はアシル-CoA 合成酵素で分解される
( ) 16. 超低比重リポ蛋白（VLDL）はプレ β-リポ蛋白に相当する

A 1-× (400〜800 mg/dl)，2-○，3-× (グリセロール)，4-× (最も食事の影響を受ける)，5-○，6-× (高値)，7-○，8-× (エタノール：エチルエーテル＝3：1 の混液)，9-○，10-× (増加)，11-○，12-× (エステル型)，13-○，14-× (促進)，15-○，16-○

( ) 17. 高脂血症のII_b型ではLDLのみが高値である
( ) 18. アポA-IIの正常値は 137±26 mg/dl である
( ) 19. アポBはLDLに多い
( ) 20. HDL-コレステロールには性差がある

B

1. 健常者の血清中のリポタンパクについて誤っているのはどれか
   ① カイロミクロンにはアポB 100 が存在している
   ② アポAIはLCATを活性化する
   ③ アポCIIはLPLを活性化する
   ④ LDLにはアポB 48 は存在しない
   ⑤ VLDL中には脂質としてトリグリセリドが最も多い
2. コレステロールから生合成されない化合物はどれか
   ① ケノデオキシコール酸
   ② プロゲステロン
   ③ コルチコステロン
   ④ チロキシン（サイロキシン）
   ⑤ アルドステロン
3. 血清リポ蛋白でトリグリセリド量が最も多いのはどれか
   ① カイロミクロン
   ② VLDL
   ③ IDL
   ④ LDL
   ⑤ HDL

17-× (LDLのほかVLDLも高値), 18-× (79±20 mg/dl), 19-○, 20-○

B 1-①, 2-④, 3-①

4. 脂肪酸の酸化分解で正しいのはどれか
a 生じたアセチルCoAはTCAサイクルに入り14モルのATPを生ずる
b アシル-カルニチンのかたちでミトコンドリア内膜を通過する
c 飽和脂肪酸の炭素数が偶数のものはすべてアセチルCoAとなる
d β-酸化を1回転すると1モルのFADH$_2$と2モルのNADHが生ずる
e 最初の脂肪酸の活性化には3ATPのエネルギーが必要である
① a,b ② a,e ③ b,c ④ c,d ⑤ d,e

5. 誤っているのはどれか
① リン脂質は親水性部と疎水性部をもつ
② 血清中の遊離脂肪酸はアルブミンと結合している
③ エステル型コレステロールに結合している脂肪酸のうちリノール酸が最も多い
④ コレステロールの生合成には還元型NADPが必要である
⑤ リノレン酸は炭素数18,不飽和結合を2つもつ脂肪酸である

6. 分子の構成成分としてグリセロールを含まない脂質はどれか
a ホスファチジルコリン
b カルジオリピン
c スフィンゴミエリン
d セレブロシド
e プロスタグランジン
① a,b,c ② a,b,e ③ a,d,e ④ b,c,d ⑤ c,d,e

4-③, 5-⑤, 6-⑤

7. 必須脂肪酸はどれか
① パルミチン酸
② ステアリン酸
③ オレイン酸
④ リノール酸
⑤ パルミトレイン酸

8. コレステロールと類似した構造をもつのはどれか
a ビタミンC
b ビタミンD
c 胆汁酸
d エストロゲン
e 甲状腺ホルモン
① a, b, c ② a, b, e ③ a, d, e
④ b, c, d ⑤ c, d, e

9. コレステロールの合成で誤っているのはどれか．2つ選べ
① 主に肝臓で合成される
② 合成の出発はアセチルCoAである
③ ヒドロキシメチルグルタリルCoA合成酵素が律速酵素である
④ メバロン酸からスクワレンはミトコンドリア内で行われる
⑤ 代謝されて胆汁酸や性ホルモン，副腎皮質ホルモンとなる

10. 脂肪酸のβ-酸化について正しいのはどれか
a 活性化脂肪酸のミトコンドリア膜通過にはカルチトニンが必要である
b パルミチン酸は8回のβ-酸化を受ける
c ステアリン酸から9分子のアセチルCoAが生成する
d β-酸化はNADHとFADH$_2$の生成を伴う
e β-酸化が活発すぎるとケトン体が生成されやすい
① a, b, c ② a, b, e ③ a, d, e
④ b, c, d ⑤ c, d, e

7-④, 8-④, 9-③, ④, 10-⑤

セルフチェック

11． VLDL の代謝で誤っているのはどれか
① リンパ節で形成される
② トリグリセリドの運搬体である
③ アポ蛋白 B-100 を有する
④ LPL の作用で IDL になる
⑤ HDL からアポ蛋白 C と E とを受けとる

12． 高脂血症の診断基準に含まれないのはどれか
① 総コレステロール≧220 mg/dl
② LDL-コレステロール≧140 mg/dl
③ HDL-コレステロール＜40 mg/dl
④ トリグリセリド≧150 mg/dl
⑤ リン脂質≧250 mg/dl

13． 高脂血症の診断基準として誤っている組合せはどれか．2つ選べ
① 総コレステロール――220 mg/dl 以上
② LDL-コレステロール――140 mg/dl 以上
③ HDL-コレステロール――40 mg/dl 以上
④ リン脂質――150 mg/dl 以上
⑤ トリグリセリド――150 mg/dl 以上

14． コリンを含むリン脂質はどれか．2つ選べ
① ホスファチジルセリン
② ホスファチジルイノシトール
③ レシチン
④ セファリン（ケファリン）
⑤ スフィンゴミエリン

11-①，12-⑤，13-③，④，14-③，⑤

F 脂質

15. コリンを含むリン脂質はどれか
① ホスファチジルセリン
② ホスファチジン酸
③ レシチン
④ ケファリン
⑤ カルジオリピン

16. 中性脂肪について正しいのはどれか．2つ選べ
① 酵素法で測定する場合，血中遊離脂肪酸を消去してから測定する
② 男女差がない
③ ジアシルグリセロールは中性脂肪ではない
④ 測定の際は採血前12時間の絶食が必要である
⑤ 乳び血清の原因物質である

17. 正しいのはどれか
① すべてのリポ蛋白のサイズは比重と逆相関性の関係である
② 血清遊離脂肪酸は食後2時間で上昇する
③ 大部分の血清コレステロールエステルは肝臓で合成される
④ LDLに存在する蛋白はアポ蛋白B 100である
⑤ リポ蛋白リパーゼは膵臓から分泌されトリグリセリドを水解する

18. 酵素法による中性脂肪の測定に関係ない酵素はどれか
① リポプロテインリパーゼ（LPL）
② グリセロキナーゼ（GK）
③ グリセロール-3-リン酸オキシダーゼ（GPO）
④ コリンオキシダーゼ
⑤ ペルオキシダーゼ（POD）

15-③，16-④，⑤，17-④，18-④

19. 血漿リポ蛋白について正しいのはどれか
① カイロミクロンはコレステロールを多く含む
② LDL は VLDL より直径が大きい
③ HDL はアポ蛋白 B を含む
④ LDL はアポ蛋白 A を含む
⑤ HDL は α-グロブリン分画にみられる

20. 次のリポ蛋白の脂質組成でトリグリセリドの組成が最も高いのはどれか
① カイロミクロン
② VLDL
③ IDL
④ LDL
⑤ HDL

19-⑤, 20-①

G 蛋白質

学習の目標

- □ アミノ酸の構造
- □ アミノ酸の側鎖構造
- □ アミノ酸の呈色反応
- □ アミノ酸の吸収
- □ ペプチド結合
- □ 尿素回路（オルニチン回路）
- □ 血清総蛋白の生理的意義
- □ 血清総蛋白の測定法
- □ 血清総蛋白の臨床的意義
- □ 血清アルブミンの生理的意義
- □ 血清アルブミンの測定法
- □ 血清アルブミンの臨床的意義
- □ 血清蛋白分画
- □ 血清蛋白分画の臨床的意義
- □ セルロプラスミン
- □ ハプトグロビン
- □ CRP
- □ トランスフェリン
- □ フェリチン
- □ 膠質反応
- □ フィブリノゲン
- □ プレアルブミン（トランスサイレチン）
- □ α_1-酸性糖蛋白
- □ ミオグロビン
- □ コラーゲン
- □ β_2-ミクログロブリン
- □ α_1-ミクログロブリン
- □ レチノール結合蛋白

アミノ酸と蛋白質の構造と機能

1 アミノ酸の構造

1） α-アミノ酸の共通構造（図 G-1）

① アミノ酸はアミノ基（$-NH_3$）をもったカルボン酸．カルボキシル基の隣から炭素に α, β, γ, ……ω 位の炭素と名づける．

② α 位の炭素はグリシンを除いてすべて不斉炭素となるので，2種類の立体異性体（D, L 型）を生じる．天然の蛋白を構成するアミノ酸はすべて L 型の α-アミノ酸．

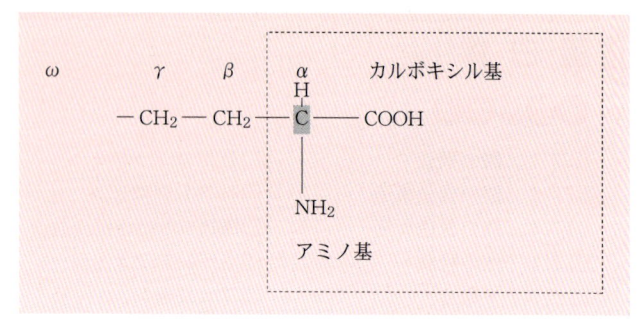

```
   ω       γ      β      α        カルボキシル基
                         H
                         |
       —CH₂—CH₂—C——COOH
                         |
                         NH₂
                       アミノ基
```

図 G-1 アミノ酸の共通構造

注）…で囲む構造はすべての α-アミノ酸に共通である．C は不斉炭素であることを示す．

2）アミノ酸の側鎖構造
① 側鎖の性質によって，疎水性と親水性の2分類（表G-1）．
② 側鎖の構造上から，脂肪族，芳香族，アルコール，塩基性，酸性およびアミド側鎖の7分類

3）アミノ酸の呈色反応
アミノ酸溶液にニンヒドリンを加えて熱すると，青色を呈する（プロリンなどのイミノ酸は黄色を呈する）

4）アミノ酸の吸収
トリプトファン………280 nm
チロシン………………275 nm
フェニルアラニン……260 nm　付近の光を吸収

3つの芳香族アミノ酸のうち，もっとも多く蛋白質中に存在するのはチロシン．

5）必須アミノ酸
成人では，メチオニン，フェニルアラニン，リジン，ヒスチジン，ロイシン，バリン，トリプトファン，イソロイシン，スレオニンの9種．幼児にはさらに，アルギニン，ヒスチジンが加わる．

表 G-1 アミノ酸における疎水性側鎖と親水性側鎖

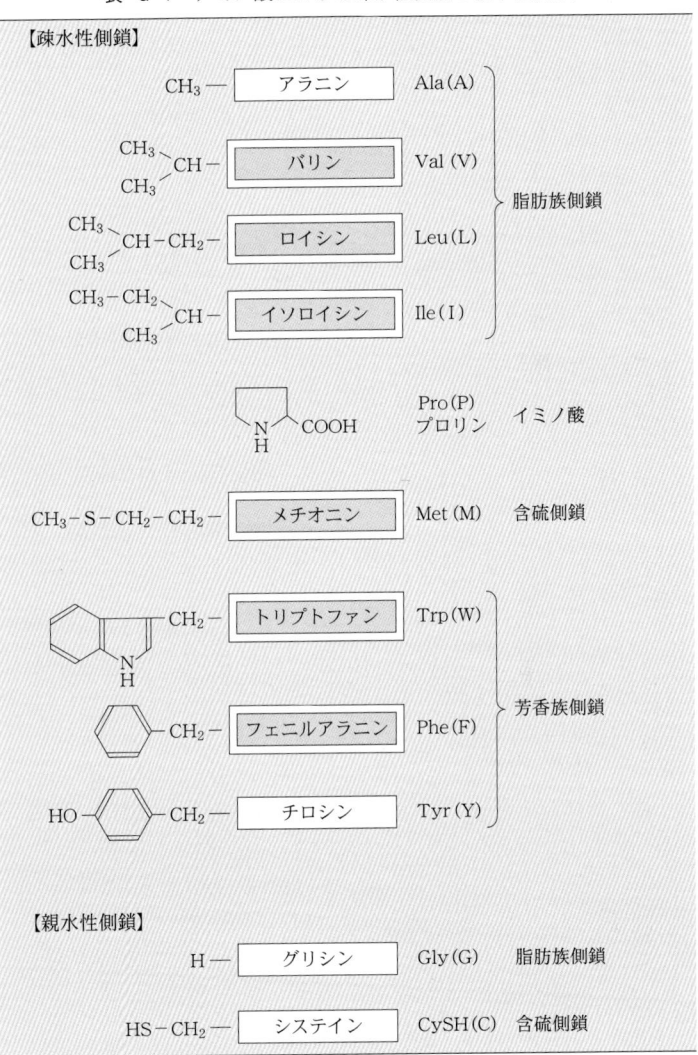

【疎水性側鎖】

CH_3- アラニン　Ala(A) ⎫
　　　　　　　　　　　　　　　｜
$\begin{matrix}CH_3\\CH_3\end{matrix}>CH-$ バリン　Val(V) ｜
　　　　　　　　　　　　　　　｜ 脂肪族側鎖
$\begin{matrix}CH_3\\CH_3\end{matrix}>CH-CH_2-$ ロイシン　Leu(L) ｜
　　　　　　　　　　　　　　　｜
$\begin{matrix}CH_3-CH_2\\CH_3\end{matrix}>CH-$ イソロイシン　Ile(I) ⎭

［環構造］$\underset{H}{N}$—COOH　Pro(P) プロリン　イミノ酸

$CH_3-S-CH_2-CH_2-$ メチオニン　Met(M)　含硫側鎖

［インドール環］$-CH_2-$ トリプトファン　Trp(W) ⎫
　　　　　　　　　　　　　　　｜
［ベンゼン環］$-CH_2-$ フェニルアラニン　Phe(F) ｜ 芳香族側鎖
　　　　　　　　　　　　　　　｜
$HO-$［ベンゼン環］$-CH_2-$ チロシン　Tyr(Y) ⎭

【親水性側鎖】

$H-$ グリシン　Gly(G)　脂肪族側鎖

$HS-CH_2-$ システイン　CySH(C)　含硫側鎖

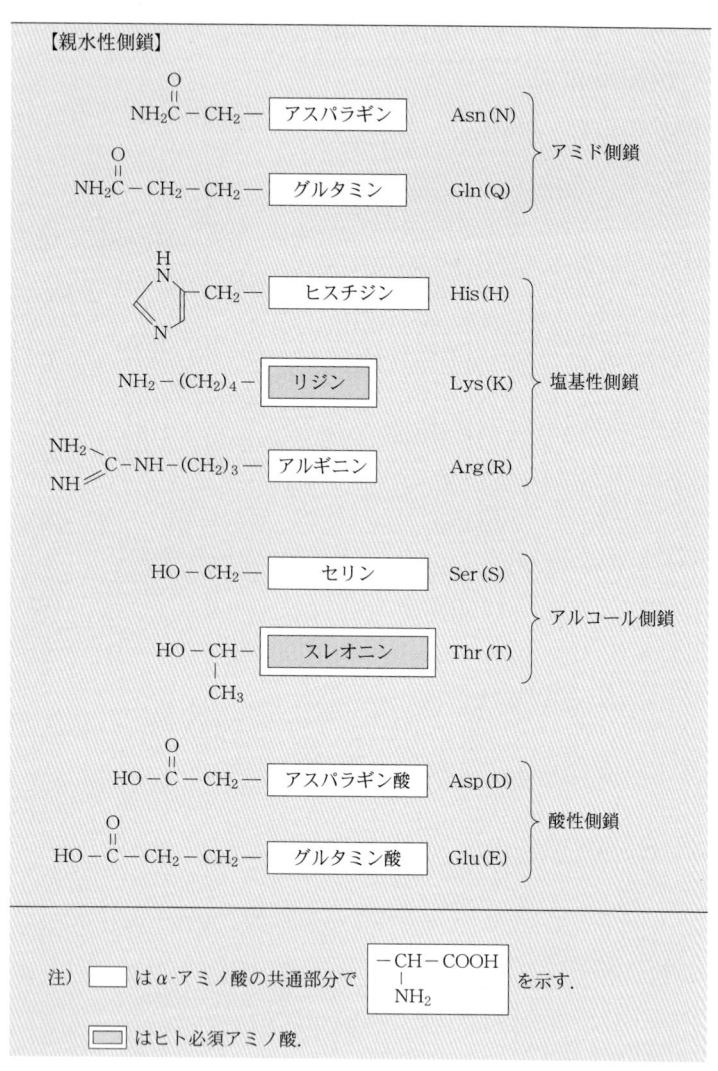

【親水性側鎖】

$$\underset{NH_2}{O\!\!\parallel}C-CH_2-\boxed{アスパラギン}\quad Asn(N)$$

$$\underset{NH_2}{O\!\!\parallel}C-CH_2-CH_2-\boxed{グルタミン}\quad Gln(Q)$$

⎱ アミド側鎖

ヒスチジン His(H)（イミダゾール環 $-CH_2-$）

$NH_2-(CH_2)_4-\boxed{リジン}\quad Lys(K)$

$\underset{NH}{NH_2\!\!\diagdown}C-NH-(CH_2)_3-\boxed{アルギニン}\quad Arg(R)$

⎱ 塩基性側鎖

$HO-CH_2-\boxed{セリン}\quad Ser(S)$

$HO-\underset{CH_3}{CH}-\boxed{スレオニン}\quad Thr(T)$

⎱ アルコール側鎖

$HO-\overset{O}{\overset{\parallel}{C}}-CH_2-\boxed{アスパラギン酸}\quad Asp(D)$

$HO-\overset{O}{\overset{\parallel}{C}}-CH_2-CH_2-\boxed{グルタミン酸}\quad Glu(E)$

⎱ 酸性側鎖

注) ☐ は α-アミノ酸の共通部分で $\boxed{-\underset{NH_2}{CH}-COOH}$ を示す．

▨ はヒト必須アミノ酸．

（阿南功一，阿部喜代司，原　諭吉：臨床検査学講座　生化学．医歯薬出版，2004，p.38，図III-3）

2 蛋白質の構造

1）ペプチド構造

① 2分子のアミノ酸間で（$-NH_2$ 基と $-COOH$ 基の間で）脱水結合してできる結合を，ペプチド（peptide）結合という．

$$NH_2-CH(R_1)-CO\underline{OH} + \underline{H_2}N-CH(R_2)-COOH \xrightarrow{H_2O} NH_2-CH(R_1)-\overset{O}{\underset{}{C}}-\underset{H}{N}-CH(R_2)-COOH$$

ペプチド結合

② 縮合数が多くなると，ポリペプチド（polypeptide）といわれる．一般に分子量が約1万以上のポリペプチドを蛋白質という．

消化・吸収・代謝

1 尿素回路（オルニチン回路）（図 G-2）

蛋白質はアミノ酸に分解されてから吸収される．アミノ酸のアミノ基は，主としてアミノ基転移によってオキサロ酢酸や α-ケトグルタル酸に受け渡され，アスパラギン酸やグルタミン酸となり，最後には尿素回路によって尿素に合成され，排泄される．この過程では，1分子の尿素合成に3分子のATPが消費される．ミトコンドリアで作られるATPの10数％が尿素回路で消費される．

① アンモニアは，2 ATPの加水分解と共役して HCO_3^- と反応し，カルバモイル化される．この反応は，ミトコンドリア内のカルバモイルリン酸合成酵素で触媒される．

② カルバモイルリン酸はオルニチンと縮合し，シトルリンに変えられる．オルニチンとシトルリンは特異的な輸送系で，ミトコンドリア内膜を通過できる．

③ シトルリンは細胞膜に運ばれ，アスパラギン酸と縮合し，アルギ

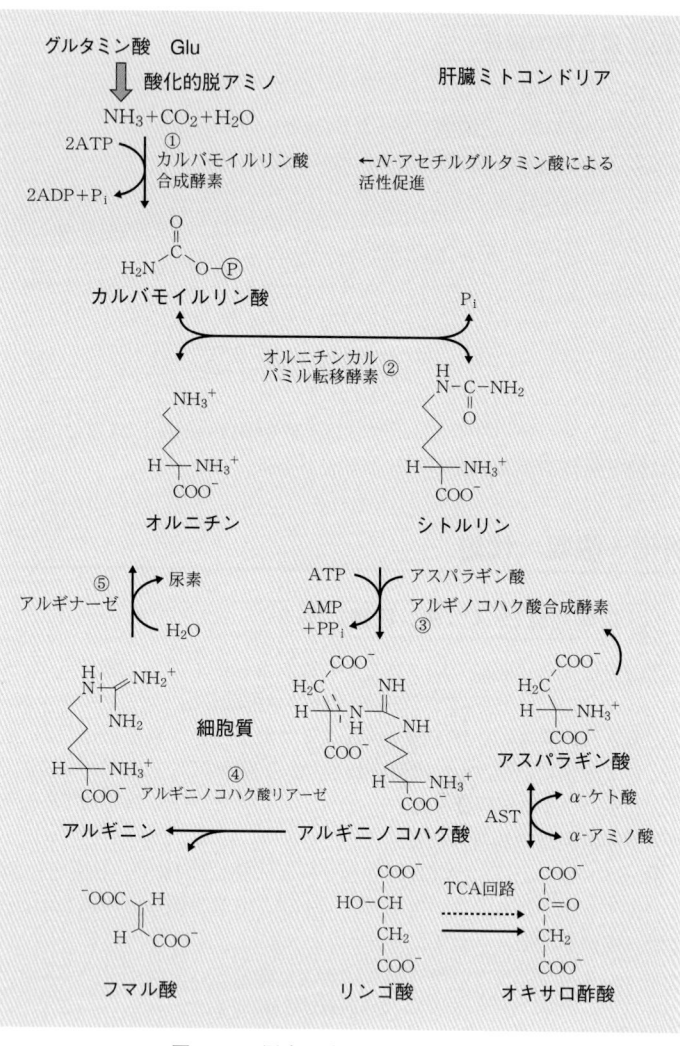

図 G-2 尿素回路(オルニチン回路)

ノコハク酸に変えられる．

④ アルギノコハク酸は，リアーゼによってアルギニンとフマル酸になる．フマル酸は，リンゴ酸，オキサロ酢酸を経てアスパラギン酸に戻され，図 G-2 の段階③で再利用される．細胞質のリンゴ酸は速やかにミトコンドリアに取り込まれ，これらの変化はミトコンドリア内で起こる．

⑤ アルギニンはアルギナーゼによって加水分解され，尿素を生成すると同時にオルニチンに戻り，図 G-2 の段階②に利用される．

⑥ 尿素の2つの NH_2 基のうち，1つはアンモニア由来，もう1つはアスパラギン酸由来である．

代謝異常

●厚生労働省の検査対象のアミノ酸代謝異常症
ホモシスチン尿症，メープルシロップ尿症，フェニルケトン尿症．

蛋白質の検査

1）定　義
多くのアミノ酸がペプチド結合によって連結された高分子化合物である．

$$\cdots-HN-\underset{R_1}{CH}-\underline{CO}-HN-\underset{R_2}{CH}-\underline{CO}-HN-\underset{R_3}{CH}-CO\cdots$$

ペプチド結合

2）血漿蛋白の種類
アルブミンが 50～70％と大半を占めるほか，多数の分画をもつグロブリンよりなる．グロブリンは通常 α_1-, α_2-, β-, γ-グロブリンに分けられるが，免疫学的に同定されたものだけでも 30 種あまりで，各種抗体，酵素，凝固因子などを入れると 80 種以上に及ぶ．

3）血漿蛋白の生成・崩壊
① 体重 70 kg の男子で 1 日 20～25 g の血漿蛋白の生成・崩壊が繰

り返されている．アルブミン，α_1-，α_2-，β-グロブリンは肝細胞，γ-グロブリンは形質細胞で生成されるといわれている．

② 血漿蛋白の半減期は平均10日といわれ，長いものでアルブミン17〜23日，IgG 15〜26日，IgAとIgMは7〜14日，短いものでプレアルブミンの1.9日である．崩壊場所は完全に明らかにはされていないが，アルブミンの約13％，IgGの約30％が肝で処理されると考えられている．

1 血清総蛋白

1）生理的意義（表G-2）

① 細胞の生命現象に必要な物質を運ぶとともに，不用な代謝産物を運び去る輸送の役目をする．そのほかに抗体，酵素，ホルモン，血液凝固因子などとして，それ自身が機能を営んでいる蛋白質もある．

② 血漿蛋白は絶えず合成，崩壊，体内分布および体外への漏出の4つの基本的な因子によって規定され，1つの動的平衡を保っている．

表 G-2 血漿(清)蛋白の働きと意義

栄養素(アルブミン)
浸透圧の維持(主としてアルブミン)
酸-塩基平衡
物質の移動運搬(アルブミン，トランスフェリン，リポ蛋白，トランスコルチンほか)
血液凝固(フィブリノゲン，プロトロンビン)
免疫(γ-グロブリン，補体)
酵素反応

2）測定法

蛋白標準法：キェルダール法．
血清総蛋白：ビウレット法，屈折計法．
髄液蛋白：色素法(CBB法，ピロガロールレッド法)，比濁法(スルホサリチル酸法，トリクロル酢酸法)，ローリー法．
尿蛋白：色素法，比濁法．

分画した微量蛋白：ローリー法，紫外部法(280 nm)．

●キェルダール法（滴定法）

〔原　理〕

蛋白質中の窒素量を測定し，得られた窒素量に 6.25 を乗じて蛋白量とする方法である．すなわち，蛋白質を含む試薬を触媒の存在下で硫酸と加熱すると，蛋白質中の窒素は硫酸アンモニウムとなる．これに過剰の水酸化ナトリウムを加えると，アンモニアを発生する．これを水蒸気蒸留によって一定量のホウ酸に吸収させる．ついでメチレンブルーを指示薬として 0.01 N 塩酸液で滴定し，その消費量から試料中の窒素を求める．

〔計　算〕

総 N 量〔mg/dl〕＝ $0.1401 \times (a-b) f \times v \times 100$

0.1401：窒素原子が 14.01 であるから，0.01 N 窒素液は，$14.01 \times 0.01 = 0.1401$，すなわち 0.1401 mg/ml となる．

　　a：本試験の滴定量〔ml〕
　　b：盲試験の滴定量〔ml〕
　　f：0.01 N 塩酸液の力価
　　v：血清の希釈倍数
　　100：dl 当りにするため

蛋白質 N ＝総 N －非蛋白質 N

血清蛋白質濃度＝蛋白質 N $\times 6.25$

●屈折計法

蛋白濃度とその屈折率が比例することを利用した方法（蛋白計として市販）．

●ビウレット法

〔原　理〕

尿素を約 180℃で加熱するとビウレットを生じる．このビウレットが強アルカリ側で Cu^{2+} と反応し，吸収極大 545 nm の紫紅色のキレート化合物を形成する．この反応は，ポリペプチド鎖—CO—NH でも生じるため，蛋白質の定量に応用されている．

〔ビウレット試薬組成〕

⎧ 硫酸銅
｜ 水酸化ナトリウム
｜ 酒石酸カリウムナトリウム(ロッシェル塩)……水酸化第2銅〔Cu(OH)$_2$〕の沈殿を防ぐため．
⎩ ヨウ化カリ……Cu^{2+}がCu$^+$に還元されることを防ぐため．

●比濁法(スルホサリチル酸法)

等電点より酸性側にすると，蛋白質は⊕に荷電する．そこへ⊖イオンを生じるスルホサリチル酸を加えると，両イオンが結合し，不溶性の塩ができて沈殿する．この濁度を 660 nm で測定する．

●色素法(CBB法，ピロガロールレッド法)

① CBB法：クマシーブリリアントブルー G-250(CBB)は蛋白質と結合することにより，吸収極大が 470 nm から 590 nm にシフトするのを利用して，590 nm で比色定量する方法である．

② ピロガロールレッド法：ピロガロールレッドはモリブデン〔Mo(VI)〕と錯体を形成し，赤色(吸収極大 470 nm)を呈するが，ここに蛋白質が存在すると吸収極大が長波長(吸収極大 604 nm)にシフトするため，600 nm の吸光度を測定することにより，蛋白質を比色定量する．

●ローリー法

蛋白質をビウレット反応で銅錯塩とし，これにホーリンチオカルト試薬を加えると，リンタングステン酸，リンモリブデン酸が還元されて青色になる．

●紫外部法

蛋白質を構成する芳香族アミノ酸(トリプトファン，チロジン，フェニルアラニン)に由来する 280 nm の吸収が蛋白濃度に比例することを利用し，280 nm で吸光度を測定する方法．

3）測定上の注意事項

① 比濁法(スルホサリチル酸法)では蛋白質間の濁度の差があり，アルブミンのほうがグロブリンに比べ濁度が大である．そのため，アルブミンの濁度を抑えるためには，スルホサリチル酸試薬に12％硫酸ナトリウムを添加した改良試薬で行う方法もある(Meulemans法)．

② スルホサリチル酸のほか，沈殿試薬としてトリクロル酢酸(TCA)を用いる方法もある．TCAによる生成粒子は粗く，不安定で，また感度

もスルホサリチル酸法より悪いが，蛋白質間の差は少ない．
〔検体の安定性〕
室温で1週間，氷室で少なくとも1カ月，凍結では数カ月安定．

4）採血条件
体位や運動で変動する．体位では立位に対して仰臥位のほうが 0.4〜0.8 g/dl 低値となる．短時間の激しい運動は総蛋白濃度を 6〜12％ 増加，食事前後での値の変動はなし．

5）基準範囲
〔血清〕 6.5〜8.5 g/dl

性差なし．年齢差は，生後，年齢とともに徐々に増加し，3歳でほぼ成人の値になる．40歳以上でわずかに低下傾向．

〔尿〕 25〜75 mg/dl（通常の検査では陰性に出る）
〔髄液（腰椎採取）〕 15〜45 mg/dl

6）臨床的意義
●血清総蛋白

① 10〜16 g/dl の高蛋白血症の場合：多発性骨髄腫，マクログロブリン血症，リンパ性網内症，高グロブリン血症，腫瘍，特殊な原虫感染症（例：kala-azar）．

② 4.0 g/dl 以下の低蛋白血症の場合：ネフローゼ症候群，特発性低蛋白血症．

●尿蛋白
① 一過性生理的蛋白尿．
② 病的蛋白尿．
　 i ）腎実質障害：腎障害（ネフローゼなど），中毒（水銀，カドミウム）など．
　ii ）尿路性蛋白尿：尿路の炎症，結石腫瘍など．
　iii）腎前性蛋白尿：ベンスジョーンズ蛋白質（骨髄腫），ヘモグロビン尿など．

●髄液蛋白
高度の蛋白濃度を示す場合．
① 炎症性病変：化膿性髄膜炎，流行性髄膜炎など．
② 出血性病変：脳出血，くも膜下出血など．

2 血清アルブミン

1）生理的意義
① アルブミンは肝臓で合成される水溶性蛋白で，分子量は66,284，沈降定数は4.4 S，等電点は4.8である．

② アルブミンの役割は，主として膠質浸透圧の保持および種々の生体内化合物（ビリルビン，遊離脂肪酸など）や薬剤の輸送である．

2）測定法

●色素結合法

① アルブミンが種々の色素と結合する性質を利用して測定する方法．色素には通常pH指示薬が使われるが，溶液のpH変化がなくとも，蛋白質により色調が変化することを利用（蛋白質誤差）．

② ブロムクレゾールグリーン（BCG）法：BCGとアルブミンの結合は反応系のpHにより異なり，等電点より酸性側のほうが結合が強い．BCG試薬をpH 4.2に調整したあと，非イオン性界面活性剤（Brij 35）を加えると，BCG試薬は青色から黄色になる（615 nm）．アルブミンと結合することにより，628 nmに極大吸収をもつ青緑色となるので，628 nmで比色する．

●塩析法（A/G比として求める）

通常，塩析-ビウレット法を用いる．これは，血清に亜硫酸ナトリウム液を加え，終濃度26.9 g/dlとすることにより，グロブリンのみが塩析され沈殿するので，この全懸濁液と懸濁液の残りを濾過した濾液を，ビウレット法で測定する方法である（吉川-斉藤法）．

3）測定上の注意事項
① アルブミン測定に用いられる色素．
　ⅰ）アゾ色素系：メチルオレンジ，ハブカまたはハバ〔HAB(C)A〕．
　ⅱ）フタレイン色素系：ブロムクレゾールグリーン（BCG），ブロムクレゾールパープル（BCP），ブロムフェノールブルー（BPB）．

② BCGは，アルブミン以外に，急性炎症性疾患などで増量する急性相反応物質（α_1-酸性糖蛋白，ハプトグロビン，セルロプラスミンなど）とも反応する．アルブミンはすぐに反応するのに対し，急性相反応物質では徐々に30分後に反応が完了するので，アルブミンのみを測定するに

は短い(1分以内)反応時間での測定がよい．

③　BCPはアルブミンとのみ特異的に結合するといわれているが，動物の種差により色素結合能が異なるのが欠点である．

〔検体の安定性〕

冷蔵庫で1カ月，凍結保存で半年以上は変わらない．

4）基準範囲

　　［アルブミン］　4.2～5.4 g/dl

年齢とともに増加し，3歳でほぼ成人の値となる．

　　［A/G 比］　1.0～1.5

5）臨床的意義

●アルブミンの減少

①　腸管からアルブミンの組成となるアミノ酸が補給されない場合：栄養不良，吸収障害，長期間の下痢，術後など．

②　肝臓での合成不良：重症な肝障害．

③　血漿蛋白血管外への逸脱：出血，火傷，浮腫，腹水，胸水，潰瘍からの腸管への漏出．

④　尿への排出亢進：糸球体腎炎，ネフローゼ症候群など．

⑤　その他，遺伝的疾患としてアルブミンのない無アルブミン血症がある．

●グロブリンの増加

①　高度の高グロブリン血症(5.5～6.7 g/dl)：多発性骨髄腫，肝硬変症，感染を起こしやすい腫瘍(膀胱，上顎，子宮，胃，肺)，骨関節結核，本態性高血圧症，膠原病，リウマチ．

②　中等度の高グロブリン血症(4.5～5.5 g/dl)：①の疾患，糖尿病，慢性肝炎，前立腺肥大(膀胱感染？)，肺結核，腎疾患(他の炎症を合併する腎炎，ネフローゼ症候群)，種々の感染症，白血病．

●微量アルブミン尿(microalbuminuria)

糖尿病腎症の早期発見に有用とされている．夜間尿(10 μg/分以上)，24時間尿(15 μg/分以上)，昼間(安静時)尿20 μg/分以上で約200 μg/分までを微量アルブミン尿という．

3 血清蛋白分画

セルロースアセテート膜電気泳動法による血清蛋白分画が，日常検査での蛋白分画法として広く用いられている．

1) 血清蛋白分画

通常，陽極側からアルブミン，α_1-グロブリン，α_2-グロブリン，β-グロブリン，γ-グロブリンの5分画に分画される(図 G-3).

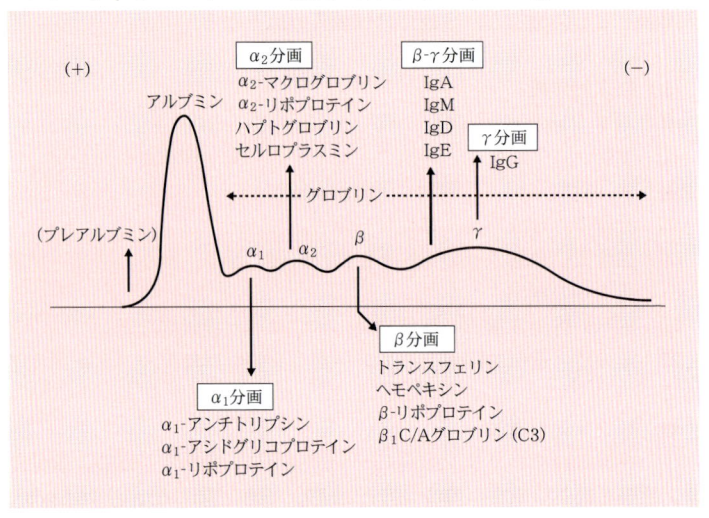

図 G-3 健常者血清蛋白泳動分画(デンシトメトリーによるパターン)
(奥村伸生：臨床検査学講座 臨床化学．III章-2. タンパク質．医歯薬出版, 2004, p.159, 図III-9)

2) セルロースアセテート膜電気泳動法の原理

① 蛋白質は酸性であるカルボキシル基(—COOH)と，塩基性であるアミノ基(—NH$_2$)の両方をもつ両性電解質である．

② したがって，酸性溶液中では，アミノ基の荷電により⊕となり，アルカリ性溶液中ではカルボキシル基の荷電により⊖となる．⊕と⊖の量がちょうど等しくなるような溶液の pH を，その蛋白質の等電点という．

③ 血清蛋白の等電点は 2.7～7.3 で,大部分が 5～6 付近である.
④ 血清蛋白を pH 8.6 のバルビタール緩衝液で通電すると,どの蛋白質も⊖に荷電し,電気泳動では陽極に向かって動くことになる.

3) セルロースアセテート膜

セルロースの水酸基をアセチル化し,アセトンやメチレンクロライドのような有機溶媒で可溶化することによってつくられた均一の膜.

4) セルロースアセテート膜電気泳動法の特徴

① 微量の試料ですむ($1～3\,\mu l$).
② 泳動時間が短い(約 40 分).
③ 分画が明瞭に分離され再現性がよい.
④ 試料や色素の吸着がない.
⑤ 透明化できるためデンシトメトリーすることができる.

5) 測定法(電気泳動学会の標準操作法による)

(本文 p.49 参照).

6) 測定上の注意事項

〔共存物質の影響〕

溶血はヘモグロビンが β 位に泳動されるため,β-グロブリン分画が増加する.

〔血漿を試料とするとき〕

フィブリノゲンが β-,γ-グロブリン位に細く鋭い分画帯として現れ,覆うにして M 蛋白と間違われやすいので,血漿は試料としないほうがよい.

〔投与薬剤の影響〕

抗生物質の大量投与時,アルブミン分画が陽極側に尾を引くような幅広いパターンとなる.

〔検体の安全性〕

室温で 2 日,冷蔵保存で 10 日間が限度.凍結保存は凍結融解を繰り返さなければ半永久的.

7) 基準範囲

[アルブミン]   60.1～72.1%
[α_1-グロブリン]   1.4～3.8%
[α_2-グロブリン]   4.2～8.2%

［β-グロブリン］　7.3〜11.3%
［γ-グロブリン］　11.0〜20.6%

① 生理的変動はかなり大きい．アルブミンは総蛋白と同様な変化を示し，生後徐々に増加し，3歳でほぼ成人の値になる．α_2-グロブリン分画は生後半年から1歳にかけて著しく高値（α_2-マクログロブリンの増加で，大人の1.5倍）となり，10歳ごろまで持続する．

② γ-グロブリンは新生児期で成人に近い値を示したのち急激に減少し，3カ月で最低となり，2〜7歳まで成人の値に達しない．α_1-，β-グロブリン分画はほとんど変動しない．

③ 性差なし．ただし妊婦はアルブミンの低下，β-グロブリン（トランスフェリン，β-リポ蛋白）の増加，α_1-グロブリンのわずかな増加がみられる．

8）臨床的意義（表G-3，図G-4）

表 G-3　血清蛋白分画が異常となる疾患

I．各分画の量的変動をきたす場合
1．蛋白不足型分画像（Alb ↓↓，β ↓） 栄養不足，悪液質，腸吸収不良症候群（malabsorption），蛋白漏出性胃腸症，**腎不全**（末期），本態性低蛋白血症，胸水，腹水の貯留，リンパ漏．
2．ネフローゼ型分画像（Alb ↓↓，α_2 ↑↑） ネフローゼ症候群．
3．汎発性肝障害型分画像（Alb ↓↓，α_1 ↓，α_2 ↓，γ ↑） **亜急性肝炎，劇症肝炎，慢性肝炎**など．
4．急性炎症・ストレス型分画像（Alb ↓，α_1 ↑，α_2 ↑） 感染症，外傷，心筋梗塞，血栓症，心不全など，自家中毒症状（尿毒症，ショックなど）．
5．慢性炎症型分画像（Alb ↓，α_1 ↑，α_2 ↑，γ ↑） 慢性感染症，結合織病，自己免疫病など，**悪性腫瘍**．
6．γ分画広域増加型分画像（多クローン性高ガンマグロブリン血症） アジュバント病，**悪性腫瘍**，結合織病，自己免疫病，本態性高ガンマグロブリン血症．
7．妊娠型分画像（Alb ↓，β ↑） 妊娠．

8. 蛋白欠乏症(主として先天性)
   無アルブミン血症(Alb ↓↓), α_1-抗トリプシン欠乏症(α_1↓↓), 無トランスフェリン血症(β↓↓), 無ガンマグロブリン血症(γ↓↓↓), 低ガンマグロブリン血症(γ↓↓).

II. 分画像の質的異常をきたす場合

アルブミン分画の異常
1. 陽極側にテーリングしている場合
   アルブミンは多くの化学物質と結合する部位を有している. ビリルビン, ホルモン, 脂肪酸, 各種薬剤などである. 陽極側にテーリングしている場合は, アルブミンとビリルビンあるいは多量投与した抗生物質との結合が考えられる.
2. 2峰性(アルブミン分画が2つある)
   遺伝性:正常より早く泳動されるアルブミン(fast type)と, 遅く泳動されるもの(slow type)がある. 大部分は slow type である.
   後天性:膵液が関与しているといわれるが詳細は不明.

グロブリン分画の異常
1. α-フェトプロテイン:Alb と α_1 分画の間に泳動されるが, かなり高値でなければ検出されない.
2. フィブリノゲン:β と γ 分画の間に出現.
3. M蛋白:α_2 から slow γ 位までに出現する幅のせまいバンドまたは鋭いピーク. 免疫グロブリン産生を行う B 細胞系が単一クローン性に増殖した場合に観察される. 多発性骨髄腫, 原発性マクログロブリン血症および本態性(良性)M 蛋白血症などがある.
4. β-γ ブリッジング
   肝硬変症, 自己免疫病(きわめてまれ).

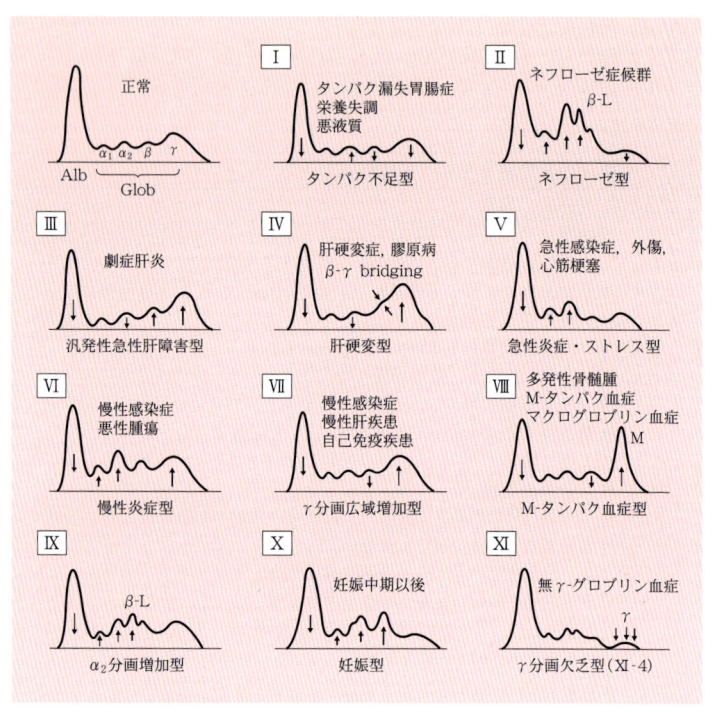

(金井 泉，金井正光：臨床検査法提要．第31版．金原出版，1998．河合 忠：血漿蛋白．医学書院，1969．)

図 G-4 血清蛋白分画の代表的異常パターン

4 セルロプラスミン

1）生理的意義

① 分子量 132,000，等電点 4.4 で，銅を含有する青色の蛋白である．セルロプラスミンはオキシダーゼ活性を有するほか，銅代謝に重要な役割を果たしている．

② セルロプラスミンは，青色の α_2-グロブリン分画に属する血漿蛋

白で，血清中の銅の 90～95％はこの蛋白質の中に含まれる．セルロプラスミンは，組織の炎症，損傷などに反応して速やかに血中に増加する急性期蛋白(C 反応性蛋白)の 1 つである．

2）測定法
免疫比濁法．

3）基準範囲
21～37 mg/dl

男性のほうが女性より高い．新生児は成人の約 1/3 と低く，乳幼児では成人より高め．

4）臨床的意義
[高値] 悪性腫瘍，感染症，膠原病，妊娠など．
[低値] ウィルソン病(小児期の慢性肝疾患としてもっとも頻度が高い)．

5 ハプトグロビン

1）生理的意義
分子量 85,000，等電点 4.1 で，糖質を 19.3％含む．ハプトグロビンはヘモグロビンと結合する能力をもつ．急性相反応物質の 1 つである．フェノタイプ 1-1，2-1，2-2 の 3 種が知られている．

2）測定法
免疫比濁法．

3）基準範囲
[1-1 型]　130～327 mg/dl
[2-1 型]　103～341 mg/dl
[2-2 型]　 41～273 mg/dl

日本人には 2-2 型が 57.6％でいちばん多い．

4）臨床的意義
[高値] 感染症などの炎症性疾患．
[低値] 溶血性疾患．

6　CRP（C反応性蛋白；C reactive protein）

1）生理的意義
分子量約115,000で，γ-グロブリン位にある代表的な急性相反応物質である．炎症などの組織破壊に鋭敏に反応．

2）測定法
TIA法．

3）基準範囲
〔TIA法〕　0.6 mg/dl 以下

4）臨床的意義
異常値は疾患特異性はなく，あらゆる炎症性疾患で高値となる．

〈参考事項〉
* 急性相反応物質とは，CRP，α_1-アンチトリプシン，α_1-酸性糖蛋白，α_1-アンチキモトリプシン，ハプトグロビン，セルロプラスミン，フィブリノゲン，C3，C4，C9の補体成分などをさす．

7　トランスフェリン

1）生理的意義
分子量約75,000，等電点5.9で，1分子のトランスフェリンは2個のFeとイオン結合することができる．

トランスフェリンの約1/3は鉄と結合している．

2）測定法
免疫比濁法．

3）基準範囲
190～320 mg/dl

4）臨床的意義
［高値］　鉄欠乏性貧血，真性赤血球増多症．
［低値］　血清鉄上昇，不飽和鉄結合能（UIBC）低下：再生不良性貧血，巨赤芽球性貧血など
　　　　血清鉄低下，UIBC低下：無トランスフェリン血症，重症肝

8 フェリチン

1) 生理的意義

① 分子量 450,000 の蛋白質で，ヘモジデリンとともに貯蔵鉄を構成する．全身に存在するが，とくに肝実質細胞に多い血清フェリチンは貯蔵鉄をよく反映し，フェリチン 1 ng/ml が貯蔵鉄量 8～10 mg に相当する．

② 血清フェリチン値の低値は鉄欠乏状態に限られ，その診断的価値は高い．高値はヘモジデローシス，ヘモクロマトーシスの鉄過剰，肝炎，悪性腫瘍でみられる．

2) 基準範囲
- (男)　211 ng/ml 以下
- (女)　109 ng/ml 以下

3) 臨床的意義

[高値]　ヘモクロマトーシス，ヘモジデローシス，再生不良性貧血，急性肝炎，急性白血病，悪性リンパ腫，肝癌，膵癌など．

[低値]　鉄欠乏性貧血，Huntington 病(脳組織に鉄イオンが沈着)．

9 膠質反応

1) 生理的意義

① 膠質反応の詳細については不明であるが，基本的にはアルブミンとグロブリンの量的変化を沈殿反応についてみることにある．

② 沈殿しやすい γ-グロブリンが増加すれば沈殿量(または濁度)が増え，逆にアルブミンが多くなれば，その親水性に由来する沈殿粒子の安定化(保護膠質作用)によって沈殿が抑制される．

③ 種々の膠質反応試薬(塩析試薬，金属塩類試薬，有機化合物など)を添加することによって，蛋白質荷電の変化，試薬との結合，膠質安定性の変化が起こり，混濁，沈殿が生ずる．

2）測定法
●クンケル硫酸亜鉛試験（ZTT）
〔原　理〕

ベロナール緩衝液で pH を 7.6 とし，γ-グロブリンの電荷を減じ，かつ弱アルカリ性で Zn^{2+} を結合，室温下で沈殿させ，その濁度を 660 nm で測定する．

〔試　薬〕

ⅰ）標準液：硫酸バリウム液（1.15 g/dl 塩化バリウム液と 0.1 mol/l 硫酸液を混じ，用時調製する）．

ⅱ）硫酸亜鉛試薬：pH は 7.6±0.05．硫酸亜鉛，5,5-ジエチルバルビツール酸，5,5-ジエチルバルビツール酸ナトリウムを含む．

〔基準範囲〕

　　4〜12 クンケル単位．

〔臨床的意義〕

肝硬変で著明に増加する．ZTT はほかの膠質反応よりも γ-グロブリンとよく相関する〔γ-グロブリン(g/dl)＝クンケル単位×0.053＋0.5〕．

●チモール混濁試験（TTT）
〔原　理〕

ベロナール緩衝液で pH 7.55±0.03 とし，チモール飽和液を加えて蛋白質を混濁させ，660 nm でその濁度を測定する．

〔試　薬〕

ⅰ）チモール試薬：pH は 7.55±0.03．チモール，5,5-ジエチルバルビツール酸，5,5-ジエチルバルビツール酸ナトリウムを含む．

ⅱ）標準液：ZTT と同様に硫酸バリウム液．

〔基準範囲〕

　　0〜5 クンケル単位．

〔臨床的意義〕

ウイルス性肝炎に強陽性を示す．

3）測定上の注意事項
〔血漿を検体とした場合〕

ヘパリン血は TTT の混濁形成を妨害し，負の誤差を生じる．

〔検体の安定性〕

冷蔵保存で，ZTT は 2 日(血清中の CO_2 含量が減少するため保存により徐々に減少)，TTT は 1 週間安定．

〔食事の影響〕

TTT は食後徐々に上がり，食後 5 時間後に最高値となる．ZTT は影響なし．

[関連必要項目] 10

フィブリノゲン，プレアルブミン，α_1-酸性糖蛋白，α_1-アンチトリプシン，ミオグロビン，コラーゲン，β_2-ミクログロブリン，α_1-ミクログロブリン，レチノール結合蛋白

1）フィブリノゲン

1 生理的意義

① フィブリノゲンは，肝臓で合成される分子量 400,000 の細長い血漿蛋白で，血液凝固の主役を演じ，それ自身が重合して不溶性のフィブリンになることにより，血液の凝固が起こる．

② 電気泳動により血漿蛋白の分画を行うと，フィブリノゲンは β 位と γ 位の中間に細い帯として観察される．

2 測定法

●フィブリンを析出させて分離後，その蛋白量を測定する方法

血漿に Ca^{2+} を加え，凝固させてフィブリン塊をつくり，これを取り出して蛋白をキェルダール法，ホリンのフェノール試薬で測定する方法．精度はよいが操作が煩雑．

チロジン法：血漿中のフィブリノゲンを塩化カルシウムとトロンビンを添加して析出沈殿させ，これを水酸化ナトリウムに溶かしてから含有するチロジンをフェノール試薬で比色定量．

●塩析比濁法

硫酸ナトリウム，硫酸アンモニウム，食塩などによってフィブリノゲンを沈殿させ，比濁またはヘマトクリット管で遠沈して沈殿の高さから測定する方法．操作は簡便であるが正確度に問題がある．

硫酸アンモニウム比濁法：血漿中のフィブリノゲンを硫酸アンモニウム濃度において定量的に沈殿させ，その濁度を測定する方法．

3 基準範囲

測定法によりかなりの差異はあるが、だいたい 150〜350 mg/dl である。年齢とともに増加する。

4 臨床的意義

［上昇］　脳血管障害，心筋梗塞，悪性腫瘍，ネフローゼ，多発性骨髄腫など．

［減少］　白血病，悪性貧血，肺機能不全，先天性無(低)フィブリノゲン血症，慢性肝炎，肝硬変など．

2）プレアルブミン（トランスサイレチン）

① 電気泳動でアルブミンより陽極側に移動する分子量 61,000，等電点 4.7 の蛋白質である．プレアルブミンは，サイロキシン(T_4)やトリヨードサイロニン(T_3)と結合する．半減期は 48 時間と短い．

② T_4 輸送蛋白として機能していることが明らかにされ，トランスサイレチンが正式名称となった．

3）α_1-酸性糖蛋白

① 分子量 44,100，等電点 2.7 で，41.4％と非常に多量の糖質を含む．

② α_1-酸性糖蛋白は急性相反応物質で，急性炎症性疾患，悪性腫瘍，ストレス，血液疾患で増量し，その増量程度は α_1-アンチトリプシンと並行する．

4）α_1-アンチトリプシン

① 分子量 45,000，等電点 4.0 で，トリプシンやキモトリプシン作用を抑制する．

② α_1-アンチトリプシンも急性相反応物質なので，α_1-酸性糖蛋白が増加するのと同じ疾患で増量する．

5）ミオグロビン

① 分子量約 17,800 の酸素結合性の高いヘム蛋白で，主として骨格筋や心筋に存在し，血中の酸素を筋肉組織内に運搬する役割を担っている．

② ミオグロビンは CK や AST，LD などの心筋逸脱酵素よりも早期に上昇するので，心筋梗塞の早期診断の指標となる．

6）コラーゲン

① 哺乳類では細胞外マトリックスの主要蛋白質で，線維状をしており，全蛋白質の 25％を占める．

② コラーゲン分子は，α鎖とよばれるポリペプチド鎖の3本が規則的ならせん構造をしている．7種のα鎖の存在があり，コラーゲンにはⅠ，Ⅱ，Ⅲ，Ⅳ，Ⅴの5型があり，このうちⅣ型コラーゲンは基底膜の主要構成成分として，基底膜の構造や機能に密接に関与している．正常な肝臓の類洞周囲には基底膜様構造が欠如しているが，肝疾患および肝炎から肝硬変に至る肝線維化の進展過程において，ディッセ腔で基底膜形成が起こる．これに伴って血中のⅣ型コラーゲンが増加するので，血中Ⅳ型コラーゲンを測定し，肝線維化の指標とする．

7）β_2-ミクログロブリン（β_2-m）

① 分子量約 11,800 で，主要組織適合抗原複合体のクラスⅠ抗原のL鎖と同一の蛋白である．血中 β_2-ミクログロブリンは血液網内系の悪性疾患（多発性骨髄腫，悪性リンパ腫など）で上昇，腎機能低下によっても上昇．

② β_2-ミクログロブリンは，腎糸球体を容易に通過するが，正常では尿細管で再吸収されるので，尿中にはごく微量しか存在しないが，尿細管障害時（近位尿細管障害，腎不全，尿毒症）には尿中 β_2-ミクログロブリン排泄量が増加する．

8）α_1-ミクログロブリン

① 分子量 33,000，糖含有量 20％の低分子糖蛋白．

② 腎尿細管障害（カドミウム中毒，有機水銀中毒，移植腎，ファンコニー症候群）において，尿中排泄量が増加する．正常値は 5 mg/dl 以下，pH による影響はない．

9）レチノール結合蛋白（RBP）

分子量 21,000，肝細胞の粗面小胞体で合成される蛋白質で，ビタミンA（レチノール）と結合し，さらにトランスサイレチンと複合体を形成して循環している．半減期は 12 時間と短い．

セルフ・チェック

A 次の文章で正しいものに○，誤っているものに×をつけよ

( ) 1. 血漿蛋白のうち半減期が一番短いのはプレアルブミンである
( ) 2. CBB法は血清蛋白測定法として採用されている
( ) 3. 血漿蛋白は体位により変動する
( ) 4. 多発性骨髄腫では低蛋白血症である
( ) 5. BCG法とBCP法を比べた場合，BCG法のほうがアルブミンに対する特異性が高い
( ) 6. BCGとアルブミンの結合は瞬時である
( ) 7. 血清アルブミンの正常値は 4.2〜5.4 g/dl である
( ) 8. セルロースアセテート膜電気泳動ではベロナール緩衝液 pH 8.0 を用いる
( ) 9. 電気浸透現象のないセルロースアセテート膜での塗布位置はアルブミン位にするのがよい
( ) 10. フィブリノゲンは β 位と γ-グロブリン位の中間に出現する
( ) 11. 生後半年から1歳にかけて，α_2-グロブリンが著しく低値となる
( ) 12. 肝硬変症では β-γ ブリッジングが出現しやすい
( ) 13. ZTTの標準液には過硫酸アンモニウム液を用いる
( ) 14. ミオグロビンは心筋梗塞の早期診断の指標となる
( ) 15. α_1-酸性糖蛋白は急性相反応物質である
( ) 16. アルブミンが 20〜200 mg/min 排泄される尿を微量アルブミン尿という

A 1-○，2-×(髄液，尿蛋白測定法)，3-○，4-×(高蛋白血症)，5-×(BCP法)，6-○，7-○，8-×(pH 8.6)，9-×(γ-グロブリンの陰極側)，10-○，11-×(高値)，12-○，13-×(硫酸バリウム液)，14-○，15-○，16-×(20〜200 μg/min)

( ) 17. 微量アルブミン尿の検出は糖尿病性腎症の早期診断に有用である
( ) 18. β_2-ミクログロブリンは尿の pH に影響される
( ) 19. カドミウム中毒では尿中 α_1-ミクログロブリンが減少する
( ) 20. β_2-ミクログロブリン,α_1-ミクログロブリン,レチノール結合蛋白とも,分子量が5万以上の蛋白である

B

1. アミノ酸について誤っているのはどれか
 a グリシンは不斉炭素原子をもつ
 b バリンは必須アミノ酸の1つである
 c チロシンは芳香環をもつ
 d システインはSH基を1つもつ
 e アスパラギン酸はCOOH基を1つもつ
 ① a,b ② a,e ③ b,c ④ c,d ⑤ d,e

2. 正しいのはどれか
 a メチオニンはSを含むアミノ酸である
 b 分岐鎖アミノ酸は必須アミノ酸である
 c シスチンは還元性をもつ
 d リジンは中性アミノ酸である
 e トリプトファンはインドール核をもつ
 ① a,b,c ② a,b,e ③ a,d,e
 ④ b,c,d ⑤ c,d,e

17-○,18-○,19-×(増加),20-×(5万以下)

B 1-②,2-②

3. 分子量が最も小さい血清蛋白はどれか
① アルブミン
② IgG
③ IgA
④ IgM
⑤ トランスフェリン

4. 誤っているのはどれか
① 蛋白質は等電点より酸性側では(＋)に荷電している
② アルブミンの等電点は 6.8 ± 0.1 である
③ アルカローシスではイオン化 Ca は減少する
④ pH 8.6 の条件下では，ほとんどの血漿蛋白質は(−)に荷電している
⑤ アルギニンの等電点はアミノ酸のなかで最もアルカリ側にある

5. 蛋白質合成に関係があるのはどれか
a アミノアシル-tRNA シンテターゼ
b プライマー
c DNA ポリメラーゼⅢ
d ペプチジル部位
e 終止コドン UAA
① a, b, c ② a, b, e ③ a, d, e
④ b, c, d ⑤ c, d, e

6. 塩基性アミノ酸はどれか
① アラニン
② グリシン
③ アルギニン
④ チロシン
⑤ メチオニン

7. ヘム含有蛋白はどれか
① ハプトグロビン
② トランスフェリン
③ セルロプラスミン
④ ミオグロビン
⑤ α_1-アンチトリプシン

8. 糖鎖を含まないのはどれか
a IgG
b CRP
c アルブミン
d セルロプラスミン
e トランスフェリン
① a, b ② a, e ③ b, c ④ c, d ⑤ d, e

9. 塩基性アミノ酸はどれか．2つ選べ
① バリン
② リジン
③ セリン
④ グリシン
⑤ アルギニン

10. 蛋白質に働く酵素はどれか．2つ選べ
① ラクターゼ
② ジアスターゼ
③ トリプシン
④ エラスターゼ
⑤ マルターゼ

7-④，8-③，9-②，⑤，10-③，④

11. 尿素回路について誤っているのはどれか．2つ選べ
   ① オルニチン回路ともいう
   ② ミトコンドリア内のみで行われている
   ③ N-アセチルグルタミン酸により調節される
   ④ 代謝が障害されると高アンモニア血症を呈する
   ⑤ 尿素の合成には2分子のATPが消費される
12. 尿素サイクルについて誤っているのはどれか
   ① 肝に特異的に存在する代謝経路でオルニチンサイクルともよばれる
   ② 尿素サイクルが1回転するごとに1分子の尿素が生成する
   ③ 生体内で生じたアンモニアを毒性の低い尿素に代謝する経路である
   ④ 尿素のアミノ基の1つはアンモニアに由来し，もう1つはグルタミン酸に由来する
   ⑤ 尿素はアルギニンにアルギナーゼが働きオルニチンとともに生成される
13. 血清蛋白分画においてβ分画以外に泳動される蛋白質はどれか
   ① 補体第3成分
   ② セルロプラスミン
   ③ トランスフェリン
   ④ ヘモペキシン
   ⑤ LDL
14. 正しいのはどれか．2つ選べ
   ① セルロプラスミンは電気泳動でβ分画に泳動される
   ② α_1-アンチトリプシンは急性相反応物質で炎症などで上昇する
   ③ トランスフェリンはカルシウムイオンと結合する蛋白である
   ④ アルブミンの分子量は66,248，等電点は4.8である
   ⑤ ハプトグロビンは溶血性貧血で上昇する

11-②，⑤，12-④，13-②(セルロプラスミンはα_2-グロブリン分画)，14-②，④

15. セルロースアセテート膜電気泳動法による血清蛋白分画測定で正しいのはどれか
① 多くの蛋白質はアルカリ性溶液で正に荷電している
② バルビタール緩衝液はイオン強度6.0を使用する
③ ポンソー3R染色液は酢酸ナトリウム水溶液に溶解する
④ 脱色液としてデカリンを用いる
⑤ 490〜540 nmの波長のデンシトメータを用いる

15-⑤

H 生体のエネルギー

学習の目標

□ 高エネルギー化合物の役割と種類

　生物は摂取した栄養素を酸化して，生活に必要なエネルギーを獲得している．この過程を生体酸化という．一部は熱となり，他の一部は化学的エネルギー(主として ATP)となり，利用，貯蔵される．

1 高エネルギー化合物の役割と種類

　高エネルギー化合物：ATP を合成できるエネルギーをもった化合物．

1) ピロリン酸結合
ATP(アデニル酸とピロリン酸が結合したもの)

2) エノールリン酸結合
ホスホエノールピルビン酸(エノールの OH 基とリン酸エステルの結合)

3) アシルリン酸結合
1,3-ジホスホグリセリン酸(アシル基にリン酸が結合)

4) グアニジウムリン酸結合
クレアチンリン酸(グアニジウム基にリン酸が結合)

5) チオエステル結合
アセチル CoA，サクシニル CoA(カルボン酸のチオエステル結合)

2 代謝とATP生成

1）糖によるATP生成
肝ではグルコースから……38 ATP
肝以外での組織では……36 ATPが合成
グリコーゲンからはさらに1 ATP分がそれぞれの解糖系に加算．

2）脂肪酸におけるATP合成
（例）ステアリン酸……147 ATPが合成．

I 非蛋白窒素

学習の目標

- ☐ ヌクレオチドおよび核酸の定義
- ☐ ヌクレオチドの種類
- ☐ 核酸の代謝
- ☐ 非蛋白窒素の定義
- ☐ 非蛋白窒素の測定法
- ☐ 非蛋白窒素の臨床的意義
- ☐ 尿素窒素の生理的意義
- ☐ 尿素窒素の測定法
- ☐ 尿素窒素の臨床的意義
- ☐ クレアチン・クレアチニンの生理的意義
- ☐ クレアチン・クレアチニンの測定法
- ☐ クレアチン・クレアチニンの臨床的意義
- ☐ 尿酸の生理的意義
- ☐ 尿酸の測定法
- ☐ 尿酸の臨床的意義
- ☐ アンモニアの生理的意義
- ☐ アンモニアの測定法
- ☐ アンモニアの臨床的意義

生体内の非蛋白窒素成分の生成

(「非蛋白窒素成分の検査」各項目に記載)

核酸の構造と機能

1 ヌクレオチドおよび核酸の定義 (図I-1)

核酸は,DNA(deoxyribonucleic acid)とRNA(ribonucleic acid)からなる.

I 非蛋白性窒素 ● 203

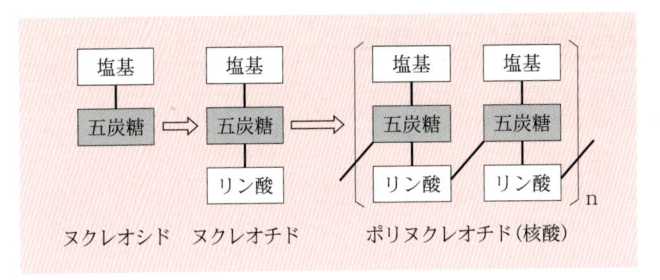

(阿南功一, 阿部喜代司, 原 諭吉:臨床検査学講座 生化学. 医歯薬出版, 2004, p.51, 図IV-1)

図 I-1 ヌクレオチドと核酸

2 ヌクレオチドの種類

1）塩基の種類と構造

塩基 { プリン塩基……アデニン, グアニン
　　　 ピリミジン塩基……ウラシル, シトシン, チミン

DNA……ウラシルがなく, チミンが入る.
RNA……チミンがなく, ウラシルが含まれる.

核酸の代謝

1）プリンヌクレオチド

塩基のグアニンおよびヒポキサンチンに分解し, キサンチンからキサンチンオキシダーゼにより尿酸が生成され, 尿中に排泄される.

2）ピリミジンヌクレオチド

ヌクレオチダーゼによりヌクレオチドにかわり, ホスホリラーゼによって塩基に戻る. その後, β-アミノ酸を生成して最終的にはCO_2と尿素に分解される.

非蛋白性窒素成分の検査

1 非蛋白窒素（NPN；non protein nitrogen）

1）定　義

① 残余窒素ともいわれ，蛋白質以外の窒素成分(尿素,尿酸,クレアチニン,クレアチン,アミノ酸,アンモニア,インジカン,未決定窒素など)を総称していう．

② 血清NPN中の各種成分の含量は尿素窒素50％，アミノ酸窒素25％，その他の窒素(尿酸，クレアチニン，クレアチン，アンモニア，インジカン，その他) 25％である．

③ NPNは各成分から構成されているため，各種病態によって増減する成分が異なってくる．最近ではほとんど測定されない．

2）測定法

NPNを定量する前処理として除蛋白が必要であるが，使用する除蛋白剤によって，NPN濃度に相違が生じてくるので注意を要する．一般的には，ホリン・ウ除蛋白法，トリクロル酢酸法が広く用いられている．除蛋白後の濾液中のNPN測定法は，キェルダール法が標準法として用いられている．

① ホリン・ウ除蛋白法：10 g/dl タングステン酸ナトリウム液0.5容，1/3 mol/l 硫酸液0.5容，水8容を血清1容に加える．

② キェルダール法：濾液を硫酸,過塩素酸とともに加熱して灰化し，生じた硫酸アンモニウムを滴定法，比色法(ネスラー法，Berthelot法)で測定する．

3）採血条件

強溶血では，血球中のグルタチオン，ヌクレオチドなどにより正の誤差を生じる．また窒素を含むEDTA，二重シュウ酸塩などの抗凝固剤を使用してはならない．

4）基準範囲

〔血液〕　28〜40 mg/dl
〔血清〕　20〜35 mg/dl

5）臨床的意義

[増加] **腎不全**，**火傷**，脱水症，**消化管出血**，発熱，手術，大量の蛋白摂取．

[減少] 水血症，妊娠末期，飢餓．

2 尿素窒素

1）生理的意義

$$尿素\begin{cases}NH_2\\NH_2\end{cases}\!\!\!>C=O$$

尿素は体内における蛋白質代謝(窒素代謝)の最終産物で，尿素窒素は非蛋白性窒素の約50%を占める．蛋白質の分解により生じたアミノ酸は，種々の酵素により脱アミノ化されてアンモニアとなり，肝において オルニチン回路(尿素回路)を経て尿素に合成される．したがって，重症の肝実質障害では，尿素窒素は尿素合成が低下するため減少する．合成された尿素は，再び代謝に使用されることなく腎から排泄されるので，腎機能が不全になり排泄が減少すると，血中の尿素窒素は増加する．

2）測定法

尿素窒素の測定法はウレアーゼを用いる酵素法，Fearon 反応を用いるジアセチルモノオキシムによる比色法が主な方法である．通常，その窒素量で表現されるが，60/28 を乗じると尿素量となる．

●酵素法

$$\begin{matrix}NH_2\\NH_2\end{matrix}\!\!\!>C=O \xrightarrow[+H_2O]{ウレアーゼ} 2NH_3+CO_2$$

① ウレアーゼ・インドフェノール法：ウレアーゼを作用させ，生じたアンモニアに触媒としてニトロプルシッドナトリウムを用いて直接フェノールと次亜塩素酸ナトリウムを作用させ，生じたインドフェノールブルーを 540 nm で比色する．

② 紫外部吸収法：ウレアーゼを作用させ，生じたアンモニアに α-ケトグルタル酸，NADH，グルタミン酸デヒドロゲナーゼ(GLD)を作用させ，NADH の減少を 340 nm で求める．

$$\text{NH}_3 + \alpha\text{-ケトグルタル酸} + \text{NADH} + \text{H}^+ \xrightarrow{\text{GLD}} \text{グルタミン酸} + \text{NAD}^+ + \text{H}_2\text{O}$$

● 比色法

ジアセチルモノオキシム法：除蛋白したのちにジアセチルモノオキシムを強酸存在下で，酸化剤とともに加熱して，尿素と酸化縮合させ(Fearon反応)，生じた黄色のピリミジン誘導体を 480 nm で比色する．

3）測定上の注意事項

紫外部吸収法が多く用いられている．ただし，内因性アンモニアを消去するために第1次反応として，

$$\text{NH}_3 + \alpha\text{-ケトグルタル酸} \xrightarrow[\text{NADH} \quad \text{NAD}^+]{\text{GLD}} \text{グルタミン酸} + \text{H}_2\text{O}$$

を行ったのち，ウレアーゼとの反応を行っている．とくに尿中アンモニア測定で必要．

〔検体の安定性〕

血清では4℃で1週間，凍結保存で数カ月安定である．尿においては，細菌による尿素分解が生じるので，氷酢酸 10 ml/日尿を加えて蓄尿保存するほうが望ましい．

4）採血条件

溶血では尿素窒素濃度に変化を生じないが，測定法によっては反応干渉を受けるものもある．血漿を試料とするとき，ウレアーゼ法では，アンモニアを含む抗凝固剤(二重シュウ酸塩)は使用できない．また，フッ化物や重金属イオンは酵素反応を阻害する．

5）基準範囲

〔血清〕 8～20 mg/dl ($\frac{60}{28}$ を掛ければ尿素量となる)．

6）臨床的意義

● 増加する疾患

血清尿素窒素が高値を示す場合，高尿素窒素血症(アゾテミア)とよび，次の3つに大別できる．

① 腎前性：腎血液循環の異常により，尿素の濾過が十分できない．

心臓ショック，心疾患，出血，脱水など．

② 腎性：腎機能不全による尿素排泄の低下による．**急性・慢性腎炎**，腎盂腎炎，進行性腎硬化症など．

③ 腎後性：腎以降の尿路(膀胱，尿道など)の閉塞による尿素排泄の低下による．尿管結石，膀胱腫瘍など．

●減少する疾患

肝における尿素の合成が低下する疾患：肝硬変，劇症肝炎．

3 クレアチン，クレアチニン

1) 生理的意義

① アルギニンは，腎臓でグリシンアミジノトランスフェラーゼにより，アルギニンのアミジン基がグリシンに転移され，グリコシアミン(グアニド酢酸)となり，肝臓に運ばれたのち，メチルトランスフェラーゼによりS-アデノシルメチオニンのメチル基と結合してクレアチンとなる．この大部分は筋肉に取り込まれ，クレアチンキナーゼの作用を受けてクレアチンリン酸として貯えられ，筋肉収縮のエネルギー源となる．クレアチニンは，クレアチンから1分子の水が取れた型で，この反応は非可逆的である．

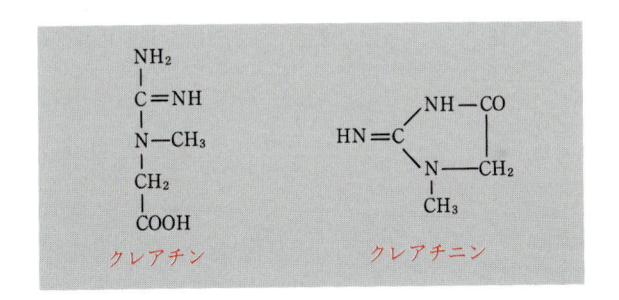

$$
\begin{array}{c}
NH_2 \\
| \\
C=NH \\
| \\
N-CH_3 \\
| \\
CH_2 \\
| \\
COOH
\end{array}
\qquad
\begin{array}{c}
NH-CO \\
\diagup\diagdown \\
HN=CCH_2 \\
\diagdown\diagup \\
N \\
| \\
CH_3
\end{array}
$$

クレアチン　　　　　　　クレアチニン

② クレアチンは，筋肉の収縮エネルギー源であるクレアチンリン酸(高エネルギーリン酸化合物)より生じる．クレアチニンはその脱水物で，最終代謝産物である．クレアチンは腎尿細管で再吸収されるため，成人

男子尿中にはほとんどみられないが、未成年者や妊婦に少量みられる。一方、クレアチニンは腎尿細管で再吸収されることなく尿中に排泄され、蛋白質摂取量の影響を受けにくいうえに、その生成量は体表面積が一定ならほぼ一定のため、尿中排泄量はほとんど変動しない。そのため、糸球体濾過値(GFR；p.309参照)を求めるのに用いられる。

③ **クレアチニン係数**：24時間のクレアチニン尿排泄量(mg)を体重(kg)で除した値をいう。

　　（男）　24〜26 mg/kg/24 h
　　（女）　20〜22 mg/kg/24 h

2）測定法

Jaffé反応を利用したアルカリ性ピクリン酸法は、クレアチニンの活性メチレン基とピクリン酸が結合して発色することを利用した反応である。この方法は、特異性が低く(クレアチニン以外にJaffé反応を呈する物質が多く、とくに血球中に多い)、また感度が低いために使用血清量が多いという欠点があるため、今日では酵素法が利用されるようになった。

●クレアチニン測定法

アルカリ性ピクリン酸法：クレアチニンは、アルカリ性においてピクリン酸と反応して赤褐色を呈する(Jaffé反応)ことを利用して、515 nmで比色する(ホリン・ウ法ともいわれる)。

●クレアチンの測定法

① アルカリ性ピクリン酸法：酸性で加水分解したのちのクレアチニン(総クレアチニン)と加水分解前のクレアチニン(既存のクレアチニン)とを定量し、総クレアチニン量から既存クレアチニンを差し引いて求めたクレアチニン量に、$1.159 \left(\dfrac{クレアチン分子量}{クレアチニン分子量} = \dfrac{131.14}{113.12} \right)$ を乗じてクレアチン量を求める。

② 酵素法：クレアチニナーゼ(creatininase, creatinine aminohydrolase)、クレアチナーゼ(creatinase, creatine amidinohydrolase)、サルコシンオキシダーゼ(sarcosine oxidase)による下記の反応で生成されたH_2O_2を測定する。

$$クレアチニン + H_2O \xrightarrow{クレアチニナーゼ} クレアチン$$

$$\text{クレアチン} + \text{H}_2\text{O} \xrightarrow{\text{クレアチナーゼ}} \text{サルコシン} + \text{尿素}$$

$$\text{サルコシン} + \text{O}_2 \xrightarrow{\text{サルコシンオキシダーゼ}} \text{グリシン} + \text{ホルムアルデヒド} + \text{H}_2\text{O}_2$$

$$\text{TOOS} + \text{H}_2\text{O}_2 \xrightarrow{\text{ペルオキシダーゼ}} \text{赤色キノン色素} + 2\text{H}_2\text{O} \ (555\,\text{nm})$$
〔TOOS：N-ethyl-N-(2-hydroxy-3-sulfopropyl) m-toluidine〕

3）採血条件

溶血により血球内の非クレアチニン性呈色物質が遊出してくるため，正の誤差となる．また，クレアチニン様呈色を示すグルコース，アスコルビン酸，尿酸，ピルビン酸，アセトン体が増加する疾患や薬剤の服用によっても正の誤差となる．

4）測定上の注意事項

〔検体の安定性〕

クレアチン，クレアチニンともに安定である．

5）基準範囲

〔血　清〕

　　　　　［クレアチニン］　　［クレアチン］
　（男）　0.7〜1.2 mg/dl　　0.2〜1.5 mg/dl
　（女）　0.6〜1.0 mg/dl　　0.2〜1.6 mg/dl

血清クレアチニンは成人では男性のほうが女性より高い．日差および季節変動もないといわれている．

〔尿〕

　　　［クレアチニン］　0.7〜1.8 g/dl

6）臨床的意義

●血清クレアチン

［増加］　進行性筋ジストロフィ，飢餓，熱疾患，腫瘍，甲状腺機能亢進症．

［減少］　甲状腺機能低下症，肝障害．

●血清クレアチニン
[増加] 種々の腎疾患による腎不全，脱水症，尿路閉塞性疾患．
[減少] 尿崩症．

4 尿 酸

1) 生理的意義

① 尿酸は核酸の構成成分であるプリン体の最終代謝産物である．

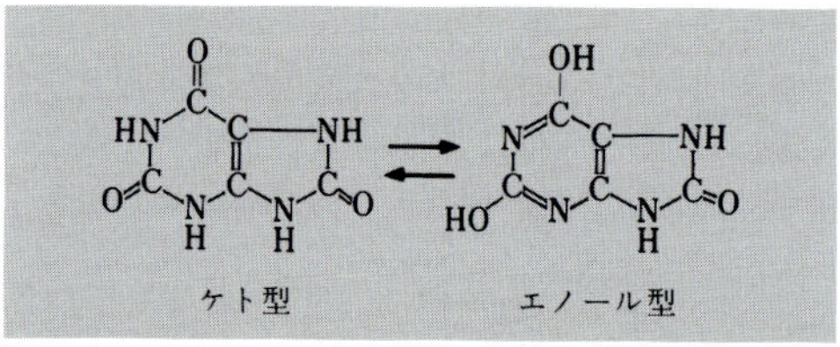

ケト型　　　エノール型

② 尿酸生成の母体となるプリン体は，食物の摂取や核蛋白質の崩壊から得られ，肝臓，筋肉，骨髄で尿酸が生成される．生成された尿酸の1/3は胆汁，腸に分泌されるが，2/3は尿中に排泄される．腎糸球体で100％濾過された尿酸はほとんど近位尿細管で再吸収され，遠位尿細管で約7％分泌され尿中に排泄されると考えられている．

2) 測定法

尿酸の定量法で現在使用されているのは，還元法と酵素法である．

●還元法

ホリン・ウ試薬，トリクロル酢酸などで除蛋白を行った濾液をアルカリ液中でリンタングステン酸と反応させ，生じるタングステンブルーを660 nm で比色する．

●酵素法

$$\text{尿酸}+2H_2O+O_2 \xrightarrow{\text{ウリカーゼ}} \text{アラントイン}+CO_2+H_2O_2$$

① 紫外部吸収法：ウリカーゼ反応後の 293 nm での吸光度の減少を測定する(尿酸は 293 nm に吸収があるが，アラントインには吸収がな

い).
② 比色法

ペルオキシダーゼ法：ウリカーゼ反応により生成された H_2O_2 にペルオキシダーゼを作用させ，生じた酸素によって色原体を酸化して呈色させ，比色する方法である．

3) 測定上の注意事項
●酵素法

① 紫外部吸収法は精度があまりよくないため，一般的には用いられていない．

② 比色法は尿酸測定の標準法といわれている．しかし，検体ごとに盲検を必要とし，高ビリルビン検体での除蛋白操作が必要である．

〔検体の安定性〕

血清では室温で3日，4℃で1週間，凍結保存で3カ月安定である．尿では，凍結保存でもしだいに低くなり，約1週間くらいが限度であるといわれている．尿中では尿酸は析出しやすいため，沈殿が生じたなら60℃に温めて溶かしてから測定に供する．

4) 採血条件

一部の還元法や酵素法(ペルオキシダーゼ法)において還元物質(とくにアスコルビン酸)によって誤差(還元法―正,酵素法―負)を生じるので注意を要する．

5) 基準範囲

男性は女性に比べ高い．これは，女性ホルモンの尿酸排泄促進作用によるためである．運動，飲酒後に上昇する傾向がある．

〔血　清〕
　　(男)　　3.5〜7.0 mg/dl
　　(女)　　2.5〜6.0 mg/dl
　　(小児)　3.0〜4.0 mg/dl

臨床上, 高尿酸血症は 7.0 mg/dl 以上, 低尿酸血症は 2.0 mg/dl 以下.

6) 臨床的意義

[増加]　痛風，アルコール多飲，核蛋白の崩壊亢進(多血症，骨髄腫，白血病)，腎機能障害による排泄の減少(急性・慢性糸球体腎炎，尿路閉塞)，Lesch-Nyhan (レッシュ・ナイハン) 症候群

(ヒポキサンチン・グアニンホスホリボシルトランスフェラーゼという酵素の完全欠損症で，若年性高尿酸血症候群ともいう．このほか，脳症，プリン過剰生成，腎結石，尿酸過剰排泄が起こる）．

［減少］　近位尿細管における再吸収阻害（カドミウム，鉛などの重金属中毒症），黄色肝萎縮症（プリン体の分解低下）．

5　アンモニア

1）生理的意義

①　血中アンモニアは，生体内でアミノ酸の脱アミノ化や腸内細菌による蛋白質の分解などにより生成される．

②　生成されたアンモニアは，大部分肝臓において毒性の少ない尿素に合成され，尿中に排泄される．一部はグルタミン，グルタミン酸となり，オキサロ酢酸や α-ケトグルタル酸と反応してアミノ酸となる．腎臓では，グルタミンはグルタミナーゼの作用によりアンモニウム塩として尿中に排泄される．これらのことから，アンモニアは血中にはごく少量しか存在しない．しかし，肝実質障害が高度になると，肝臓での尿素合成が低下するため，血中のアンモニア量（2 mg/dl 以上）は増加し，肝性昏睡を起こす．血中アンモニアは，中枢神経系に対する毒性が非常に強い．

2）測定法

アンモニアの測定法は，まずアンモニアを分離して定量する方法と，直接アンモニアを測定する酵素法に大別できる．

●アンモニアの分離

①　微量拡散法：Conway の拡散皿や Seligson の装置を用いて，強アルカリを作用させ，遊離したアンモニアを同容器内の酸に吸収させ，これを滴定する方法である．

②　イオン交換樹脂法：アンモニウムイオンとして存在する血中アンモニアを，カラム法またはバッチ法で陽イオン交換樹脂で吸着させ，洗浄して蛋白質などを除去し，過剰の陽イオン（通常 Na^+）を添加してアンモニウムイオンを溶出させる方法である．

$$R-X^+ + NH_4^+ \rightleftharpoons R-NH_4^+ + X^+$$

● アンモニア定量

① 比色法：ネスラー反応，インドフェノール反応（Berthelot 反応—「尿素窒素」，p. 205 参照）などが用いられる．

② **酵素法**：アンモニアに α-ケトグルタル酸，グルタミン酸デヒドロゲナーゼを作用させ，同時に起こる NADH の減少を測定する方法で，もっとも特異性が高い．

$$NH_3 + \alpha\text{-ケトグルタル酸} + NADH + H^+ \xrightarrow{GLD}$$
$$\text{グルタミン酸} + NAD^+ + H_2O$$

このほか，

$$NH_3 + ATP + \text{デアミド NAD} \xrightarrow{NADS} \beta\text{-NAD} + AMP + PPi$$

$$G\text{-}6\text{-}P \xrightarrow{G6P\text{-}DH} 6\text{-}PG$$
$$\quad\quad\ \beta\text{-NAD} \quad \beta\text{-NADH}$$

（340 nm の吸光度増加を測定する方法である）

NADS：NAD 合成酵素
G-6-P-DH：グルコース-6-リン酸デヒドロゲナーゼ

③ ドライケミストリ法：アンモニアガスがブロムフェノールブルーと反応し，緑青色を呈する．

3）測定上の注意事項

酵素法：アンモニアに特異的であるが，グルタミン酸デヒドロゲナーゼ，NADH の安定性に注意が必要である．

〔検体の保存〕

血液は採血後室温に放置すると，グルタミンの分解などで急速にアンモニアが増加する．したがって，採血後ただちに氷冷し，1時間以内に測定するか，除蛋白を行わなければならない．酵素法で測定する場合は，血漿に分離しておけば増加の割合が少ない．

4）採血条件

食事の影響はないが，運動後には多少増加するため，安静時の採血が

よい．抗凝固剤としてはEDTAナトリウム塩が最適で，クエン酸，シュウ酸はアンモニアを発生させるため使用できない．

5）基準範囲
12～66 μgN/dl

6）臨床的意義
［増加］　**肝性昏睡**，重症肝障害，心疾患，肺疾患，火傷，各種皮膚疾患，ショック，尿素回路系酵素の先天的障害．

セルフ・チェック

A 次の文章で正しいものに○, 誤っているものに×をつけよ
( ) 1. 尿素窒素の量に 60/28 を掛ければ尿素量になる
( ) 2. クレアチニンはアミノ酸の代謝産物である
( ) 3. クレアチニンの尿への排泄量は人によりほぼ一定である
( ) 4. Jaffé 反応は特異性の高い反応である
( ) 5. 尿素窒素とクレアチニンが乖離するときは腎疾患以外を考える
( ) 6. ウレアーゼは尿酸に作用しアラントインを生成する
( ) 7. ウリカーゼは尿素を分解する
( ) 8. 尿酸は食事習慣の影響を受け,男性が女性より高い
( ) 9. 腸内細菌により生成されたアンモニアは肝臓で処理される
( ) 10. アンモニア測定の酵素法にはグルタミン酸脱水素酵素が利用される

B
1. 構成成分としてリボースを含まないのはどれか
① NAD
② ATP
③ アデニル酸
④ チアミンピロリン酸
⑤ FAD

A 1-○, 2-×, 3-○, 4-×, 5-○, 6-×, 7-×, 8-○, 9-○, 10-○
B 1-④

2. 誤っているのはどれか
 a 尿素は核酸の主な代謝産物である
 b 尿素はアルギナーゼによって生成される
 c 尿素サイクル系酵素の先天性欠損症では高アンモニア血症となる
 d キサンチン尿症では2次的に高尿酸血症となる
 e 尿酸は健常者尿の窒素成分の大部分を占める
 ① a, b, c ② a, b, e ③ a, d, e
 ④ b, c, d ⑤ c, d, e

3. 正しいのはどれか
 ① 尿酸には還元性がある
 ② 尿素は腎で合成される
 ③ クレアチンはクレアチニンから生成される
 ④ 尿酸は核酸のピリミジン塩基から合成される
 ⑤ 血清中非蛋白性窒素で最も多いのはクレアチニンである

4. クレアチニンについて誤っているのはどれか．2つ選べ
 ① 肝で合成される
 ② クレアチンの代謝産物である
 ③ 肝障害で低下する
 ④ 酵素法による測定試薬中にサルコシンオキシダーゼが含まれる
 ⑤ 血中濃度は女性が高い

5. 正常人の非蛋白性窒素成分の血中濃度について（高濃度）→（低濃度）の順に並んでいるのはどれか
 ① 尿素―尿酸―クレアチニン―アンモニア
 ② 尿素―クレアチニン―尿酸―アンモニア
 ③ 尿酸―尿素―アンモニア―クレアチニン
 ④ 尿素―尿酸―アンモニア―クレアチニン
 ⑤ クレアチニン―尿酸―アンモニア―尿素

2-③, 3-①, 4-①, ⑤, 5-①（尿素：8〜20 mg/dl, 尿酸：男2.9〜6.5 mg/dl, 女1.8〜5.2 mg/dl, クレアチニン：男0.7〜1.2 mg/dl, 女0.6〜1.2 mg/dl, アンモニア：12〜66 μgN/dl）

6. ウレアーゼ作用で生成されるのはどれか
① アンモニア
② アラントイン
③ 過酸化水素
④ サルコシン
⑤ ホルムアルデヒド

7. 尿酸の測定試薬でないのはどれか
① カタラーゼ
② アセチルアセトン
③ ウリカーゼ
④ メタノール
⑤ ホルムアルデヒド

6-① $\begin{pmatrix} NH_2 \\ NH_2 \end{pmatrix} C=O \xrightarrow[2H_2O]{\text{ウレアーゼ}} 2NH_3 + H_2CO_3$, 7-⑤

J 生体色素

学習の目標

- ポルフィリン体
- ポルフィリンの異性体
- ヘモグロビンの構造と機能
- ヘムの合成
- 胆汁色素の代謝
- ビリルビンの測定法
- 直接・間接ビリルビンの臨床的意義

ヘム

1 ポルフィリン体

1）定　義

① 動植物体に広く存在するポルフィン(porphin)誘導体を，ポルフィリン(porphyrin)という．

② ポルフィリンには，ヘモグロビン，ミオグロビン，チトクローム，クロロフィル，カタラーゼ，ペルオキシダーゼ，ビタミン B_{12} などを構成する物質として生理的に重要．

2）ポルフィリンの骨格

$$
\begin{array}{c}
\overset{1\ \ 2}{\underset{}{\mathrm{H\ H}}} \\
\delta \ \mathrm{C}=\mathrm{C}\ \alpha \\
\mathrm{HC}-\mathrm{C}\overset{\mathrm{I}}{\underset{\mathrm{N}}{}}\mathrm{C}=\mathrm{CH} \\
8\ \mathrm{HC}-\mathrm{C}\overset{\mathrm{IV}}{\underset{\mathrm{NH}}{}}\ \mathrm{HN}\overset{\mathrm{II}}{\underset{}{}}\mathrm{C}=\mathrm{CH}\ 3 \\
7\ \mathrm{HC}-\mathrm{C}\overset{}{\underset{\mathrm{N}}{}}\ \mathrm{C}=\mathrm{CH}\ 4 \\
\mathrm{HC}-\mathrm{C}\overset{\mathrm{III}}{\underset{}{}}\mathrm{C}=\mathrm{CH} \\
\gamma\ \mathrm{C}=\mathrm{C}\ \beta \\
\underset{6\ \ 5}{\mathrm{H\ H}}
\end{array}
$$

3) 性　質

① ポルフィリンは無機酸または有機溶媒に溶解すると，紫外線によって強い赤色蛍光を発する．

② Fe, Mg, Zn, Ni, Co, Cu, Mn などの2価の金属と錯塩を作る．とくに Fe 塩をヘム(heme)という．通常，Heme は2価の鉄(ferroprotoporphyrin)，ヘマチン(hematine)は3価の鉄(ferriprotoporphyrin)のことをいう．

2　ポルフィリンの異性体

置換基が2種の場合には4種の位置異性体が存在する．これらの異性体の中で，I，III型の誘導体が天然に存在し，とくにIII型が重要である．

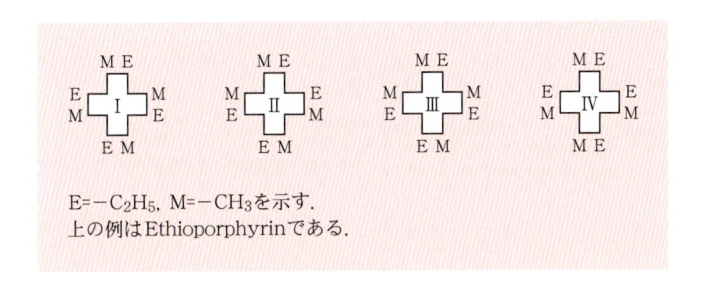

$E=-C_2H_5$, $M=-CH_3$ を示す．
上の例は Ethioporphyrin である．

1) ヘモグロビンの構造と機能

① 各ヘムの鉄原子に1分子の酸素が結合する．

② ヘモグロビンは4分子のヘムをもち，分子量 65,000 の蛋白質で，酸素の供給と炭酸ガスの回収に関与し，さらに血液の緩衝作用にも働いている．ヘモグロビンは血色素ともよばれ，ヘモグロビンのために血液は赤く見える．2価鉄のヘムをもつヘモグロビンをデオキシヘモグロビン(還元ヘモグロビン)といい，これに酸素分子が結合したものがオキシヘモグロビン(酸素ヘモグロビン)である．鉄が3価であるもの(酸化されたもの)は酸素結合能がなく，メトヘモグロビンとよばれる．

③ 成人ヘモグロビン(HbA)のグロビンは4本のポリペプチド鎖（α

鎖1対, β鎖1対) からなり, これを $\alpha_2\beta_2$ と表す. それぞれにヘム1分子が結合している.

④ 胎児ヘモグロビン(HbF)は $\alpha_2\gamma_2$ と表され, β 鎖の代わりに γ 鎖がある. HbA より酸素を結合しやすい.

3 ヘムの合成

ヘムはミトコンドリア内の TCA 回路中のサクシニル CoA より, δ-アミノレブリン酸, ポルホビリノゲン, プロトポルフィリンへと合成され, 2価鉄が入ってヘムとなる. ヘモグロビンに使われるヘムは主に骨髄中の赤芽球中で合成され, 細胞質でグロビンと結合しヘモグロビンとなる.

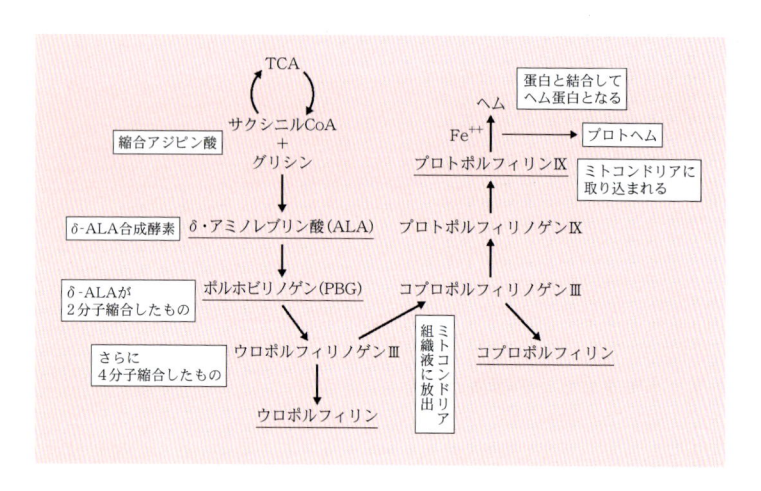

```
                    TCA
                     ↻
                 サクシニルCoA
   ┌─────────┐      +
   │縮合アジピン酸│   グリシン                       ┌──────────────┐
   └─────────┘      ↓                              │蛋白と結合して  │
                                          ヘム ←──│ヘム蛋白となる  │
   ┌─────────┐                           Fe++    └──────────────┘
   │δ-ALA合成酵素│ δ-アミノレブリン酸(ALA)     ↑     ┌─────────┐
   └─────────┘      ↓                プロトポルフィリンIX → │プロトヘム│
                                           ↑        └─────────┘
   ┌─────────┐                                    ┌──────────────┐
   │δ-ALAが    │ ポルホビリノゲン(PBG)  プロトポルフィリノゲンIX │ミトコンドリアに│
   │2分子縮合したもの│    ↓                      ↑         │取り込まれる  │
   └─────────┘                    コプロポルフィリノゲンIII └──────────────┘
                                           ↑ ミ
   ┌─────────┐ ウロポルフィリノゲンIII     ト
   │さらに     │    ↓                  組 コ  コプロポルフィリン
   │4分子縮合したもの│                  織 ン
   └─────────┘                       液 ド
                  ウロポルフィリン      に リ
                                     放 ア
                                     出
```

4 胆汁色素の代謝

ヘモグロビン, ミオグロビン, ヘム酵素などは肝のクッパー細胞など, 全身の網内皮系細胞に取り込まれ処理される. ヘムはヘムオキシゲナーゼによりビリベルジン(緑色)を生じ, 還元酵素によりビリルビン(黄褐色)となって血中に放出される.

1）生理的意義

① 胆汁色素はヘモグロビンの代謝産物で，網内系において，ヘモグロビンからビリルビンが生成される．これは血液中ではアルブミンと結合し，遊離型ビリルビン（間接ビリルビン）として存在する．次にこの遊離型ビリルビンはアルブミンと離れて肝臓に取り込まれ，グルクロン酸転移酵素（グルクロニルトランスフェラーゼ）によりグルクロン酸と結合して抱合型ビリルビン（直接ビリルビン）となり，胆汁中に排泄される．さらに胆管を通じて腸管に排泄され，腸内細菌で還元されてウロビリノゲンとなり，大部分は変化してステルコビリンとして糞便中に排泄される．しかし，一部は腸管で再吸収され肝臓に送られ，再び胆汁中に排泄され，いわゆる腸肝循環が行われている．

② 抱合型ビリルビンが血中に増加した場合，容易に尿中に排泄されるが，遊離型の場合は血中増加は認められても，尿中に排泄されない．

生体色素の検査

1 総ビリルビン，直接・間接ビリルビン

1）測定法

ビリルビンの黄色調を直接測定する方法とジアゾ法があるが，Ehrlichのジアゾ試薬を用いたアゾビリルビン測定法が主に用いられている．最近では，ビリルビン酸化酵素を用いる酵素法も開発されている．

1 直接と間接ビリルビン

ジアゾ反応でただちに反応するビリルビンを直接ビリルビン，反応促進剤を加えてはじめて反応するものを間接ビリルビンといい，前者は抱合型，後者は遊離型ビリルビンに相当する．直接ビリルビンには，ジアゾ試薬と迅速に反応するジグルクロナイドと，やや反応が遅いモノグルクロナイドがある．

2 ジアゾ試薬

スルファニル酸の塩酸液と亜硝酸ナトリウム液を用時混合して作製した，ジアゾベンゼンスルホン酸が本体である．

3 反応促進剤

間接ビリルビンのジアゾ化を促進するために用いる試薬．Malloy-Evelyn 法ではメタノールが用いられる．Jendrassik-Cleghorn 法にはカフェインを，Michaelsson 法ではダイフィリンを用いる．

4 Malloy-Evelyn 法

酸性下でジアゾ反応させ，生じるアゾビリルビンの紅色を 540 nm で比色する．直接ビリルビンは水溶液中で 15 分間反応させ，一方，メタノール溶液中で 30 分間ジアゾ反応させ，間接ビリルビンも発色させて総ビリルビン量を求め，総ビリルビンと直接ビリルビンの差により間接ビリルビンを求める．

5 酵素法

ビリルビン酸化酵素（BOD）により pH の差で総・直接を分別定量する．

$$総ビリルビン + O_2 \xrightarrow[\text{pH 7.2}]{\text{BOD}} ビリベルジン + H_2O$$

$$直接ビリルビン + O_2 \xrightarrow[\text{pH 3.7}]{\text{BOD}} ビリベルジン + H_2O$$

6 ビリルビンメータによる測定

ビリルビンの吸収（455 nm）を直接分光光度計で測定する．新生児の血清ビリルビンの測定に用いられる．

7 バナジン酸法

$$ビリルビン \xrightarrow{\text{バナジン酸}} ビリベルジン$$

（450 nm 付近の吸光度減少を測定）

総ビリルビン測定には，間接ビリルビンの反応促進剤としてカチオン系界面活性剤（臭化セチルトリメチルアンモニウム）を用いる．

直接ビリルビン測定には，間接ビリルビン抑制剤としてヒドロキシルアミンを用いる．

2）測定上の注意事項

〔検体の保存〕

ビリルビンは光によって酸化されビリベルジンとなるため，冷暗所に保存する必要がある．

3）採血条件

Malloy-Evelyn 法では溶血により負の誤差となる．

4）基準範囲

［総ビリルビン］　　0.1〜1.0 mg/dl
［直接ビリルビン］　0.1〜0.5 mg/dl

　新生児では，生後1週間で新生児黄疸を呈し約 10 mg/dl となる（グルクロニルトランスフェラーゼの未発達）．その後低下し，生後3〜5カ月で最低となり，それ以後徐々に増加して15歳で成人値に達する．

5）直接ビリルビン・間接ビリルビンの臨床的意義

1 直接ビリルビンの増加する疾患

① **肝細胞障害**によるもの：肝炎，肝硬変症など．
② 肝細胞内輸送と排泄不全：Dubin-Johnson症候群．
③ **肝内胆汁うっ滞**：細胆管性肝炎，原発性胆汁性肝硬変，重症感染症による黄疸など．
④ **肝外胆汁うっ滞**：いわゆる閉塞性黄疸（胆石症，悪性腫瘍による胆道閉塞，その他の胆道閉塞など）．

2 間接ビリルビンの増加する疾患

① 生成増加によるもの：先天性溶血性疾患，**後天性溶血性疾患**，悪性貧血，ポルフィリア，慢性骨髄性白血病．
② 肝処理機能異常によるもの：薬物による競合および中毒，新生児黄疸，Gilbert病（肝細胞へのビリルビン取り込み不良），Crigler-Najjar病（グルクロニルトランスフェラーゼの先天的欠損）など．

〈参考事項〉

* δ-ビリルビン（デルタビリルビン）：HPLC で4ピークに分画されることが知られており，4つめのピークを δ-ビリルビンとよんでいた．dry chemistry では総，抱合型，非抱合型ビリルビンをそれぞれ分別測定できるが，総ビリルビン測定値と抱合型と非抱合型ビリルビンの和が一致しないところから，これを δ-ビリルビンと判定した．これはアルブミンと共有結合したもので，ジアゾ反応には直接ビリルビンとして反応し，直接ビリルビン＝抱合型ビリルビン＋δ-ビリルビンの関係にある．δ-ビリルビンはアルブミンと共有結合しているため尿から排泄されず，半減期が長いなど他のビリルビンと異なる性質をもっている．臨床的意義としては，新生児黄疸や肝疾患の回復期で δ-ビリルビンの比率が増加することが知られている．

セルフ・チェック

A 次の文章で正しいものに○，誤っているものに×をつけよ
( ) **1.** ビリルビンの大部分は血清中ではアルブミンと結合している
( ) **2.** 抱合型ビリルビンはジアゾ試薬と迅速に反応する
( ) **3.** ビリルビン酸化酵素を用い直接，間接ビリルビンを分別測定できる

B

1. ビリルビンをビリベルジンにすることができないのはどれか
① ビリルビンオキシダーゼ
② Ehrlich のジアゾ試薬
③ メタバナジン酸
④ 硝　酸
⑤ 光

2. ビリルビンについて誤っているのはどれか
① $δ$-ビリルビンは直接ビリルビンである
② 直接ビリルビン測定の酵素法は酸性である
③ 腸肝循環する
④ 胆管閉塞が起こると，主として間接ビリルビンが増加する
⑤ 直接ビリルビンは尿中に移行する

3. ビリルビンについて正しいのはどれか
a 血清ビリルビンはすべてヘモグロビン中のヘムに由来する
b ビリルビンを酸化すると緑色のビリベルジンになる
c ビリルビンは酸化されやすく，また紫外線で分解されやすい
d ビリルビンの抱合体は主にタウリン抱合である
e ヘムは肝臓の細網内皮系細胞でのみ分解される
① a, b ② a, e ③ b, c ④ c, d ⑤ d, e

A 1-○, 2-○, 3-○
B 1-②, 2-④, 3-③

4. ビリルビン測定法で正しいのはどれか

a　ビリルビン酸化酵素法は吸光度の減少を測定する

b　マロイ・エベリン法はジアゾ反応で発色させる

c　マロイ・エベリン法の反応促進剤はカフェインである

d　ジアゾ試薬はスルファニル酸と硝酸ナトリウムで調製する

e　バナジン酸酸化法は吸光度の減少を測定する

①　a，b，c　②　a，b，e　③　a，d，e

④　b，c，d　⑤　c，d，e

4-②

263-00004

K 酵素

学習の目標

- 酵素の役割と種類
- 酵素の分類
- ホロ酵素
- 国際単位
- Katal
- 酵素活性の求め方
- 酵素阻害
- ALP，ACP の生理的意義
- ALP，ACP の測定法
- ALP アイソザイム
- PSA
- アミラーゼの生理的意義
- アミラーゼの測定法
- アミラーゼの臨床的意義
- コリンエステラーゼの生理的意義
- コリンエステラーゼの測定法
- コリンエステラーゼの臨床的意義
- CK の生理的意義
- CK の測定法
- CK のアイソザイム
- CK の臨床的意義
- AST，ALT の生理的意義
- AST，ALT の臓器分布
- AST，ALT の測定法
- AST，ALT の臨床的意義
- AST アイソザイム
- γ-GT の生理的意義
- γ-GT の測定法
- γ-GT の臨床的意義
- LD の生理的意義
- LD の測定法
- LD のアイソザイム
- LD の臨床的意義
- LAP の生理的意義
- LAP の測定法
- LAP の臨床的意義
- リパーゼ
- LCAT
- MAO
- アルドラーゼ
- 尿中酵素

酵素の基礎

1 酵素の役割，種類

1）定 義
生体によってつくられる蛋白質性の触媒である．酵素作用を受ける物質を基質という．

2）酵素の分類 （表K-1）
国際酵素委員会では，酵素の触媒する化学反応の種類によって，次のように分類している．

① 酸化還元酵素：生体内における酸化還元を行う酵素．
 (例) 乳酸デヒドロゲナーゼ(LD)，リンゴ酸デヒドロゲナーゼ(MDH)．

② 転移酵素：アミノ基，メチル基，リン酸基などの原子団をそのまま転移する反応を触媒する酵素．
 (例) トランスアミナーゼ(AST, ALT)，クレアチンキナーゼ(CK)，γ-グルタミルトランスペプチダーゼ(γ-GT)．

③ 水解酵素：蛋白質，糖質，脂質などの加水分解作用をもつ酵素．
 (例) コリンエステラーゼ，ホスファターゼ(ALP, AcP)，アミラーゼ，ロイシンアミノペプチダーゼ(LAP)．

④ リアーゼ：カルボキシラーゼのようにピルビン酸から炭酸ガスを脱してアセトアルデヒドを生成するような反応を触媒する酵素．
 (例) アルドラーゼ．

⑤ イソメラーゼ：種々の異性体相互間の移行を触媒する酵素．

⑥ リガーゼ：ATP の分解とカップルして2つの分子間の結合反応を触媒する酵素．

表 K-1　酵素の分類

1. 酸化還元酵素群
   1.1 $-\overset{|}{\text{CH}}-\text{OH}$ に作用するもの
   1.2 $-\overset{|}{\text{C}}=\text{O}$ に作用するもの
   1.3 $-\overset{|}{\text{HC}}=\overset{|}{\text{CH}}-$ に作用するもの
   1.4 $-\overset{|}{\text{CH}}-\text{NH}_2$ に作用するもの
   1.5 $-\overset{|}{\text{CH}}-\text{NH}-$ に作用するもの
   1.6 NADH, NADPH に作用するもの
2. 転移酵素群
   2.1 炭素基 に作用するもの
   2.2 アルデヒド基, ケト基 に作用するもの
   2.3 アシル基 に作用するもの
   2.4 グリコシル基 に作用するもの
   2.7 リン酸基 に作用するもの
   2.8 S—含有基 に作用するもの
3. 加水分解酵素群
   3.1 エステル に作用するもの
   3.2 グリコシド結合 に作用するもの
   3.4 ペプチド結合 に作用するもの
   3.5 その他のC—N結合 に作用するもの
   3.6 酸無水物 に作用するもの
4. 付加酵素群
   4.1 $-\overset{|}{\text{C}}=\overset{|}{\text{C}}-$ に作用するもの
   4.2 $-\overset{|}{\text{C}}=\text{O}$ に作用するもの
   4.3 $-\overset{|}{\text{C}}=\text{N}$ に作用するもの
5. 異性体化酵素群
   5.1 ラセマーゼとして 作用するもの
6. 結合酵素群

2 酵素の化学的性質と組成

1）温度の影響と至適温度

① 酵素は熱に対して不安定で，100℃以下の温度（通常 50～70℃）で不活化される．

② それ以下の温度では，他の多くの化学反応同様，通常，温度 10℃の上昇に伴い，反応速度が約 2 倍になることが知られている．

③ この両者の影響を受けて，ある温度において酵素反応が最大となる温度を至適温度という．

2）pH の影響

酵素反応は一定の pH 範囲において起こることが多く，そのうちもっとも活性に最適な pH を至適 pH という．

3）酸化還元

酵素蛋白に SH 基があり，それが酸化されて，-S-S-になると酵素活性を失う．しかし，システインのような SH 化合物を加えると，再び作用が現れるという酵素が少なくない（例：クレアチンキナーゼ）．

4）活性化物質と補(助)酵素

酵素が活性であるためには，多くの物質の共存が酵素作用に必要である．これらには 2 種類あり，活性化物質と助酵素とよばれる．

① 活性化物質：酵素の活性化に関係しているもので，酵素そのものを活性化するのに一定の作用をもつ．

② 補酵素：酵素によって触媒される化学反応に関係しているもので，反応系の一部をなす．

　　アポ酵素　＋　補酵素　＝　ホロ酵素
　（蛋白部分）　（非蛋白部分）　（酵素として活性をもつもの）

3 生体内分布と血中酵素の起源

1）生体内分布

「酵素の検査」の各項目を参照．

2）血中酵素の起源

① 病巣細胞からの酵素の逸脱．

② 活性化物質の増減による酵素活性の増減.
③ 阻害物質の増減による酵素活性の増減.
④ 酵素産生能の増減.
⑤ 排泄障害に伴う貯留.

4 アイソザイム

同じ基質特異性を有しながら，異なった分子型を有する酵素に対し与えられた名称．分子型の相違は主に物理化学的に調べることができる(電気泳動，クロマトグラフィなど)．酵素の総活性だけでは判断しがたい場合でも，アイソザイム分画でより明確な情報が得られることが多い．

酵素活性の測定

1 酵素反応速度論

「酵素法」(p. 60)を参照．

2 酵素活性単位と測定

1）酵素の単位

① 国際単位(IU)："毎分1マイクロモルの基質を変化させる酵素量"をいう．1961年の国際生化学連合の酵素委員会により，30℃で1 ml の酵素源当りの反応速度で表すことが勧告されているが，現状ではさまざまな温度で測定されている．1国際単位の$1/10^3$(ミリ国際単位，mU)を用い，mU/ml(U/l)で表現されることが多い．

② katal(kat)：毎秒変化する基質のモル数．
③ 慣用単位：種々の測定法で独自な慣用単位が用いられている．
(例) カルメン単位

2）酵素活性 (mU/ml，U/l) の求め方

試料 v ml，最終反応液量 V ml，反応時間 t，その間の基質変化に相当する吸光度の変化 ΔE，モル吸光係数 ε とすると酵素活性は，

$$\frac{\Delta E}{t} \times \frac{1}{\varepsilon} \times \frac{V}{v} \times 10^6 \, \mathrm{mU/m}l \, (\mathrm{U}/l)$$
で，ΔE 以外は一定であり，これをKファクターとよんでいる．

3）酵素活性と温度
① 一般に，ある程度までは温度が上昇するほど活性が上昇する．しかし，一定温度以上になると失活する．

② 温度換算係数：測定温度の異なる活性を比較する場合に，一定温度への換算係数を乗ずる．

4）1点測定法と連続計測法
① 1点測定法(fixed time assay, one point assay)：零次反応下で反応開始(後)一定時間後の基質の減少，または生成物の増加を測定する方法．定点測定法ともいわれる．1検体については時間はかかるが，用手法で多量の検体を処理できる．

② 連続計測法：通常，初速度法，kinetic assay，rate assay などとよばれているもの．零次反応が得られるものはこれを確認しながら，一方，種々の理由で零次反応が得られない場合にはできるだけ $V_{\max}$ に近い初期の反応速度を測定し，酵素活性を求める方法．理論的に望ましい方法であるが，多数検体を処理するには専用装置を必要とする．

5）酵素阻害
1 拮抗型（競合型）

① K_{m} が大きくなる
② $V_{\max}$ は変化しない

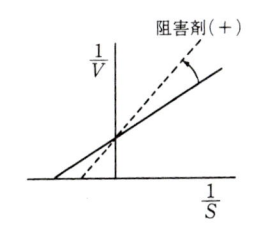

2 非拮抗型

① K_m は変化しない
② V_{max} は低下する

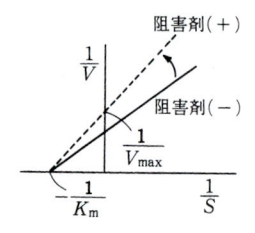

3 混合型

① K_m は大きくなる
② V_{max} は低下する

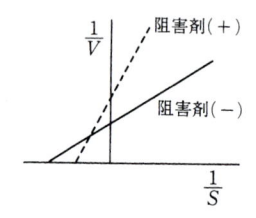

酵素の検査

1 アルカリホスファターゼ(ALP), 酸ホスファターゼ(AcP)

1）生理的意義

① ホスファターゼは，リン酸モノエステルを加水分解する酵素．
② 一般に至適 pH がアルカリ側(pH 8～10 付近)にあるものをアルカリホスファターゼ(ALP)，酸性側(pH 4～6 付近)にあるものを酸ホスファターゼ(AcP)とよぶ．

③ ALPは亜鉛をもつ金属酵素でMg^{2+}で賦活化される．

ⅰ）ALP：ALPは腎の近位尿細管，小腸粘膜，肝の毛細胆管，胎盤などで活性が高い．血清中のALPは正常では主に肝由来のもので，そのほかに骨由来のものが存在する．小児では逆に骨由来が多い．

ⅱ）AcP：前立腺，赤血球，肝，脾などの各組織に広く分布しているが，とくに前立腺に多く含まれている．血清中のAcPは正常ではきわめて活性が弱いが，肝由来，前立腺由来，脾由来である．血清AcPは前立腺癌の際に著明に増加するが，とくに骨に転移がある場合には上昇が著しい．

2）測定法

ALPとAcPの測定法は，緩衝液のpHが異なる以外に原則的には共通である．

●生成する有機アルコール（またはフェノール）を直接比色するか，または発色後測定する方法

① *p*-ニトロフェニルリン酸を基質とする方法

$$p\text{-ニトロフェニルリン酸} \xrightarrow{\text{ホスファターゼ}} p\text{-ニトロフェノール} + \text{リン酸}$$

- 生成した*p*-ニトロフェノールをrate assay法で測定する方法（*p*-ニトロフェニルリン酸法）
- 生成した*p*-ニトロフェノールに水酸化ナトリウムを加えてアルカリ性にすることにより黄色に呈色させて測定する方法（Bessey-Lowry法）

② フェノールフタレインリン酸を基質とする方法

$$\text{フェノールフタレインリン酸} \xrightarrow{\text{ホスファターゼ}} \text{フェノールフタレイン} + \text{リン酸}$$
$$\downarrow \text{アルカリ}$$
赤色（550 nm）

（Huggins法）

③ フェノールフタレインモノリン酸を基質とする方法

$$\text{フェノールフタレインモノリン酸} \xrightarrow{\text{ホスファターゼ}} \text{フェノールフタレイン} + \text{リン酸}$$
$$\downarrow \text{アルカリ}$$
赤色（550 nm）

④ フェニルリン酸を基質とする方法　　　　　（Babson 法）

$$\text{フェニルリン酸} \xrightarrow{\text{ホスファターゼ}} \text{フェノール} + \text{リン酸}$$

フェノール＋4-アミノアンチピリン ──→ 赤色（Kind-King 法）

近年は p-ニトロフェニルリン酸を基質とし，生成する p-ニトロフェノールを rate assay 法で測定する方法が多く用いられている．

1　フェニルリン酸を基質とする方法（Kind-King 法）

〔原　理〕

フェニルリン酸を基質とし，酵素反応により生じたフェノールを 4-アミノアンチピリンと縮合させ，フェリシアン化カリウムで酸化，発色させる．生じた赤色を 500 nm で比色する．

〔試　薬〕

ⅰ）基質：フェニルリン酸

ⅱ）緩衝液
- ALP 用：炭酸緩衝液 pH 10.0（炭酸ナトリウム，炭酸水素ナトリウム）
- AcP 用：クエン酸緩衝液 pH 4.9（クエン酸，水酸化ナトリウム）

ⅲ）標準液：フェノール

〔単　位〕

KA 単位：King-Armstrong 単位（mg フェノール/30 分/dl）

〔本法の長所・短所〕

① 特異性が高い．
② 除蛋白不要．
③ 検体盲検不要．
④ 発色剤を加える反応であるため，rate assay 法ができない．

2　p-ニトロフェニルリン酸を基質とする方法

〔原　理〕

p-ニトロフェニルリン酸を基質とし，酵素反応によって生じた p-ニトロフェノールを rate assay 法で測定する方法．あるいは p-ニトロフェノールをアルカリで黄色とし，410 nm で比色する．比色後，反応液を酸性に戻して血清自身の色を測定し，差し引く（Bessey-Lowry 法）．

〔試　薬〕(Bessey-Lowry 法)
ⅰ) 基　質：p-ニトロフェニルリン酸
ⅱ) 緩衝液 $\begin{cases} \text{ALP 用：グリシン緩衝液 pH 10.5} \\ \text{AcP 用：クエン酸緩衝液 pH 4.9} \end{cases}$
ⅲ) 標準液：p-ニトロフェノール

〔単　位〕
BL 単位：Bessey-Lowry 単位(mmol p-ニトロフェノール/60 分/l)

〔本法の長所・短所〕
① end-point assay(Bessey-Lowry 法)では検体盲検が必要．
② rate assay が可能(検体盲検不要)．
③ 自動化法として採用可能．

〔前立腺由来の AcP(酸ホスファターゼ)の求め方〕
① 前立腺由来のものは L-酒石酸によって，95％程度阻害を受ける性質があるため，反応液中に L-酒石酸を加えて測定し，総活性との差から阻害された活性を求めることにより測定できる．
② 前立腺由来の AcP が他の組織の AcP と抗原性が異なることから，抗原抗体反応を利用して測定する方法(enzyme immunoassay, immunoabsorbent assay, radioimmunoassay)が開発されてきた．

3 酸ホスファターゼ測定法

従来の方法では酵素反応と発色反応の pH が異なるので，酵素反応を停止して pH をアルカリ性にするため，rate assay ができない．酸ホスファターゼに適した測定法として開発された DCNP-P または DCA-P を基質とし，AcP により加水分解されて生じた DCNP または DCAP を 400 nm または 340 nm で測定する方法である．

① 2,6-ジクロロ-4-ニトロフェニルリン酸 $\xrightarrow[\text{pH 5.3}]{\text{AcP}}$
　　(DCNP-P)

　　　H_3PO_4 + 2,6-ジクロロ-4-ニトロフェノール (DCNP)
　　　　　　　　　　　　　　　　　　　　　(400 nm で測定)

② 2,6-ジクロロ-4-アセチルフェニルリン酸 $\xrightarrow[\text{pH 5.4}]{\text{AcP}}$
　　(DCA-P)

　　　H_3PO_4 + 2,6-ジクロロ-4-アセチルフェノール(DCAP)
　　　　　　　　　　　　　　　　　　　　　(340 nm で測定)

3）測定上の注意事項

1 検体の安定性

① ALP：室温，氷室保存で4日くらいまでは血清中のpHが高くなるため，保存により活性が上昇し，以後しだいに低下する．

② AcP：血清分離後，pHが高くなるため，急激に活性低下が生じる．凍結保存あるいは血清1ml当りクエン酸ナトリウム18mgを加えるか，または20%酢酸ナトリウム10μlを加えると，4℃で1週間は安定である．

2 血漿を検体としたとき

① ALP：クエン酸，EDTA，フッ化物，シュウ酸などを抗凝固剤とした血漿は，それらが酵素活性を阻害するため使用できない．

② AcP：抗凝固剤にシュウ酸塩，フッ化物を用いると酵素活性が阻害される．

3 溶血の影響

① ALP：赤血球中には血清の約6倍のALPしか含まれないので，溶血の影響は少ない．

② AcP：赤血球には血清の約100倍量のAcPが存在するため，溶血は正の誤差の大きな原因となる．

4 前立腺の触診，尿道カテーテルの挿入

血清AcPが上昇するので，少なくとも48時間以内の採血は避けるべきである．

4）基準範囲(成人)

〔p-ニトロフェニルリン酸法(JSCC準拠法)〕

(男)　102〜249 U/l

(女)　82〜211 U/l

① ALPの年齢による変化：骨の成長と関係し，小児では成人の約2倍で，思春期には再び2〜3倍と高値となり，以後，急速に低下し，だいたい18歳で成人の値となる．

② ALPの生理的変動：妊婦では妊娠30週以降に胎盤由来のALPが出現し，血清ALPは正常の2〜3倍となり，分娩後2〜3週間で正常に戻る．

③ ALPの血液型による変動：唾液分泌型B型およびO型のヒトは，小腸由来のものが出現するため高値である．とくに脂肪摂取後は2倍に上昇することもある．

5）ALPアイソザイム

① 肝由来，骨芽細胞由来，胎盤由来，小腸由来のほか，肝細胞膜のフラグメント中のALP(高分子ALPとよばれる)，そして免疫グロブリンと結合したALP(臓器由来は明らかではない)の6分画のアイソザイムに分かれる(表K-2)．

表 K-2 血清ALPアイソザイム分画

	ALP_1	ALP_2	ALP_3	ALP_4	ALP_5	ALP_6
泳動位置	α_1または$\alpha_1 \sim \alpha_2$間	α_2	$\alpha_2 \sim \beta$ ブロード	$\alpha_2 \sim \beta$ シャープ	β	$\beta \sim \gamma$
出現する臓器	肝由来	肝由来	骨由来	胎盤由来	小腸由来	免疫グロブリンとの結合

② その他，特殊なアイソザイムとして肺癌患者血清中に見出された腫瘍産生ALP(Reganアイソザイム，Nagaoアイソザイム)がある．

③ 成人では肝由来が，小児では骨芽細胞由来のALPが主分画である．

◨ アイソザイム分画法

寒天，セルロースアセテート膜，ポリアクリルアミドゲルなどを支持体として泳動後，通常ジアゾ化法で染色する．日常検査の支持体としては寒天，セルロースアセテート膜が使われ，酵素染色には5-ブロモ-3-インドリルリン酸 p-トルイジンを基質とする方法で，酵素反応によってインジゴ青の発色が生じる．

ALPアイソザイムは，用いる支持体の分子篩作用によって，アイソザイムの分画数，移動位置が異なることに注意しなくてはならない．

◨ 電気泳動法以外の方法

ALPアイソザイムは，熱や阻害剤(フェニルアラニン，ロイシンなど)，ノイラミニダーゼ処理(ALPの表面に多数のシアル酸が存在すると，ノイラミニダーゼによりこれらが除かれるので，陰電荷が減少して移動度

表 K-3 血清 ALP アイソザイムの性状

	肝由来	骨由来	小腸由来	胎盤由来 Regan type	Nagao type
分子量($\times 10^4$)	18	16	17	13	13
免疫反応性 　抗肝性	‡	‡	−	−	−
抗胎盤性	−	−	+	‡	‡
抗小腸性	−	−	‡	+	?
耐熱性　　56°C，5分	40	20	30	100	100
(残存率%)　65°C，10分	0	0	0	100	100〜80
阻害剤(阻害率%)					
5 mmol/l L-フェニルアラニン	10	10	80	70	90
0.4 mmol/l L-ロイシン	0	0	10	5	50
5 mmol/l L-ホモアルギニン	60	60	20	15	?
ノイラミニダーゼによる電気泳動速度への影響	+	+	−	+	+

が遅くなる)に対する態度がそれぞれ異なるため，その性質を利用してアイソザイムを推定することも，ある程度可能である (表K-3).

(例) 耐熱試験(56°C，5分加温後，残存した ALP 活性をパーセントで表す)：肝性—40%，骨性—20%，小腸性—30%，胎盤性—100%で，骨性が熱にもっとも弱く，胎盤性が熱にもっとも強い．

6) PSA(前立腺特異抗原)

① 前立腺癌マーカーとしての前立腺特異抗原(prostate specific antigen；PSA)が測定されている．PSA は前立腺上皮細胞に局在するので，前立腺肥大症や前立腺癌などで血中総 PSA 濃度が上昇する．

② PSA には，遊離型と結合型(α_1-アンチキモトリプシンと結合したもの)がある．遊離型 PSA／総 PSA 比は，前立腺癌で低いことから，前立腺肥大症との鑑別が可能となる．

7) 臨床的意義

1 ALP

[増加] 骨疾患(くる病，骨軟化症，骨肉腫，癌の骨転移)，肝・胆道疾患(閉塞性黄疸，肝癌，肝膿瘍，胆管炎)，副甲状腺機能亢

進症，ホジキン病，サルコイドーシス，アミロイドーシスなど．

［減少］　壊血病，クレチン症．

［各アイソザイムの増加する場合］　ALP_1—閉塞性黄疸，転移性肝癌，胆道疾患，ALP_2—肝炎，肝硬変，肝癌，薬物中毒性肝炎，ALP_3—骨疾患一般，ALP_4—妊娠後期，癌，ALP_5—肝硬変，肝癌，ALP_6—潰瘍性大腸炎．

④　妊婦血清中にみられる胎盤型 ALP は，シャープなバンドで，腫瘍産生の Regan および Nagao 型 ALP は比較的ブロードなバンドを示す．

2　AcP

［増加］　骨転移性前立腺癌．

〈参考事項〉

＊ p-ニトロフェニルリン酸法による ALP 測定において，日本臨床化学会（JSCC）では EAE（2-エチルアミノエタノール）緩衝液 pH 9.9 を使用するよう勧告している．

2　アミラーゼ

1）生理的意義

唾液腺，膵臓から分泌され，炭水化物の消化酵素としての働きをもつ．これらのアミラーゼの一部は血中に出現し，また分子量が約 55,000 と比較的小さいため，腎の糸球体より濾過されて尿中に排泄される．

①　アミラーゼは，デンプン，グリコーゲン，アミロース，アミロペクチン，デキストリンなどの多糖類の 1-4 または 1-6 グリコシド結合を加水分解する酵素の総称である．

②　アミラーゼは，多糖類に対するそれぞれの作用部位により，α-アミラーゼ，β-アミラーゼ，γ-アミラーゼ，iso-アミラーゼなどがある．

③　このうちヒト血清，尿に存在するアミラーゼは，唾液腺および膵臓由来のアミラーゼで，いずれも α-アミラーゼである．

④　α-アミラーゼ：デンプンあるいはグリコーゲンの 1-4 α-グリコシド結合を不規則に水解し，デキストリンを生成し，さらにこれに働き，

最終的に主としてマルトース,グルコースを生成するアミラーゼである.$1,6-\alpha$ 結合を分解することはできない.

⑤ ヒトアミラーゼの性状:1分子中に少なくとも1当量の Ca^{2+} を含み,Cl^- の存在で活性化される.

2）測定法

原理別に Amyloclastic 法,Saccharogenic 法,Chromogenic 法,酵素法に大別されるが,合成オリゴ糖を基質にした酵素的測定法が90％以上を占めている.

1 Amyloclastic 法

一定量のデンプンにアミラーゼを作用させたあと,残存するデンプン量をヨウ素デンプン反応によって測定する方法(Wohlgemuth 法,Van Loon 法,Caraway 法).

2 Saccharogenic 法

デンプンが加水分解し,生じたマルトースなどの還元性を利用して還元糖量を測定し,ブドウ糖に換算してアミラーゼ値を表す方法.

Somogyi 法:還元糖により Cu^{2+} から Cu^+ に還元し,Nelson 試薬により呈色させ比色定量する方法.

3 Chromogenic 法

色素を結合させた不溶性デンプンを基質とし,α-アミラーゼが作用すると可溶性の色素が遊離してくるので,懸濁している未分解ポリマーを遠心分離後,上清の可溶性色素を比色定量する方法.

ブルースターチ法:青色色素を 620 nm で測定.

4 酵素法

使用されている合成オリゴ糖基質は,無修飾オリゴ糖,還元先端修飾オリゴ糖,非還元末端・還元末端修飾オリゴ糖の3つに大別される.

① 無修飾オリゴ糖:5つのグルコースが α-1,4 結合したマルトペンタオースを基質とする.

ⅰ) $G_5 \xrightarrow{\alpha\text{-アミラーゼ}} G_3 + G_2 \xrightarrow{\alpha\text{-グリコシダーゼ}} 5G$

$G \xrightarrow[\text{ATP ADP}]{\text{HK(ヘキソキナーゼ)}}$ グルコース-6-リン酸(G-6-P)

$$\text{G-6-P} \xrightarrow[\text{NADP} \quad \text{NADPH}]{\text{G-6-PD}} \text{6-リングルコン酸}$$

(生じた NADPH の 340 nm の吸光度増加を測定)

ii)
$$G_5 \xrightarrow{\alpha\text{-アミラーゼ}} G_3 + G_2 \xrightarrow{\text{マルトース} \atop \text{ホスホリラーゼ}} 5\,G$$

$$G + O_2 \xrightarrow{\text{ピラノース} \atop \text{オキシダーゼ}} \text{D-グルコソン} + H_2O_2$$

$$H_2O_2 + 4\text{-アミノアンチピリン} + \text{フェノール} \xrightarrow{\text{ペルオキシダーゼ}} \text{赤色キノン}(550\,nm\,\text{で測定})$$

② 還元末端修飾オリゴ糖:還元末端をパラニトロフェノール(PNP)や2-クロロ-4-ニトロフェノール(CNP)で修飾したオリゴ糖を用いる場合で,オリゴ糖の種類として$G_5 \sim G_7$が用いられる.酵素反応によって遊離したPNPあるいはCNPを405 nmで測定する.

$$\underset{(\text{CNP})}{\text{PNP-}G_5} \xrightarrow{\alpha\text{-アミラーゼ}} \underset{(\text{CNP})}{G_2\text{-PNP}} + \underset{(\text{CNP})}{G_3\text{-PNP}} \xrightarrow{\alpha\text{-グルコシダーゼ}} \underset{(\text{CNP})}{\text{PNP}} + 5\,G$$

③ 非還元末端・還元末端修飾オリゴ糖:還元末端をPNPやCNPで修飾し,非還元末端をもベンジル,3-ケトブチリデン,ベンジリデンなどで修飾する.これは非還元末端が共役酵素として用いるα-GHによる分解を防ぐためである.

p-ニトロフェニル-o-ベンジルマルトペンタオシド(BG5P)法

$$\text{BG5P} \xrightarrow{\alpha\text{-アミラーゼ}} \text{BG3} + 4\text{-ニトロフェニル}\,\alpha\text{-マンノシド}$$

$$4\text{-ニトロフェニル}\,\alpha\text{-マンノシド} + H_2O \xrightarrow{\text{グルコアミラーゼ} \atop \alpha\text{-グルコシダーゼ}} \text{グルコース} + 4\text{-ニトロフェノール}$$

(遊離する4-ニトロフェノールの増加を405 nmで測定)

5 尿アミラーゼ試験紙法

カルボキシメチルスターチはRemazol色素と化学的に結合したものを基質とし,酵素反応によって水溶性の分解産物ができることを利用し

た方法で，尿に試験紙を浸し，3分以内に半定量できる(ヘキストジャパン社のラピグノストアミラーゼ)．

3）測定上の注意事項

1 酵素法での問題点

① 無修飾オリゴ糖を測定する方法では，内因性グルコースの影響を受ける欠点がある．

② 還元末端修飾オリゴ糖である$PNP-G_5$を用いて測定する方法では，共役酵素のα-GHに少し反応するため，ブランク反応の上昇がある．

2 検体の安定性

氷室保存で1～2週間安定，凍結保存では3カ月安定．ただし，電気泳動法によるアイソザイム分画では，主分画が減少し，亜分画の増強が起こる．

3 血漿を検体としたとき

ヘパリン血以外は活性化剤としてのCa^{2+}が除かれるため，低値となる．

4 血清以外の体液アミラーゼ測定

膵液，腸液中にはマルターゼ，その他のオリゴサッカライドを加水分解する酵素が存在するため，Amyloclastic法による測定が望ましく，Saccharogenic法は不適当である．

4）基準範囲

〔酵素法（NADHによる方法）〕

〔血清〕　45～ 85 U/l

〔尿〕　　45～247 U/l

成人の血清アミラーゼ値は性，年齢に比較的影響されない．ただし新生児ではほとんど活性がなく，生後1年で成人の値を示す．

5）アミラーゼアイソザイム

アミラーゼアイソザイムには，唾液由来（S）と膵臓由来アミラーゼ（P）がある．分子量はPが54,000，Sは62,000と56,000で，Sがやや高分子である．

1 電気泳動法

電気泳動法ではSはpre-γ位，Pはfast-γ位（Sより⊖側）に泳動される．ただし，主分画のほかに亜分画が認められることが多い．血中お

よび尿中に両分画ともみられるが，一般に血清ではPに比しSが優位の場合が多く，尿中ではP優位である．

〔アイソザイム分画法〕

セルロースアセテート膜を支持体として電気泳動後(不連続系緩衝液を使う)，泳動面をペースト状にしたブルースターチ上にのせ，37℃，30〜50分保温すれば，アミラーゼバンドが青色に染色される．

2 アミラーゼインヒビター法

試料に小麦インヒビターを加え，室温で30分反応を行うと，Sが80%阻害を受けるのに対し，Pは8%の阻害である．インヒビター未処理および処理した試料をブルースターチ法で活性を測定したのち計算し，S型活性を求める．

3 モノクローナル抗体インヒビター法

S型アミラーゼと選択的に結合する2種類の抗体を組み合わせることにより，P型アミラーゼに対して交差反応を起こすことなく，S型アミラーゼを特異的に阻害するので，P型アミラーゼ活性のみが測定できる．

〈参考事項〉

＊マクロアミラーゼ：血中アミラーゼがなんらかの原因により高分子化したもので，多くは免疫グロブリンとの結合が多い．血清アミラーゼが高いにもかかわらず，尿中アミラーゼが正常であるという場合にみつけられる．

● 基準範囲

〔血清〕

　［P型］　28〜48%
　［S型］　44〜72%

S型は新生児では大人の約1/10で，5歳頃に大人の値となる．P型は生後3カ月までほとんど検出されない．10歳頃に大人の値となる．

〔尿〕

　［P型］　39〜73%
　［S型］　27〜51%

尿中でP型が高いのは，腎における両アイソザイムのクリアランスの相違に基づく．

6）臨床的意義

① 高アミラーゼ血症
  [P型増加]　急性膵炎，慢性膵炎，膵癌など
  [S型増加]　流行性耳下腺炎，アミラーゼ産生腫瘍（肺癌，卵巣癌，骨髄腫など）
  [P型・S型増加]　腎不全，マクロアミラーゼ血症
② 低アミラーゼ血症
  [P型減少]　慢性膵炎（非代償性），膵癌（末期），膵切除後
  [S型減少]　唾液腺摘出，シェーグレン症候群

〈参考事項〉
  ＊血清アミラーゼは急性膵炎の発症後，数時間以内から上昇しはじめ，1～2日でピークに達し，以降減少，6日で元の値に戻る．尿アミラーゼは血清アミラーゼより数時間遅れて増加，比較的長期にわたって異常値を維持する．

3　コリンエステラーゼ

1）生理的意義

コリンエステルをコリンと有機酸に加水分解する酵素で，動物組織にのみ存在する．血清コリンエステラーゼの生理作用についてはまだ不明であるが，コリンエステラーゼは肝で合成され，その合成能はアルブミンの生合成と平行することから，血清アルブミン合成への関与が考えられる．

〔コリンエステラーゼの分類〕

① 真コリンエステラーゼ(true choline esterase，アセチルコリンエステラーゼ)：特異基質としてアセチル-β-メチルコリン，至適基質としてアセチルコリンに作用し，酢酸とコリンに分解する．神経組織，筋肉，赤血球などに存在する．

② 偽コリンエステラーゼ(pseudo choline esterase；pseudo ChE)：特異基質としてベンゾイルコリン，至適基質としてブチリルコリンとアシルコリン類に作用し，有機酸とコリンに分解する．血清，肝，膵，心

臓などに存在する．

臨床検査として日常測定されるものは，血清中の偽コリンエステラーゼである．

2）測定法

コリンエステル $\xrightarrow{\text{コリンエステラーゼ}}$ コリン＋有機酸

測定法には基質の減少，生成されるコリン，そして有機酸を測定する方法に大別される．

1 基質の減少を測定する方法

アセチルコリン(比色法)，ベンゾイルコリン(240 nm の紫外部法)，ブチリルコリン(電極法)．

2 生成した有機酸を測定する方法

pH の低下を pH メータや指示薬の色調変化としてとらえる方法で，指示薬にはフェノールレッド，m-ニトロフェノールが使われる．

（例）フェノールレッド法(高橋-柴田法)．

〔原理〕

アセチルコリンを基質としてコリンエステラーゼを作用させると，酵素反応により酢酸が生成され，溶液の pH 降下が起こる．反応系にあらかじめ pH 指示薬(フェノールレッド)を加えておくと，pH の変動により色調の変化が起こる．これを 570 nm で測定する．作製した検量線より pH を求め，盲検と試料の差 ΔpH を求め，これを単位としてコリンエステラーゼ値とする．反応停止剤にはエゼリンを用いるが，これはアセチルコリンと競合的阻害効果で反応を止める．

3 生成したコリンを測定する方法

合成基質であるアセチルコリン，プロピオニルチオコリン，ブチルチ

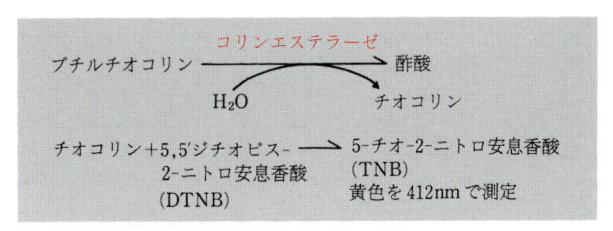

```
                    コリンエステラーゼ
ブチルチオコリン ─────────────→ 酢酸
                    ↘
                   H₂O    チオコリン

チオコリン＋5,5'ジチオビス-  ──→ 5-チオ-2-ニトロ安息香酸
         2-ニトロ安息香酸         (TNB)
         (DTNB)                黄色を412nmで測定
```

オコリンなどを用い，生成されるチオコリンを測定する．

4 酵素的測定法

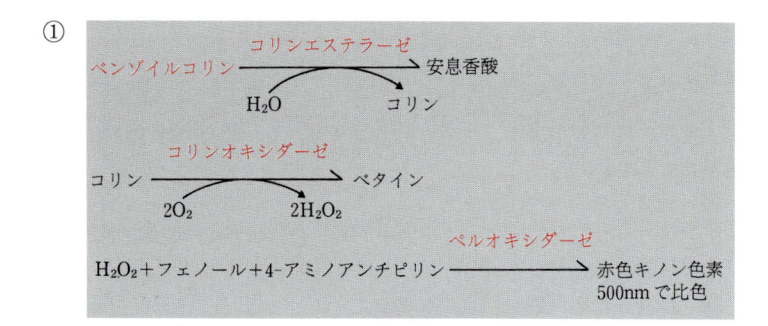

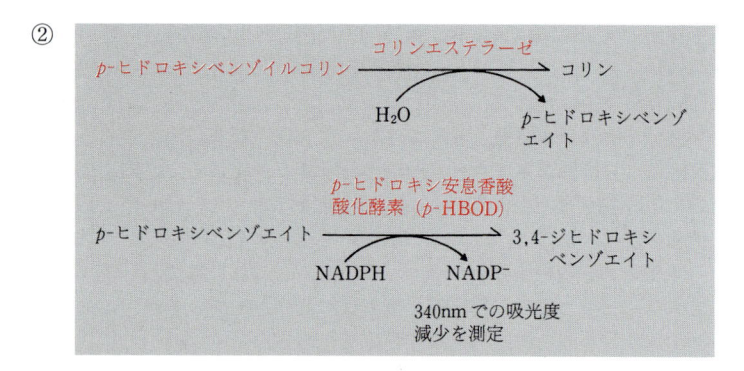

①

ベンゾイルコリン $\xrightarrow[\substack{H_2O}]{\text{コリンエステラーゼ}}$ 安息香酸 + コリン

コリン $\xrightarrow[\substack{2O_2 \quad 2H_2O_2}]{\text{コリンオキシダーゼ}}$ ベタイン

H_2O_2 + フェノール + 4-アミノアンチピリン $\xrightarrow{\text{ペルオキシダーゼ}}$ 赤色キノン色素
500 nm で比色

②

p-ヒドロキシベンゾイルコリン $\xrightarrow[\substack{H_2O}]{\text{コリンエステラーゼ}}$ コリン + p-ヒドロキシベンゾエイト

p-ヒドロキシベンゾエイト $\xrightarrow[\substack{NADPH \quad NADP^-}]{\text{p-ヒドロキシ安息香酸酸化酵素 (p-HBOD)}}$ 3,4-ジヒドロキシベンゾエイト

340 nm での吸光度減少を測定

③

オルソトルイルコリン + H_2O $\xrightarrow{\text{コリンエステラーゼ}}$ オルソトルイル酸 + コリン

コリン + $2O_2$ + H_2O $\xrightarrow{\text{コリンオキシダーゼ}}$ ベタイン + $2H_2O_2$

$2H_2O_2$ + 4-アミノアンチピリン + フェノール $\xrightarrow{\text{ペルオキシダーゼ}}$ 赤色キノン色素 (500 nm で比色)

3) 測定上の注意事項

① 検体の安定性：室温1週間，冷蔵庫2週間，凍結数カ月安定．

② 血漿を検体としたとき：抗凝固剤はヘパリン以外使用できない．Ca^{2+} が除かれるとコリンエステラーゼ活性が低下する．

③ 有機リン剤は強力なコリンエステラーゼ阻害剤であるため，室内散布殺虫剤などによる器具，試料の汚染には十分注意する．

④ 溶血：アセチルコリンを基質とした場合，溶血により血球中のコリンエステラーゼをも測定するため正の誤差となる．ベンゾイルコリン基質を使用すれば，溶血の影響は避けることができる．

4) 基準範囲

〔ベンゾイルコリン酵素法〕 1,000～20,000 IU/l．

5) 臨床的意義

① 低コリンエステラーゼ血症：肝疾患(とくに肝硬変症で顕著)，貧血，有機リン酸中毒(農薬，殺虫剤)，家族性コリンエステラーゼ欠損症，心筋梗塞(1～3日)．

② 高コリンエステラーゼ血症：腎疾患(ネフローゼ)，神経系障害，甲状腺機能亢進症，脂肪肝．

〈参考事項〉

＊通常，偽コリンエステラーゼ(pseudo ChE)は麻酔に用いる筋弛緩剤であるサクシニルジコリンを水解できるが，血清中の ChE の低い遺伝的な pseudo ChE をもつヒトはそれを水解できないため，筋弛緩作用が持続して無呼吸などを引き起こす危険性がある．欧米では麻酔の管理上，pseudo ChE を測定する．

4 クレアチンキナーゼ（CK）

1) 生理的意義

クレアチンキナーゼ(CK)は，骨格筋，脳，心筋に多く含まれており，肝，腎や赤血球には少ない．CK は筋肉の収縮弛緩に必要なエネルギーの補給の役割を果たしている．

CK はエネルギー代謝に関与する酵素で，ATP からのリン酸をクレアチンに転移して，クレアチンリン酸を生ずる．CK は SH 酵素で種々の

チオール剤によって活性化される．

$$\text{クレアチン} + \text{ATP} \underset{\text{pH7.4}}{\overset{\text{pH9.0}}{\rightleftarrows}} \text{クレアチンリン酸} + \text{ADP}$$

この反応は発見者の名にちなんで，Lohmann 反応とよばれている．
生体内では左反応に傾いており，ATP を産生してエネルギー代謝に重要な役割を果たしている．

2）測定法

測定法は大別すると，Lohmann 反応の右反応でクレアチンリン酸，ADP を測定する方法と，左反応でクレアチン，ATP を測定する方法に分類される．

一般に Lohmann 反応の右反応を利用した方法は感度が低く，この点では左反応のほうが優れている．現在，もっとも評価の高い方法は左反応による Rosalki 変法である．

〔ATP を測定する方法（Rosalki 変法）〕

$$\text{ADP} + \text{クレアチンリン酸} \xrightarrow{\text{CK}} \text{ATP} + \text{クレアチン}$$

$$\text{ATP} + \text{グルコース} \xrightarrow{\text{ヘキソキナーゼ}} \text{ADP} + \text{グルコース-6-リン酸}$$

$$\text{グルコース-6-リン酸} + \text{NADP} \xrightarrow{\text{グルコース-6-リン酸デヒドロゲナーゼ}}$$

$$\text{6-ホスホグルコン酸} + \text{NADPH}$$

（NADPH の増加を 340nm で測定）

3）検体取り扱い上の注意

① 検体の安定性：CK は非常に不安定な酵素で，室温，冷蔵庫保存で失活しやすい．ただし，CK が失活しても，測定反応液中に SH 試薬〔N-アセチルシステイン（NAC），ジチオスライトール（DTT），還元型グルタチオン〕が添加されていると完全に活性が回復するので，血清を 4℃で数日間保存しておいても，CK は実際上変化しない．

② 血漿を検体としたとき：CK は Mg^{2+} によって賦活されるため，ヘパリン以外の抗凝固剤の使用は不可能である．

③ 溶血：赤血球のアデニレートキナーゼを含むので正の誤差．

④ 採血条件：筋肉中の CK が運動により血中に逸脱し，高値となる．安静時採血が望ましい．

4）基準範囲

〔Rosalki 法〕

(男) 25〜130 U/l

(女) 20〜120 U/l

男性のほうが高値である．激しい運動後に上昇．

5）CK アイソザイム

CK は2個のサブユニットからなる2量体で，サブユニットはM（骨格筋）型とB（脳）型の2種類がある．そこで BB(CK_1)，MB(CK_2)，MM(CK_3)の3種のアイソザイムが存在する．

〔電気泳動法〕

セルロースアセテート膜や寒天を支持体として電気泳動後，UV 法あるいはテトラゾリウム法で染色すると，陽極側から，CK_1(BB)，CK_2(MB)，CK_3(MM)に分画される．

UV 法：Rosalki 法により生じた NADPH を測定する．

〔テトラゾリウム法〕

テトラゾリウム法では非特異反応がある．

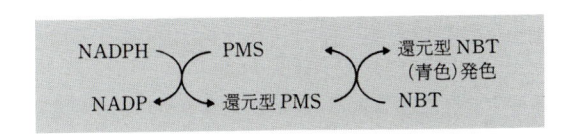

$$NADPH \searrow PMS \qquad \nearrow 還元型 NBT（青色）発色$$
$$NADP \nearrow 還元型 PMS \qquad \searrow NBT$$

〔免疫阻害法〕

ヒト骨格筋に由来する精製 CK-MM 分画を用い，抗ヒト-Mヤギ血清を用いて，Mサブユニットの酵素活性を阻害し，残存するBサブユニット活性を測定する方法．血中に BB 型の出現は非常にまれなので，Bサブユニット活性測定は，すなわち MB 分画の測定である．

〔CK-MB 蛋白定量法〕

イムノアッセイで CK-MB を蛋白量として特異的に測定する方法．

基準範囲：〔電気泳動法〕 MM 94%以上，MB 5%以下，BB 1%以下．

BB 型……脳
MB 型……心筋 } に存在する．
MM 型……心筋と骨格筋

6）CK アイソフォーム（isoform）

CK の亜型をさし，MM_1，MM_2，MM_3，MB_1，MB_2 の存在が明らかにされている．MM_3/MM_1 比は，より心筋梗塞に対する診断的価値が高い．

7）臨床的意義

① 進行性筋ジストロフィ（とくに Duchenne 型），各種筋肉疾患，急性心筋梗塞で上昇する．発作後 4～10 時間で上昇しはじめ，約 16～36 時間でピークに達し，3～6 日で基準範囲に回復する．この変化は AST や LD の変化に比べ，きわめて速い．CK のみならず CK-MB 測定は感度，特異度の面から心筋梗塞の診断上欠かせない項目である．

② CK 結合性免疫グロブリン（マクロ CK）：CK-BB は IgG と，CK-MM とミトコンドリア CK には IgA との結合が多く認められ，消化器系の癌に多く出現する．

ミトコンドリア CK：細胞上清の CK とは別に，ミトコンドリアにも CK が存在する．ミトコンドリア CK は CK_3 の陰極側に泳動される高分子で，悪性腫瘍に出現するところから，腫瘍マーカーとされている．

〔急性心筋梗塞の診断基準〕（WHO の提案）

① 心電図上，単相性 ST 上昇とその後の QRS 変化が認められるとき．
② 血清中の心筋梗塞（CK, LD）活性上昇とその経時的変動が認められるとき．
③ CK, MB 活性の典型的上昇が認められるとき．

〈参考事項〉

＊1　心筋細胞傷害を診断するマーカーとして，筋原線維を構成するミオシン軽鎖，トロポニン T，トロポニン I がある．

＊2　CK-BB は，新生児において新生児仮死と脳障害の推定に用いられる．

＊3　血中トロポニン T は横紋筋の収縮器官を構成する筋原線維蛋白の 1 つで，発作後約 3 時間で有意に上昇する（分子量 37,000）．

5 トランスアミナーゼ（AST，ALT）

1）生理的意義

① トランスアミナーゼとは，アミノ酸と α-ケト酸との間にアミノ基の転移反応を触媒する転移酵素の総称．動植物界に主なものでも16種類存在する．このうち臨床上重視されているのは，グルタミン酸オキサロ酢酸トランスアミナーゼ（GOT）およびグルタミン酸ピルビン酸トランスアミナーゼ（GPT）である．

国際酵素委員会では，GOT，GPT を AST，ALT とよぶことを推奨している．

GOT ⟶ aspartate aminotransferase（AST）
GPT ⟶ alanine aminotransferase（ALT）

② この両酵素はいずれもピリドキサルリン酸（ビタミン B_6 誘導体）を補酵素とする．

■ ホロ酵素とアポ酵素

① ピリドキサルリン酸をもつ酵素はホロ酵素といい，酵素活性を示す．

② ピリドキサルリン酸をもたない酵素はアポ酵素といい，酵素活性を示さない．

③ アポ酵素のホロ酵素への再構成は，ピリドキサルリン酸を血清に直接添加することによりなされる．

ピリドキサルリン酸添加後の活性 − ホロ酵素活性 ＝ アポ酵素活性
（総酵素活性）

❷ AST

L-アスパラギン酸 ＋ α-ケトグルタル酸 $\xrightleftharpoons{\text{AST}}$ オキサロ酢酸 ＋ L-グルタミン酸

❸ ALT

L-アラニン ＋ α-ケトグルタル酸 $\xrightleftharpoons{\text{ALT}}$ ピルビン酸 ＋ L-グルタミン酸

❹ AST，ALT の臓器分布

トランスアミナーゼは人体のほとんどすべての組織に分布している．

① AST は，心筋，肝，骨格筋，腎に比較的多く分布し，ALT はと

くに肝にずばぬけて多く、ついで腎，心筋である．

② AST，ALT はいわゆる逸脱酵素で，組織の崩壊ないし炎症による膜の透過性の亢進があれば血中に逸脱し，血中の酵素活性が上昇する．

2）測定法

標準法とされているのは Karmen 法であり，しかも自動分析機では Karmen 法の改良法による紫外部法が主流となっている．

1 紫外部法(Karmen 法)

〔AST〕オキサロ酢酸＋NADH＋H$^+$ $\xrightarrow{\text{MDH}}$ リンゴ酸＋NAD$^+$

〔ALT〕ピルビン酸＋NADH＋H$^+$ $\xrightarrow{\text{LD}}$ 乳酸＋NAD$^+$

AST 測定を例にとる（図K-I）．血清に緩衝液（0.2 M リン酸カリウム緩衝液 pH 7.4），基質（アスパラギン酸），MDH，NADH の混合液を加え，予備加温する．これは血清に存在する NADH を消費するピルビン酸，LD の妨害を除くためである．NADH の減少が止まったところで α-ケトグルタル酸を加え，その後の吸光度減少を 340 nm で経時的に追跡する．

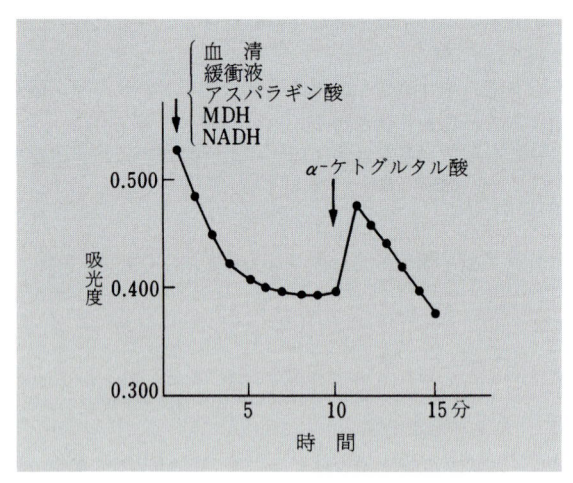

図 K-I AST 活性値の測定（Karmen 法による）

2 ライトマン・フランケル(Reitman-Frankel)法

酵素反応により生じたオキサロ酢酸(きわめて不安定であるため反応中に分解してピルビン酸となる)，またはピルビン酸を2,4-ジニトロフェニルヒドラジンと反応させてヒドラゾンを生成させ，アルカリ性にしてキノイド型(赤褐色)にして発色させ505 nmで比色する．

3 ピルビン酸オキシダーゼ(POP)を用いる比色法

オキサロ酢酸 $\xrightarrow{\text{オキサロ酢酸脱炭酸酵素}}$ ピルビン酸

ピルビン酸 + O_2 + $HOPO_3^{2-}$ $\xrightarrow{\text{POP}}$ アセチル酢酸 + CO_2 + H_2O_2

H_2O_2 + 4-アミノアンチピリン + フェノール $\xrightarrow{\text{ペルオキシダーゼ}}$
　　　　　　　　　　　　赤色キノン色素 (500 nmで測定)

4 グルタミン酸の測定

グルタミン酸 + NAD $\xrightarrow{\text{グルタミン酸デヒドロゲナーゼ(GLD)}}$ α-ケトグルタル酸
　　　　　　　　　　　+ NH_3 + NADH (340 nmの吸光度増加を測定)

3) 検体取り扱い上の注意

① 検体の安定性：一般にASTは比較的安定であり，冷蔵庫で1～2週間，凍結保存で1カ月間安定．ALTはASTに比べやや不安定で，冷蔵庫で1週間，凍結保存で2～3週間である．

② 溶血：赤血球中のAST活性は，血清に比し約数十倍であるから，溶血検体はASTでは正の誤差となる．ALTは比較的影響が少ない．

4) 基準範囲(成人)

〔JSCC勧告法 (37℃)〕
　　〔AST〕　10～30 IU/l
　　〔ALT〕　5～42 IU/l
〔IFCC勧告法 (ピリドキサルリン酸，37℃)〕
　　〔AST〕　11～55 IU/l
　　〔ALT〕　10～60 IU/l

5) ASTアイソザイム

ASTには2種のアイソザイムがある．細胞上清分画のAST(AST-s)と，ミトコンドリア分画に存在するAST(AST-m)である．

AST-mはAST-sに比べ血中に遊出しにくく，半減期が短い．健常者

のASTのうち15〜30%がAST-mである．

6）臨床的意義

① ASTの上昇：急性心筋梗塞，急性肝炎，その他筋肉疾患．AST-mは肝，胆道疾患と心筋梗塞などの細胞破壊や壊死を伴った疾患においてその重篤，予後の判定に役立つ．肝炎でAST-m，AST-m/total ASTの上昇する症例は劇症肝炎や重篤な肝炎に多く，予後が悪い．

② ALTの上昇：急性肝炎（心筋梗塞や筋肉疾患ではあまり上昇しない）．

③ アポ酵素の増加：ビタミンB_6欠乏症，人工透析，肝癌，アルコール性肝障害など．

6 γ-グルタミルトランスペプチダーゼ（γ-GT）

1）生理的意義

γ-GTは，γ-グルタミルペプチドをγ-グルタミル基とペプチド鎖に加水分解するとともに，γ-グルタミル基を種々のアミノ酸やペプチドに転移させる作用をもつ転移酵素である．γ-GTは細胞膜に強く結合した内在性の糖蛋白である．その生理作用はまだ明らかではないが，グルタチオンなどのペプチドの生成および分解に関与しているものと考えられている．腎にもっとも多く，ついで膵臓に，さらに肝臓，血清，尿，血球などに存在する．

2）測定法

種々の合成基質（γ-グルタミル-α-ナフチルアミド，γ-グルタミル-β-ナフチルアミド，γ-グルタミル-p-ニトロアニリド，γ-グルタミル-3-カルボキシ-4-ニトロアニリドなど）を用いる方法が考案されている．いずれの方法でも，受容体にグリシルグリシンを用いている．

① γ-グルタミル-p-ニトロアニリドを基質とする方法（Orlowski法）

γ-グルタミル-p-ニトロアニリド＋グリシルグリシン $\xrightarrow{\gamma\text{-GT}}$

$\qquad \gamma$-グルタミル-グリシルグリシン＋p-ニトロアニリン（黄色）
$\qquad\qquad\qquad\qquad\qquad\qquad\qquad\qquad\downarrow$
$\qquad\qquad\qquad\qquad\qquad\qquad\qquad\qquad$ 410 nm で比色定量

② γ-グルタミル-β-ナフチルアミドを基質とする方法

γ-グルタミル-β-ナフチルアミド＋グリシルグリシン $\xrightarrow{\gamma\text{-GT}}$

$\qquad\qquad \gamma$-グルタミル-グリシルグリシン＋β-ナフチルアミン

生成したβ-ナフチルアミンにp-ジメチルアミノシンナムアルデヒドを加えて赤色に呈色させ，540 nm で比色する．

③ γ-グルタミル-3-カルボキシ-4-ニトロアニリドを基質にする方法（IFCC 勧告法）

$\qquad \gamma$-グルタミル-3-カルボキシ-4-ニトロアニリド

$\qquad\qquad\qquad\qquad\qquad\qquad\qquad\qquad$＋グリシルグリシン

$\xrightarrow{\gamma\text{-GT}} \gamma$-グルタミル-グリシルグリシン

$\qquad\qquad\qquad\qquad$＋5-アミノ-2-ニトロベンゾイト（黄色）

3）測定上の注意事項

① 検体の安定性：血清γ-GT は冷蔵庫で約 1 カ月，尿γ-GT は 4℃で 10 日間は安定であるが，凍結保存では著しく活性が低下．

② 基質：γ-グルタミル-p-ニトロアニリドは難溶性であるが，γ-グルタミル-3-カルボキシ-4-ニトロアニリドは水溶性である．

4）基準範囲

〔血清〕　　　　　　　　　　〔尿〕
(男)　6～28 mU/ml (25℃)　　27.6±16.1 U/日
(女)　4～18 mU/ml (25℃)　　23.0±14.1 U/日

長期にわたる飲酒者は高値である．

5）臨床的意義

① 血清：肝胆道系疾患に特異性が高く，閉塞性黄疸，原発性胆汁性肝硬変症，原発性および転移性肝癌で著しく上昇する．

② 尿：腎に由来するもので，各種腎疾患，薬物の腎障害で上昇．

7　乳酸デヒドロゲナーゼ（LD）

1）生理的意義

①　乳酸デヒドロゲナーゼ（LD）は，解糖系で生ずるピルビン酸と乳酸との間の酸化還元反応を触媒する酵素である．反応には，補酵素としてNAD‐NADH系を必要とする．

$$\begin{array}{c} CH_3 \\ C=O \\ COO^- \end{array} + NADH + H^+ \underset{pH\ 9.5\sim10.0}{\overset{pH\ 6.0\sim8.5\ \ LD}{\rightleftarrows}} \begin{array}{c} CH_3 \\ H-C-OH \\ COO^- \end{array} + NAD^+$$

ピルビン酸　　　　　　　　　　　　　　　　　　　　乳酸

②　LDは全身の細胞に存在しているが，とくに心筋，肝，骨格筋，腎に多く分布し，また赤血球，血小板にも血漿よりかなり多く存在する．正常血清のLDは主として赤血球由来のものであるが，他の組織から逸脱したLDも含まれる．総LD活性のみでは臓器特異性という面での有用性にやや欠けるが，LDアイソザイム分画（表k-4, p.258参照）を行うことにより十分補うことができる．

2）測定法

ピルビン酸を基質とする方法と，乳酸を基質とする方法に大別され，さらにそれぞれの方法につき，紫外部法と比色法がある．これらのなかでもっとも基本的な測定法は，紫外部法のWróblewski-LaDue法である．

1　ピルビン酸基質法

ピルビン酸＋NADH＋H$^+$ $\xrightarrow{pH7.5}$ 乳酸＋NAD$^+$

①　NADHの減少を340 nmで測定する方法（Wróblewski-LaDue法）．

②　酵素反応で減少したピルビン酸を2,4-ジニトロフェニルヒドラジンでヒドラゾンとして測定する方法（Cabaud-Wróblewski法）．

2 乳酸基質法

$$乳酸 + NAD^+ \xrightarrow{pH\ 10.0} ピルビン酸 + NADH + H^+$$

① NADH の増加を 340 nm で測定する方法.
② 酵素反応で生じたピルビン酸を, 2,4-ジニトロフェニルヒドラジンでヒドラゾンとして測定する方法.
③ NADH の増加を還元型水素受容体(PMS-テトラゾリウム塩)で比色測定する方法(LD アイソザイムの項参照).

日本臨床化学会では, 乳酸を基質とする方法を採用している.

〔NAD と NADH の紫外部吸収〕

NADH は 340 nm に特有な吸収をもつが, NAD は吸収を示さない(図 K-2). そこで酵素反応によって生じる NADH の減少, あるいは増加を 340 nm で測定することにより, 間接的に LD 活性を求めることができる.

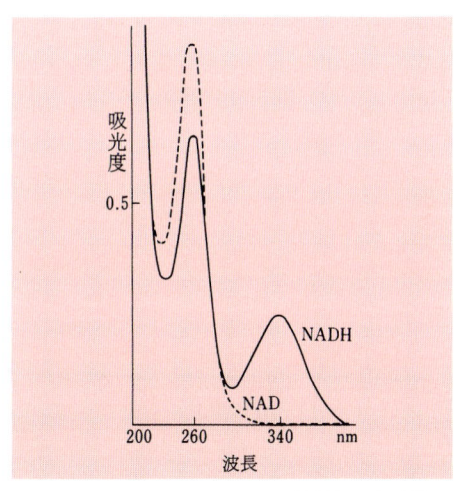

図 K-2 NAD と NADH の紫外部吸収曲線

3）検体取り扱い上の注意

① 検体の安定性：室温保存なら1週間安定，$-40 \sim -80°C$の凍結保存も可．LDはアイソザイムにより安定性が異なり，一般にH型が安定でM型が失活しやすい．とくに$4°C$，$-20°C$保存ではLD_4，ついでLD_5が失活しやすい．LD_1は比較的安定である．

② 採血条件：全血のまま室温に放置すると，赤血球中からLDが逸脱するので，採血後はすみやかに血清分離をする．

③ 溶血：赤血球内LD活性は血清に比べると160倍高値なため，溶血で大きな正の誤差となる．

4）基準範囲

〔Cabaud-Wróblewski法〕 50〜400 Wróblewski 単位（25〜190 U/l）
〔Wróblewski-LaDue法〕 100〜600 Wróblewski 単位（48〜288 U/l）

　＊Wróblewski単位：血清1 mlにつき，1分間に340 nmの吸光度が0.001
　　　　　　　　　減少するとき1単位とする．

5）LDアイソザイム

LDにはH型とM型の2種のサブユニット4個から構成される5種類のアイソザイムがある（表K-4）．Hは好気性サブユニット，Mは嫌気性サブユニットである．電気泳動法で，陽極側からLD_1，LD_2，LD_3，LD_4，LD_5と命名されている．

表 K-4　LDアイソザイム

	サブユニット	基準範囲
LD_1	HHHH	21〜33％
LD_2	HHHM	36〜46
LD_3	HHMM	23〜32
LD_4	HMMM	1〜 6
LD_5	MMMM	0〜 5

臓器によりこれらのアイソザイムの比率が異なり，心筋ではLD_1が多く，肝および骨格筋ではLD_5が多い．

1 アイソザイム分画法

寒天またはセルロースアセテート膜を支持体として電気泳動後，酵素染色を行う．

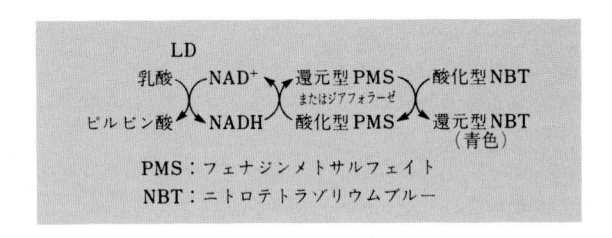

```
        LD
乳酸 ⟶ NAD⁺     還元型PMS      酸化型NBT
       ╳         またはジアフォラーゼ ╳
ピルビン酸 ⟵ NADH    酸化型PMS      還元型NBT
                                  （青色）
PMS：フェナジンメトサルフェイト
NBT：ニトロテトラゾリウムブルー
```

2 異常分画パターン

① LDサブユニット欠損症：HまたはMサブユニットが遺伝的に欠落し，LD_1またはLD_5のみしかみられない完全なホモ欠損症．

［Hサブユニット欠損症］ 重篤な症状はみられない．

［Mサブユニット欠損症］ 運動後のミオグロビン尿を主訴とし，CK, AST が著増する．

② LDサブユニット変異：H′, M′バリアントといわれ，点突然変異によりアミノ酸組成の異なったサブユニットが合成されるので，正常のサブユニットとの組み合わせで複数のバンドが形成される．臨床的には無症状．

③ LD結合性免疫グロブリン：LDと免疫グロブリンの特異的な複合体．肝疾患，悪性腫瘍，循環器疾患などでみられるが，健常者でもみられる（0.08%）．

6）臨床的意義

① 血清LDの上昇は，生体内いずれかの組織，臓器の損傷を意味し，とくに心筋梗塞，悪性腫瘍，肺疾患，溶血性疾患や筋ジストロフィで活性の上昇が著しい．

② アイソザイム分画においては，心筋梗塞では$LD_{1,2}$，肝疾患では$LD_{4,5}$が高値を示す．

8 ロイシンアミノペプチダーゼ（LAP）

1）生理的意義

① ロイシンアミノペプチダーゼ（LAP）は，N末端にロイシンをもつペプチドを末端から切断する酵素．ほかのアミノ酸残基にも働く比較的特異性の低いペプチダーゼである．

② 血清中に遊離するアミノペプチダーゼには次の3種類がある．

ⅰ）細胞の上清分画に局在するZn含有アミノペプチダーゼ〔aminopeptidase(cytosol)，true LAP，可溶性アミノペプチダーゼ〕：急性肝炎，感染性単核球症，リンパ腫，一部の白血病などで上昇．

ⅱ）ミクロソーム分画に局在するZn含有アミノペプチダーゼ〔aminopeptidase(microsomal)，アリルアミダーゼ，clinical LAP〕：胆汁うっ滞，肝癌などで上昇．

ⅲ）リソソーム（胎盤合胞体層）に局在するシスチンアミノペプチダーゼ（cystine aminopeptidase；CAP）：妊娠で上昇．

③ 血清LAPはMg^{2+}あるいはMn^{2+}で活性化される．至適pHは6.5〜7.5である．

④ LAPの生理作用はまだ不明な点が多いが，消化作用，アミノ酸代謝に関連していると考えられている．LAPは広く生体中に分布するが，とくに腎，膵，脾，腸粘膜，肝，脳，胃，横紋筋，前立腺，卵巣などで活性が高い．

2）測定法

従来Goldbarg法がもっとも広く用いられていたが，近年ではL-ロイシル-p-ニトロアニリドや，L-ロイシルアミドを基質とする方法で，しかもrate assay法が用いられるようになった（表K-5）．

① L-ロイシル-β-ナフチルアミドを基質とする方法

$$\text{L-ロイシル-}\beta\text{-ナフチルアミド} + H_2O \xrightarrow{\text{LAP}} \text{L-ロイシン} + \beta\text{-ナフチルアミン}$$

L-ロイシル-β-ナフチルアミドを基質とし，酵素反応で生じたβ-ナフチルアミンを，亜硝酸ナトリウムでジアゾ化し，N（1-ナフチル）エチレンジアミン塩酸をカップルさせ，生じたアゾ色素を570 nmで測定する（Goldbarg法）．

表 K-5 基質の違いによる反応性

基　質	可溶性アミノペプチダーゼ	アリルアミダーゼ	シスチンアミノペプチダーゼ
L-leucyl-p-nitroanilide	−	++	++
L-leucyl-3-carboxy-4-hydroxyanilide	−	++	−
L-leucylamide	++	+	+

② L-ロイシル-p-ニトロアニリドを基質とする方法

$$\text{L-ロイシル-}p\text{-ニトロアニリド}+\text{H}_2\text{O} \xrightarrow{\text{LAP}} \text{L-ロイシン}+p\text{-ニトロアニリン}$$

L-ロイシル-p-ニトロアニリドを基質とし,酵素反応で生じたp-ニトロアニリンの黄色を 410 nm で測定する.rate assay が可能.

③ L-ロイシルアミドを基質とする方法

$$(\text{L-ロイシルアミド}+\text{H}_2\text{O} \xrightarrow{\text{LAP}} \text{L-ロイシン}+\text{アンモニア})$$

〔アンモニアを測定する方法〕

$$\text{アンモニア}+2\text{-オキソグルタル酸}+\text{NADPH} \xrightarrow{\text{グルタミンデヒドロゲナーゼ}} \text{グルタミン酸}+\text{NADP}^++\text{H}_2\text{O}$$

(340 nm の吸光度減少を測定)

〔L-ロイシンを測定する方法〕

$$\text{L-ロイシン}+\text{NAD} \xrightarrow{\text{ロイシンデヒドロゲナーゼ}} 2\text{-オキソイソカプロン酸}+\text{NH}_3+\text{NADH}$$

(340 nm の吸光度増加を測定)

3）測定上の注意事項

① L-ロイシル-β-ナフチルアミド,L-ロイシル-p-ニトロアニリドを基質とすると AA(アリルアミダーゼ)および CAP(シスチン-アミノペプチダーゼ)を測定しており,L-ロイシルアミドを基質とすると LAP をも測定している(表K-5).L-ロイシルアミドを用いたとき,肝炎,悪性リンパ腫,白血病などで高値をとる傾向がある.

② 検体の安定性：室温で1日，4℃で1週間，凍結保存で3ヵ月安定.
③ 血漿を検体とした場合：LAPはMgやMnで活性化されるので，ヘパリン以外の抗凝固剤は，LAP活性を阻害するため使用できない．

4）基準範囲

〔L-ロイシル-4-ニトロアンリド法〕
  (男)　40〜520/l
  (女)　31〜430/l
〔L-ロイシルアミド法〕
  (男)　21〜43 U/l
  (女)　20〜32 U/l

5）臨床的意義

［上昇］　①肝外胆汁うっ滞……閉塞性黄疸(胆管癌，膵頭部癌，総胆管結石など)，②肝内胆汁うっ滞(細胆管性肝炎，原発性胆汁性肝硬変)，③妊娠．

＜注意事項＞

＊LAPはALP，γ-GTとほぼ平行するが，LAPが骨疾患で上昇しない点でALPと，飲酒によって上昇しない点でγ-GTと異なる．

9　リパーゼ

血中には膵リパーゼのほか，リポ蛋白リパーゼ，ホルモン感性リパーゼが存在する．血中で測定されるのは膵リパーゼである．

1）生理的意義

リパーゼは中性脂肪に作用して，グリセリンと脂肪酸に分解する酵素である．ヒトではほとんど膵に局在するため膵疾患の診断に有用である．

2）測定法

チェリー・クランダル (Cherry-Crandall) 法 (オリーブ油を基質とし，酵素反応によって生じた脂肪酸量を測定する) が古典的な方法．現在は比濁法〔トリオレイン＋2H$_2$O $\xrightarrow{\text{リパーゼ}}$ モノグリセリド＋遊離脂肪酸(2分子)〕や比色法 (α-ナフチルパルミチン酸を基質とし酵素反応により遊離する α-ナフトールを fast violet B で発色し比色定量する方法．

〔脂肪酸のβ酸化系を利用した酵素法〕

1,2-ジリノレオイルグリセロール＋H₂O $\xrightarrow{\text{リパーゼ}}$

   2-リノレオイルグリセロール＋リノール酸（R-COOH）

R-COOH＋6CoA＋5O₂＋5NAD $\xrightarrow[\text{HDT, ATP}]{\text{アシル CoA シンセターゼ}\\\text{アシル CoA オキシダーゼ}}$

  D-3-ヒドロキシカプロイル-CoA＋5H₂O₂＋アセチル-CoA＋
               5NADH₂

（HDT：2-エノイル-CoA-ヒドラクターゼ，3-ヒドロキシアシル-CoA-デヒドロゲナーゼ，3-ケトアシル-CoA チオラーゼ複合酵素）

3）臨床的意義
急性膵炎の診断に有用．

10 レシチン・コレステロール・アシル・トランスフェラーゼ（LCAT）

1）生理的意義
① **LCAT**（lecithin cholesterol acyltransferase）：遊離コレステロールのエステル化反応にあずかる酵素．

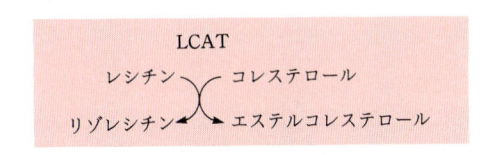

```
        LCAT
レシチン ───→ コレステロール
        ╳
リゾレシチン ←── エステルコレステロール
```

② エステル型コレステロールの大部分は，HDL 内に取り込まれ，アポ E レセプターを介して肝臓に取り込まれるので，LCAT は末梢組織から肝臓へのコレステロール逆転送に重要な役割を果たしている．

2）臨床的意義
急性肝炎，肝硬変で低下（肝実質障害の鋭敏な指標）．

11 [関連必要項目] モノアミンオキシダーゼ, アルドラーゼ, α-HBD, 尿中酵素-NAG

1) モノアミンオキシダーゼ(MAO)

1 生理的意義

チラミン, カテコールアミン, インドールアミンなどのモノアミンを酸化する酵素で, すべての臓器に存在する.

2 測定法

アリルアミン + O_2 + H_2O $\xrightarrow{MAO}$ アクロレイン + NH_3 + H_2O_2

H_2O_2 + MCDP $\xrightarrow{POD}$ メチレンブルー

(666 nm で測定)

(MCDP : 10-N-methylcarbamoyl-3,7-dimethylamino-10H-phenothiazine)

3 臨床的意義

肝硬変における活性上昇は, 肝線維化の診断に有用である.

2) アルドラーゼ

1 生理的意義

解糖系で働く酵素で, 通常は, ⅰ)の反応を触媒するが, 同時にⅱ)の反応も触媒する作用をもつことが知られている.

ⅰ) 果糖1,6-2リン酸 $\xrightarrow{アルドラーゼ}$ ジヒドロキシアセトンリン酸 +
   (F1,6-P)   D-グリセロアルデヒド-3-リン酸

ⅱ) 果糖-1-リン酸 $\xrightarrow{アルドラーゼ}$ ジヒドロキシアセトンリン酸 +
   (F1-P)   D-グリセロアルデヒド

アルドラーゼには, A, B, Cの3つのアイソザイムがある. A型は骨格筋, 心筋, 腸, 血球, B型は肝, 腎, C型は脳, 脊髄に分布する.

2 測定法

Sibley-Lehninger 法(F1,6-P より生じた D-グリセロアルデヒド-3-リン酸をアルカリで加水分解し, トリオースとし, 2,4-ジニトロフェニルヒドラジンでヒドラゾン発色させる方法), 紫外部法(F1,6-P を基質とし, 酵素反応により生じた D-グリセロアルデヒド-3-リン酸をトリオースリン酸イソメラーゼでジヒドロキシアセトンリン酸とする. さら

にNADH存在下で,グリセロール-3-リン酸デヒドロゲナーゼを作用させると,α-グリセロリン酸とNADが生じる.NADHの340 nmの吸光度減少をみる)が一般的である.

3 臨床的意義

アルドラーゼは筋肉中に大量に含まれているため,進行性筋ジストロフィや急性心筋梗塞,急性肝炎ほか悪性腫瘍でも上昇する.

3) α-HBD(α-ヒドロキシ酪酸デヒドロゲナーゼ)

1 生理的意義

HBDは心筋,腎,赤血球に分布しており,LD_1とほぼ同意義に用いられる.

2 測定法

Rosalki法(紫外部法)

$$\alpha\text{-ケト酸} + NADH + H^+ \xrightarrow{HBD} \text{ヒドロキシ酪酸} + NAD$$
↳ 340 nmの吸光度減少の測定

3 臨床的意義

心筋梗塞に対して特異的に上昇する.

4) 尿中酵素(NAG)

正常ヒト尿中にも約30種近くの酵素が存在し,病的状態時にのみ出現する酵素も合わせると,30種以上に及ぶ.NAG ($\beta\text{-}N\text{-acetyl-}D\text{-glucosaminidase}$), γ-GT (γ-glutamyltranspeptidase), ALP (alkaline phosphatase), AAP (alanine aminopeptidase)などがあるが,広く測定されているのはNAGである.

NAGは近位尿細管細胞内のリソソームに存在し,γ-GT, ALP, AAPは近位尿細管細胞表面の刷子縁に存在する.これらの酵素はいずれも血中にも存在するが,尿中に出現するのは近位尿細管由来のものである.アミラーゼも尿中に存在するが,これは血中と由来が同じである.

1 生理的意義

NAGは糖質分解酵素の1つで,$N\text{-アセチル-}\beta\text{-}D\text{-グルコサミニド}$を加水分解して,$N\text{-アセチル-}D\text{-グルコサミン}$にする酵素である.

2 測定法

sodio-m-cresolsulfophthaleinyl NAGを基準とし,酵素反応によっ

て遊離する m-cresolsulfophthalein を比色定量．

3 臨床的意義

糖尿病性腎症の早期診断，腎移植後の拒絶反応のチェック，薬物の腎毒性の指標．

〈参考事項〉

*1 血清グアナーゼは，グアニンをキサンチンとアンモニアに分解する酵素である．血清グアナーゼ活性の測定は，肝機能検査として臨床的に有用である．

*2 アデノシンデアミナーゼ(ADA)は核酸およびその誘導体のアミノ基を水酸基で置換し，

[化学反応式: アデノシン (NH₂基を持つプリン環＋リボース) + H₂O → イノシン (OH基を持つプリン環＋リボース) + NH₃]

を触媒する酵素である．近年，血清(漿) ADA の欠乏と免疫不全との関連が話題になっている．

*3 アミノグリコシド系(ゲンタマイシンなど)抗生物質は，腎毒性で尿細管障害を起こしやすいので，そのチェックに尿中 NAG の測定が行われる．

セルフ・チェック

A 次の文章で正しいものに○，誤っているものに×をつけよ

( ) 1. クレアチンキナーゼは酸化還元酵素である
( ) 2. 大人では骨由来，子供では肝由来が血清アルカリ性ホスファターゼの主たる由来である
( ) 3. 前立腺由来の酸ホスファターゼは L-酒石酸でまったく阻害されない
( ) 4. 流行性耳下腺炎で血清アミラーゼが上昇する
( ) 5. マクロアミラーゼでは血中のみならず尿中のアミラーゼも高値である
( ) 6. 肝硬変症ではコリンエステラーゼは低下する
( ) 7. 有機リン剤は強力なコリンエステラーゼの活性化剤である
( ) 8. クレアチン+ATP $\rightleftharpoons$ クレアチンリン酸+ADP の反応をローマン反応という
( ) 9. ミトコンドリア CK は悪性腫瘍に出現するところから，腫瘍マーカーとされる
( ) 10. CK-MB は心筋梗塞の発作時に上昇する
( ) 11. γ-GT の基質，γ-グルタミル-3-カルボキシ-4-ニトロアニリドは難溶性である
( ) 12. LD の反応には補酵素として FAD$\longrightarrow$FADH 系を必要とする
( ) 13. LD アイソザイムのうち，$-20°C$ 保存では LD_1 が一番失活しやすい

A 1-×（転移酵素），2-×（大人→肝，子供→骨），3-×（阻害される），4-○，5-×（尿中は正常），6-○，7-×（阻害剤），8-○，9-○，10-○，11-×（水溶性），12-×（NAD—NADH 系），13-×（LD_4）

( ) 14. L-ロイシル-p-ニトロアニリドを基質とした場合 CAP はまったく反応しない
( ) 15. 閉塞性黄疸では LAP は高値となる
( ) 16. aspartate aminotransferase とは GPT のことをさす
( ) 17. 健常者で AST-m は AST の 15〜30％を占める
( ) 18. リパーゼは急性膵炎の診断に有用である
( ) 19. 肝硬変症では MAO がコリンエステラーゼと同様に低下する
( ) 20. 尿中 NAG は近位尿細管細胞内のライソゾームに存在する

B

1. 酸化還元酵素はどれか
① アミラーゼ
② ペプシン
③ ヘキソキナーゼ
④ ウリカーゼ
⑤ リパーゼ

2. 酵素の基本的性質について誤っているのはどれか．2 つ選べ
① かかわる反応の活性化エネルギーを下げる
② かかわる反応の平衡定数を小さくする
③ かかわる反応の反応速度を速める
④ K_m 値が大きいほど基質との親和性は大きい
⑤ 基質と補酵素を必要とする場合，通常，補酵素に対する K_m 値のほうが小さい

14-×（反応する），15-○，16-×（GOT），17-○，18-○，19-×（上昇），20-○

B 1-④，2-②，④

3. ラインウィーバー・バークの図の説明で正しいのはどれか

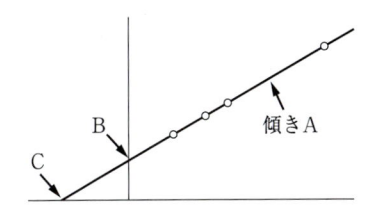

a　横軸は基質濃度，縦軸は活性を示している
b　Bの値から K_m 値を求めることができる
c　Cの値から K_m 値を求めることができる
d　横軸は基質濃度の逆数，縦軸は活性の逆数を示している
e　傾きAは K_m 値を示している
① a，b　② a，e　③ b，c　④ c，d　⑤ d，e

4. ラインウィーバー・バークの式 $(1/v = K_m/V_{max} \cdot 1/[s] + 1/V_{max})$ に従う酵素反応において，基質濃度 $[s]$ が $0.01\,mol/l$ のとき，酵素反応速度 (v) は $0.01\,mol/min$ であった．この酵素の K_m はいくらか．なお，この酵素の最大反応速度 (V_{max}) は $0.5\,mol/min$ であった．

① 490 mol
② 49 mol
③ 4.9 mol
④ 4.9×10^{-1} mol
⑤ 4.9×10^{-2} mol

5. 正しいのはどれか
a　0次反応とは反応速度が基質濃度変化にかかわらず一定の場合をいう
b　ミカエリス定数が大きい場合,酵素と基質の親和性が低い
c　酵素は生体内触媒で活性化エネルギーを低下させる
d　酵素は温度が高いほど速く反応が進む
e　アポ酵素はホロ酵素に補助物質が結合したものである
① a, b, c　② a, b, e　③ a, d, e
④ b, c, d　⑤ c, d, e

6. 酵素とその機能別分類で誤っている組合せはどれか
① エノラーゼ——加水分解酵素
② ウリカーゼ——酸化還元酵素
③ ヘキソキナーゼ——転移酵素
④ ホスファターゼ——加水分解酵素
⑤ ジアホラーゼ——酸化還元酵素

7. クレアチンにクレアチナーゼを働かせることによって生成されるのはどれか
① サルコシンと過酸化水素
② グリシンとホルムアルデヒド
③ 過酸化水素とホルムアルデヒド
④ サルコシンと尿素
⑤ クレアチニンと水

8. 脱離酵素(リアーゼ)に分類される酵素はどれか.2つ選べ
① リパーゼ
② フマラーゼ
③ アシル CoA シンテターゼ
④ イソメラーゼ
⑤ アルドラーゼ

5-①, 6-①, 7-④, 8-②, ⑤

K 酵素 271

9. ラインウィバー・バークの式で，こう配を表すのはどれか
  ただし，S＝基質濃度，V＝反応速度，V_{max}＝最大反応速度，K_m＝ミカエリス定数とする

① $\dfrac{1}{V_{max}}$

② $\dfrac{V_{max}}{K_m}$

③ $\dfrac{S}{V}$

④ $\dfrac{K_m}{V_{max}}$

⑤ $\dfrac{1}{K_m}$

10. 図に示す構造をもつのはどれか

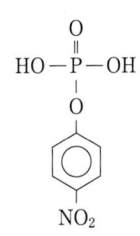

$$\text{HO}-\underset{\underset{\displaystyle\text{O}}{|}}{\overset{\overset{\displaystyle\text{O}}{\|}}{\text{P}}}-\text{OH}$$

（p位にNO_2を持つフェニル基がO下に結合）

① p-ニトロフェノール
② 4-ニトロフェノール
③ 4-ニトロフェニルリン酸
④ フェニルリン酸
⑤ ピクリン酸

9-④，10-③（アルカリホスファターゼの基質である）

11. 肝および心疾患の両方で検査される酵素はどれか
   a　AST
   b　LD
   c　γ-GT
   d　ALT
   e　ChE
   ①　a, b　②　a, e　③　b, c　④　c, d　⑤　d, e

12. 金属イオンを含有する酵素はどれか．2つ選べ
   ①　乳酸デヒドロゲナーゼ
   ②　アミラーゼ
   ③　アルドラーゼ
   ④　α-グルコシダーゼ
   ⑤　アルカリホスファターゼ

13. 誤っているのはどれか
   ①　アミラーゼはClイオンにより活性化される
   ②　前立腺由来の酸ホスファターゼ活性はL-酒石酸により阻害される
   ③　骨由来のアルカリホスファターゼ活性はEDTAにより阻害される
   ④　ASTはピリドキサルリン酸により阻害される
   ⑤　コリンエステラーゼはエゼリンにより阻害される

11-①（γ-GT，ALT，ChEは肝疾患のみの検査），12-②，⑤（アミラーゼはCa，アルカリホスファターゼはZ_nを含む），13-④（ASTはピリドキサルリン酸により活性化）

14. ある患者(T)さんの血清 ALP 活性を調べるためにベッシー・ローリー法による測定を行った．光路長 1 cm，血清量 0.03 ml，最終液量 3.0 ml，p-ニトロフェノールのモル吸光係数が 1.87×10^4 l・mol^{-1}・cm^{-1}，実測した 1 分間当りの吸光度変化量が 37℃で 0.187/分であった．また，血清 ALP の基準値は 110〜310 IU/l とする．以上のことから T さんの活性値について正しいのはどれか

① 基準値内である
② 基準値より低値である
③ 基準値の中央より 5 倍程度である
④ 基準値の中央より 10 倍程度である
⑤ 基準値の中央より 20 倍程度である

15. ヘキソキナーゼおよびグルコース-6-リン酸デヒドロゲナーゼを共役酵素とする JSCC 勧告法に基づく血清クレアチンキナーゼ活性測定試薬に添加されていないのはどれか

① クレアチン
② マグネシウムイオン
③ N-アセチルシステイン
④ グルコース
⑤ AMP

16. クレアチンリン酸を基質とするクレアチンキナーゼの紫外部測定法で反応試薬として用いられる酵素はどれか．2 つ選べ

① 乳酸デヒドロゲナーゼ
② グルコース-6-リン酸デヒドロゲナーゼ
③ ピルビン酸キナーゼ
④ コリンオキシダーゼ
⑤ ヘキソキナーゼ

14-③, 15-①, 16-②, ⑤

17. 酵素活性測定時の活性化剤・保護剤あるいは補酵素と酵素の組合せで正しいのはどれか

a ALP——Mg^{2+}
b アミラーゼ——Cl^-
c ALT——ピリドキサルリン酸
d LD——FAD
e CK——ヨード酢酸

① a, b, c ② a, b, e ③ a, d, e
④ b, c, d ⑤ c, d, e

18. 次の反応を触媒する酵素（ア）はどれか．

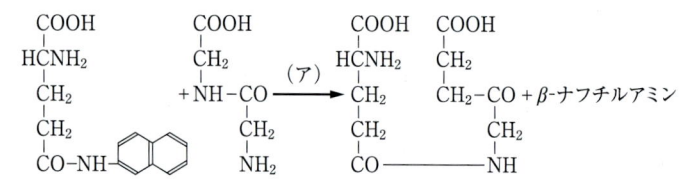

$$\begin{array}{l}\text{COOH}\\\text{HCNH}_2\\\text{CH}_2\\\text{CH}_2\\\text{CO-NH-}\end{array}\text{(ナフタレン)} + \begin{array}{l}\text{COOH}\\\text{CH}_2\\\text{NH-CO}\\\text{CH}_2\\\text{NH}_2\end{array} \xrightarrow{(ア)} \begin{array}{l}\text{COOH}\\\text{HCNH}_2\\\text{CH}_2\\\text{CH}_2\\\text{CO}\end{array} \begin{array}{l}\text{COOH}\\\text{CH}_2\\\text{CH}_2\text{-CO}\\\text{CH}_2\\\text{NH}\end{array} + \beta\text{-ナフチルアミン}$$

① ALP
② γ-GT
③ LD
④ AST
⑤ LAP

17-①, 18-②

K 酵 素 ● 275

19. 誤っているのはどれか
① 前立腺由来の酸ホスファターゼはL-酒石酸で阻害される
② 赤血球由来の酸ホスファターゼはホルムアルデヒドで阻害される
③ 胎盤由来のアルカリホスファターゼは65℃, 10分の熱処理に耐熱性を示す
④ 肝由来のアルカリホスファターゼはL-ホモアルギニンで阻害される
⑤ 小腸由来のアルカリホスファターゼはL-フェニルアラニンでは阻害されない

20. 誤っているのはどれか

① COOH
　CH$_2$
　CH$_2$
　C=O
　COOH

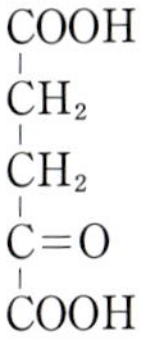

　オキザロ酢酸

② COOH
　CH$_2$
　CHNH$_2$
　COOH

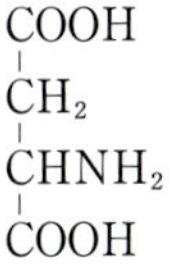

　アスパラギン酸

③ COOH
　C=O
　CH$_3$

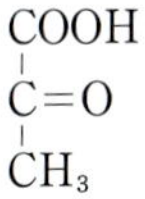

　ピルビン酸

④ COOH
　CHOH
　CH$_3$

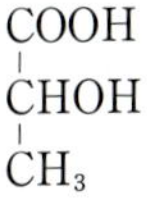

　乳　酸

⑤ CH$_2$OH
　CHOH
　CH$_2$OH

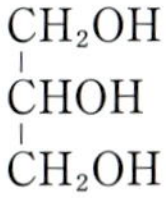

　グリセロール

19-⑤, 20-①

21. 酸ホスファターゼ (AcP)，アルカリホスファターゼ (ALP) について正しいのはどれか
   a 前立腺 AcP は L-酒石酸で阻害される
   b AcP は血漿中より赤血球中に多く含まれる
   c 成人の血清中 ALP は骨由来 ALP が主体である
   d 胎盤由来 ALP は易熱性である
   e O および B 型の血液型の人は小腸由来 ALP が認められる
   ① a, b, c ② a, b, e ③ a, d, e
   ④ b, c, d ⑤ c, d, e

22. 酵素と阻害物質で正しい組合せはどれか
   a アルカリホスファターゼ――EDTA
   b アスパラギン酸トランスアミナーゼ――ピリドキサルリン酸
   c アミラーゼ――クロールイオン
   d クレアチンキナーゼ――N-アセチルシステイン
   e コリンエステラーゼ――エゼリン
   ① a, b ② a, e ③ b, c ④ c, d ⑤ d, e

23. 誤っている組合せはどれか
   ① 肝硬変症――コリンエステラーゼ上昇
   ② 前立腺癌――酸ホスファターゼ上昇
   ③ 流行性耳下腺炎――血清アミラーゼ上昇
   ④ 閉塞性黄疸――ロイシンアミノペプチダーゼ上昇
   ⑤ 急性膵炎――リパーゼ上昇

24. 誤っている組合せはどれか
   ① α-アミラーゼの活性化剤――臭素イオン
   ② アルカリホスファターゼの活性化剤――Mg^{2+}
   ③ コリンエステラーゼの阻害剤――エゼリン
   ④ クレアチンキナーゼの安定化・活性化――システイン
   ⑤ AST と ALT の補酵素――ピリドキサルリン酸

21-②，22-②，23-①，24-①

25. 急性心筋梗塞で経過観察に利用されない血清検査項目はどれか
① CK
② LD
③ AST
④ ALT
⑤ ミオグロビン

26. AST 活性測定試薬でホロ化に必要なのはどれか
① 乳酸脱水素酵素
② L-アスパラギン酸
③ 2-オキソグルタル酸
④ ピリドキサルリン酸
⑤ NADH

27. クレアチンを基質とするクレアチンキナーゼの紫外部測定法で用いられるのはどれか
a ヘキソキナーゼ
b グルコース-6-リン酸デヒドロゲナーゼ
c NADH
d ホスホエノールピルビン酸
e 乳酸デヒドロゲナーゼ
① a, b, c ② a, b, e ③ a, d, e
④ b, c, d ⑤ c, d, e

28. 2種類のサブユニットからなる酵素はどれか
a LD
b CK
c AST
d アミラーゼ
e アルカリホスファターゼ
① a, b ② a, e ③ b, c ④ c, d ⑤ d, e

25-④, 26-④, 27-⑤, 28-①

29. 血清酵素が低下する組合せはどれか
① LD——急性心筋梗塞
② CK——甲状腺機能低下症
③ コリンエステラーゼ——肝硬変
④ アミラーゼ——急性膵炎
⑤ 酸ホスファターゼ——前立腺癌

29-③

L 薬物, 毒物 (血中薬物モニタリング)

学習の目標

□検査目的　　　　　　　　□血中薬物測定法

1 検査目的

血中治療用薬物濃度をモニターすることは，ある種の薬物療法に際し有効な治療および医原性の事故の防止の面から非常に大切である．これを therapeutic drug monitoring (TDM) という．

1) 血中薬物濃度検査が必要な薬物

① 治療量と中毒量が接近し，重大な副作用を生じやすい薬物．
② 投与後の血中濃度に個人差が大きいもの．
③ 吸収障害や排泄障害がある患者に投与するとき．

現在，表 L-1 に示すような薬物が主な対象となっている．

2 生体内の薬物動態

薬物によりさまざまだが，主に肝臓あるいは腎臓における異物排除機構により処理される．

3 血中薬物測定法

1) 測定方法

血中薬物の測定は，特異度と感度がともに高いことが要求される．また，必要によっては緊急性も同時に要求される．現在，対象とされる薬物については，下記のようなさまざまな測定法が用いられているが，それぞれ一長一短があり，目的，予算に応じ選択される．

① ガスクロマトグラフィ (GC)：分離能に優れ，代謝産物をも測定できるが，前処理が必要で操作が煩雑で時間がかかる．

表 L-1 現在測定されている主な薬物

	薬品名
強心配糖体	ジゴキシン ジゴトキシン
抗不整脈剤	リドカイン プロカインアミド キニジン
抗てんかん剤	フェニトイン フェノバルビタール プリミドン カルバマゼピン バルプロ酸
気管支拡張剤	テオフィリン
抗生物質	ゲンタマイシン アミカシン トブラマイシン カナマイシン
その他	サリチル酸 炭酸リチウム 三環系抗うつ剤

② 高速液体クロマトグラフィ(HPLC)：GCとほぼ同様な特徴をもつ．

③ 放射免疫測定法(RIA)：感度は高いが，アイソトープを用いるための制約がある．

④ 酵素免疫測定法(EIA)

ⅰ) EMIT法：いわゆる homogeneous immunoassay で B/F 分離が不必要で rate assay 用の機器が必要であるが，少数検体の緊急検査に適している．

ⅱ) MARKIT法：heterogeneous immunoassay で B/F 分離が必要で，前者に比し手間と時間がかかる．多数検体測定に適する．

⑤ 蛍光免疫測定法

ⅰ) 基質標識蛍光免疫法(substrate-labelled fluorescent immunoassay；SLFIA)：蛍光標識基質(homogeneous immunoassay 法)による方法．

ⅱ) 蛍光偏光免疫測定法(fluorescence polarization immunoassay；FPIA)：血中薬物と蛍光物質で標識した薬物を一定量の抗体と競合的に反応させ，これに偏光した励起光を当て，その蛍光の偏光性を測定するものである．遊離の状態ではブラウン運動をしているため，発する蛍光は偏光性がない．抗体と結合するとブラウン運動が小さくなり，偏光性が出る．専用機器が必要であるが，ルーチン検査に適し，現在もっとも広く利用されている．

4 毒物・劇物の分析

臨床検査室で測定されることは少ないが，中毒原因物質を分析する目的で生体試料中の毒物や劇物を測定する．測定対象となるのは次のようなものである．

① 微量金属(trace metal)
② 誤用，濫用物(overdosage)：鎮静剤(antidepressant)，睡眠剤(hypnotics)，麻酔剤(narcotics)，覚醒剤，アルコールなど．

セルフ・チェック

A 次の文章で正しいものに○，誤っているものに×をつけよ
( ) 1. 血中の治療薬物の測定を TDM という
( ) 2. 血中薬物の測定は緊急検査としても重要である
( ) 3. すべての薬物の血中濃度を測定することが望ましい
( ) 4. 血中薬物の測定法の主力は RIA である
( ) 5. 薬物の吸収，排泄能は個人差が少ない

B

1. 血中薬物濃度測定について誤っているのはどれか
   ① 薬物代謝能の個体差が判断できる
   ② 服薬状態のモニターができる
   ③ 治療域と中毒域が近いときに実施する
   ④ 薬剤の投与量を決めるのに有用である
   ⑤ 薬物性肝機能障害の検査に有用である

2. 引火性物質はどれか．2つ選べ
   ① 金属ナトリウム
   ② アセチレン
   ③ エーテル
   ④ 塩化水素
   ⑤ 酢　酸

3. 灰色の高圧ガスボンベに貯蔵されているガスはどれか．2つ選べ
   ① 二酸化炭素ガス（CO_2）
   ② 窒素ガス（N_2）
   ③ 酸素ガス（O_2）
   ④ プロパンガス（C_3H_8）
   ⑤ 塩素ガス（Cl_2）

A 1-○，2-○，3-×，4-×，5-○
B 1-⑤，2-③，⑤，3-②，④

M 微量金属（元素）

学習の目標

- □ 検査目的
- □ 有害金属元素の中毒

1 検査目的

　生体微量金属として測定されるのは鉄，銅，亜鉛，セレン，総ヨードなどで，血清中の鉄，銅は日常検査で測定されている（p.88，92参照）．

●亜鉛

　欠乏すると成長遅延，性腺機能障害，味覚低下，うつ症状など多彩な病変がみられる．長期間経静脈高カロリー輸液による亜鉛欠乏症が問題となっている．

2 有害金属元素の中毒

●アルミニウム

　神経毒性があるといわれ，各組織への異常蓄積が問題となる．透析患者では，アルミニウム沈着による合併症の予防，診断，職業的アルミニウム曝露レベルを知るために測定する．

●鉛

　貧血，末梢神経障害，消化器症状（食欲減退，便秘，仙痛発作など）が現れる．鉛作業者の健康診断．

●カドミウム

　急性中毒では，肺水腫，慢性中毒では肺気腫を起こす．イタイイタイ病，カドミウム汚染地域住居では高値となる．

●マンガン

　慢性中毒では，初期には頭痛，全身倦怠感，易疲労など．マンガン作業者，透析患者で高値となる．

　そのほかにニッケル，クロム，ヒ素，タリウム，水銀，シアン化合物などが測定される．

N ホルモン

学習の目標

- □ 分類
- □ フィードバック調節機構
- □ 下垂体前葉ホルモン
- □ 性腺刺激ホルモン
- □ 甲状腺刺激ホルモン
- □ 副甲状腺刺激ホルモン
- □ 下垂体後葉ホルモン
- □ 甲状腺ホルモン
- □ 副甲状腺ホルモン
- □ カルシトニン
- □ 副腎皮質ホルモン
- □ 副腎髄質ホルモン
- □ 性ホルモン
- □ 膵臓ホルモン
- □ 消化管ホルモン

ホルモンの種類と性質

1）定　義

　ホルモンとは，体内のある部分（原則として内分泌器官）の細胞によって常に産生されており，血液によって離れた部位に運ばれて，特定の標的細胞に働き，身体の正常な状態を維持するように作用する物質と定義されている．ビタミンや酵素と同様，微量で強力な生物学的活性を呈する．

2）ホルモンの分類

下垂体前葉ホルモン

　　　成長ホルモン　　　ペプチド

　　　乳汁分泌ホルモン（プロラクチン）　　　ペプチド

　　　性腺刺激ホルモン ｛ 黄体形成ホルモン（LH）　　　糖蛋白
　　　　　　　　　　　　卵胞刺激ホルモン（FSH）　　　糖蛋白

甲状腺刺激ホルモン（TSH）　　　糖蛋白

副腎皮質刺激ホルモン（ACTH）　　　ペプチド

下垂体後葉ホルモン

　　　バソプレシン　　　ペプチド

　　　オキシトシン　　　ペプチド

サイロキシン(T_4)		アミノ酸
トリヨードサイロニン(T_3)		アミノ酸
カルシトニン		ペプチド

副甲状腺ホルモン（パラトルモン）　　　ペプチド

副腎皮質ホルモン
　　　コルチゾール　　　　　　　　ステロイド
　　　アルドステロン　　　　　　　ステロイド
　　　副腎性アンドロゲン　　　　　ステロイド

副腎髄質ホルモン
　　　カテコールアミン　　　　　　アミン
　　　ドパミン　　　　　　　　　　アミン
　　　ノルアドレナリン　　　　　　アミン
　　　アドレナリン　　　　　　　　アミン

性ホルモン
　　　エストロゲン　　　　　　　　ステロイド
　　　プロゲステロン　　　　　　　ステロイド
　　　テストステロン　　　　　　　ステロイド

膵
　　　α細胞　　　　グルカゴン　　ペプチド
　　　β細胞　　　　インスリン　　ペプチド

消化管
　　　ガストリン　　　　　　　　　ペプチド

ホルモンの作用と調節機序

● フィードバック調節機構

　ホルモンは生体機能の多くの部分を調整すると同時に，ホルモン相互間に巧妙な調整機能が形成されていることが多い．もっとも重要なのは，視床下部―下垂体―標的器官系（甲状腺，副腎皮質，性腺など）で，上位ホルモンは下位ホルモンの合成，分泌の調節と下位ホルモンによる上位ホルモンの合成，分泌の調節が行われるが，これをフィードバックの調節機構という．

ホルモン検査と臨床的意義

1 下垂体前葉ホルモン

　下垂体前葉ホルモンは視床下部で産生され，下垂体門脈を経て前葉に達する視床下部ホルモンにより合成・分泌が調節される．

1）成長ホルモン（growth hormone；GH，またはソマトトロピンsomatotropin）

　成長ホルモン放出ホルモンにより促進的に，またはソマトスタチンにより抑制的に調節されている．成長ホルモンは成長促進作用のみならず，全身の組織に作用して，糖，蛋白質，脂質，水，電解質代謝，組織の増殖，分化など多彩な作用をもつ．

2）プロラクチン（prolactin；PRL）

　プロラクチンは乳汁の産生と分泌を促進する．プロラクチン分泌調節は，視床下部の分泌抑制因子ドパミンの支配が主である．

3）性腺刺激ホルモン（gonadotropin）

　① 黄体形成ホルモン（luteinizing hormone；LH）と卵胞刺激ホルモン（follicle stimulating hormone；FSH）がある．LH，FSH の分泌は，視床下部ゴナドトロピン放出ホルモンの刺激作用と，性腺ステロイド（テストステロンおよびエストラジオール）の抑制作用により調節される．これらは卵巣あるいは精巣からの性ステロイドがホルモン分泌を調節している．

　② LH，FSH は α，β サブユニットからなっている．α サブユニットは共通であり，しかも LH，FSH のほか，TSH，hCG と 4 つのホルモンに共通する．β サブユニットが個々のホルモンに固有である．

4）甲状腺刺激ホルモン（thyroid-stimulating hormone；TSH）

　α サブユニット（LH，FSH，hCG と共通）と β サブユニットからできている．TSH の合成，分泌は視床下部ホルモンの甲状腺刺激ホルモン放出ホルモンが主たる調節で，ソマトスタチンによる抑制も受ける．さらに甲状腺ホルモンのトリヨードサイロニン（T_3）のフィードバック機構で調節される．

5）副腎皮質刺激ホルモン（adrenocorticotropic hormone；ACTH）

① ACTH はプロオピオメラノコルチンとよばれる大分子前駆体に由来するが，この前駆体からは ACTH のほか，リポトロピン，メラニン細胞刺激ホルモン，エンドルフィンなどが合成される．

② ACTH は副腎皮質に作用し，副腎皮質ホルモンの合成分泌を促進するホルモンで，視床下部の副腎皮質刺激ホルモン放出ホルモンや，副腎皮質ホルモンによるフィードバック機構により分泌調節されている．

2 下垂体後葉ホルモン

① バソプレシン（vasopressin）とオキシトシン（oxytocin）がある．

② バソプレシンは抗利尿ホルモンともよばれる．バソプレシンは腎集合管における水の再吸収を増加させ，抗利尿作用が発現することである．大量に分泌されると血管平滑筋細胞を収縮させ，血圧を上昇させる．尿崩症では低値となる．

③ オキシトシンの生理作用は，妊娠末期の子宮収縮作用（陣痛作用）と授乳期の乳腺筋上皮細胞の収縮作用である．

3 甲状腺ホルモン

甲状腺から分泌される生理活性を有するホルモンは，サイロキシン（T_4）とトリヨードサイロニン（T_3）である．血中の T_4，T_3 の99％以上は甲状腺ホルモン結合蛋白と結合している．甲状腺ホルモン結合蛋白には，サイロキシン結合グロブリン（thyroxin-binding globulin；TBG），トランスサイレチン（transthyretin；TTR），アルブミンがあるが，そのうち TBG に T_4，T_3 の70％が結合している．生理活性を有する遊離 T_4 は0.03％，T_3 は0.3％にすぎない．サイロキシンは生体内で1分子のヨウ素がとれたトリヨードサイロニン（T_3）に代謝され，生体活性を示す．

4 副甲状腺ホルモン（parathyroid hormone；PTH）

上皮上体ホルモン，パラトルモン（parathormone）ともいう．PTHは骨からカルシウムおよびリン酸の放出を促進し，腎のカルシウムの再吸収とリンおよび重炭酸イオンの排出促進をする．またビタミンDを活性化し，腸管からのカルシウムの吸収を促進する．一方，カルシウムは副甲状腺に働き，ホルモン分泌を抑制する．

5 カルシトニン（calcitonin；CT）

カルシトニンは甲状腺の傍濾胞細胞（C細胞）で分泌される．血中カルシウムの恒常性維持にPTH，ビタミンDとともに重要な働きをしている．血中カルシウム濃度を低下させることにあり，さらに腎尿細管に作用し，リンの再吸収を抑制し，カルシウム，リンの排泄を促進させる．

6 視床下部ホルモン

測定することはない．

7 副腎皮質ホルモン（adrenocortical hormone）

① 皮質の束状帯からは糖質コルチコイド（cortisol：コルチゾール，ヒドロコルチゾン），球状体からは鉱質（ミネラル）コルチコイド（aldosteron アルドステロン）が産生，分泌される．

② コルチゾールはACTHによって調節されるため，早朝に最高値，夜間最低値となる．その95％がコルチコステロイド結合グロブリンと結合している．コルチゾール分泌量の20〜30％が尿中OHCS（尿中ヒドロキコルチコステロイド）として測定される．コルチゾールの生理作用は，糖代謝（血糖上昇），脂質代謝，蛋白質代謝，水電解質代謝や，また免疫機構に関与している．

③ アルドステロンは鉱質（電解質）コルチコイドである．この分泌調節はレニン-アンジオテンシン系，ACTH系でK^+により行われる．遠位

尿細管に作用し，Na^+を再吸収し，かわりにK^+とH^+が排出される．

8 副腎髄質ホルモン

カテコールアミン(catecholamine)は，カテコール核をもつ生体アミンのドパミン(dopamine)，ノルアドレナリン(noradrenaline)，アドレナリン(adrenaline)の総称である．

$$チロシン \xrightarrow{チロシン水酸化酵素} ドパ \xrightarrow{ドパ脱炭酸酵素} ドパミン \xrightarrow{ドパミン \beta 水酸化酵素} ノルアドレナリン \xrightarrow{フェニルエタノールアミンN-メチルトランスフェラーゼ} アドレナリン$$

副腎髄質にもっとも多く分布し，交感神経や脳にも分布，ノルアドレナリンは交感神経で，アドレナリンは副腎髄質での最終カテコールアミン．

9 性ホルモン

① エストロゲン(estrogen)は，卵胞ホルモン作用をもつステロイドホルモン(エストロン，エストラジオール，エストリオールなど)の総称で，主な産生部位は卵巣と胎盤である．プロゲステロン(progesterone，黄体ホルモン)は卵巣および胎盤で産生され，黄体機能や妊娠と関連している．エストロゲン，プロゲステロンともに女性ホルモンである．

② 男性ホルモン(androgen：アンドロゲン)には，テストステロンと副腎皮質で合成されるアンドロゲン，デヒドロエピアンドロステロンなどがある．テストステロン(testosterone)は，精巣で産生される．テストステロンの標的組織において，ステロイド骨格の5位の位置が還元されるジヒドロテストステロンで活性化される．

10 膵臓ホルモン

① α細胞からグルカゴン，β細胞からインスリンが合成，分泌される．

② インスリンは，β細胞で合成されたプロインスリンが分泌顆粒内でCペプチドとインスリンに分離され，β細胞に蓄積されたのち，細胞外へ放出される．肝での糖新生を抑制し，グリコーゲン合成を促進する．

③ グルカゴンはα細胞より分泌されるホルモンで，インスリンの拮抗物質である．

11 消化管ホルモン

ガストリン(gastrin)は胃粘膜に存在し，胃酸分泌を刺激するホルモンである．

セルフ・チェック

A 次の文章で正しいものに○，誤っているものに×をつけよ
( ) 1. ホルモンはその標的細胞の受容体を介してその特異性を発揮する
( ) 2. ホルモンの多くは負のフィードバックで調節されている
( ) 3. 副腎から分泌されるホルモンはすべてステロイドホルモンである
( ) 4. 17-OHCS は主に糖質コルチコイドの代謝産物である
( ) 5. 17-OS は副腎および睾丸由来のホルモンの代謝産物が含まれる
( ) 6. カテコールアミンの定量には蛍光法が利用されることが多い
( ) 7. T_4 とはサイロキシンのことである
( ) 8. T_4 は T_3 より生物学的活性が強い
( ) 9. T_4 は RIA でも EIA でも測定できる

B
1. ステロイドホルモンでないのはどれか
① ガストリン
② アルドステロン
③ コルチゾール
④ テストステロン
⑤ エストラジオール

A 1-○，2-○，3-×，4-○，5-○，6-○，7-○，8-×，9-○
B 1-①

2. 下垂体ホルモンのホルモン作用の組合せで誤っているのはどれか
 a ACTH――アドレナリン
 b TSH――パラトルモン
 c MSH――エピネフリン
 d FSH――エストロゲン
 e LH――アンドロゲン
 ① a, b, c ② a, b, e ③ a, d, e
 ④ b, c, d ⑤ c, d, e

3. ペプチド系ホルモンはどれか
 a アドレナリン
 b エストロン
 c インスリン
 d グルカゴン
 e ガストリン
 ① a, b, c ② a, b, e ③ a, d, e
 ④ b, c, d ⑤ c, d, e

4. 誤っているのはどれか
 ① チロキシンはヨウ素原子を2つ含む
 ② 副甲状腺ホルモンはペプチドホルモンである
 ③ エストロゲンはステロイド核をもつ
 ④ 視床下部から分泌されるホルモンはペプチドホルモンである
 ⑤ アドレナリンはフェニルアラニンやチロシンから生合成される

5. 消化管ホルモンはどれか
 ① セクレチン
 ② カルシトニン
 ③ オキシトシン
 ④ チロキシン
 ⑤ プロラクチン

2-①, 3-⑤, 4-①, 5-①

6. ステロイド骨格をもつホルモンはどれか
① 成長ホルモン
② 抗利尿ホルモン
③ 松果体ホルモン
④ 甲状腺ホルモン
⑤ 副腎皮質ホルモン

7. α-サブユニットが共通なのはどれか
a 甲状腺刺激ホルモン
b 成長ホルモン
c プロラクチン
d 黄体形成ホルモン
e 卵胞刺激ホルモン
① a, b, c ② a, b, e ③ a, d, e
④ b, c, d ⑤ c, d, e

8. フェニルアラニンから合成されるのはどれか. 2つ選べ
① セロトニン
② チロキシン
③ カルシトニン
④ エストロゲン
⑤ アドレナリン

9. 誤っている組合せはどれか. 2つ選べ
① 副腎髄質——エピネフリン
② 脳下垂体後葉——成長ホルモン
③ 女性ホルモン——エストロゲン
④ 副腎皮質——コルチゾン
⑤ 甲状腺——パラトルモン

6-⑤, 7-③, 8-②, ⑤, 9-②, ⑤

10. 17-OS(KS)として尿中に排泄されるホルモンはどれか
  a　コルチゾール
  b　プロゲステロン
  c　テストステロン
  d　デヒドロエピアンドロステロン
  e　アルドステロン
  ① a, b　② a, e　③ b, c　④ c, d　⑤ d, e

10-④

ビタミン

学習の目標

- 定義
- 脂溶性ビタミン
- ビタミン A
- ビタミン D
- ビタミン E
- ビタミン K
- 水溶性ビタミン
- ビタミン B_1
- ビタミン B_2
- ビタミン B_6
- ビタミン B_{12}
- ビタミン C
- 葉酸
- ナイアシン
- パントテン酸
- ビオチン
- ビタミンの過剰症と欠乏症

ビタミンの種類と性質

1) ビタミンの定義

生体にとって不可欠な栄養素があるが,それ自体はエネルギー供給源ではなく,微量で生体の正常な生理機能を営むうえで不可欠の有機化合物.

ビタミンが欠乏すると,特徴的なビタミン欠乏症(avitaminosis)になる.過剰に与えられると,ビタミン A,D などでビタミン過剰症(hypervitaminosis)となる.

ビタミンの作用と分類

1 脂溶性ビタミン——A, D, E, K

水に不溶で,油脂および多くの有機溶媒に溶ける.

1) ビタミン A

ビタミン A_1(レチノール)と,ビタミン A_2(3-デヒドロレチノール)お

よびその誘導体がある（レチナール，レチノイン酸）．

$$\text{レチノール} \underset{\text{（可逆的反応）}}{\overset{\text{アルデヒド デヒドロゲナーゼ}}{\rightleftarrows}} \text{レチナール} \underset{\text{（不可逆的反応）}}{\overset{\text{レチナール オキシダーゼ}}{\longrightarrow}} \text{レチノイン酸}$$

●基準範囲
〔血清〕 30〜110 μg/dl
●測定法
HPLC法．
●主な作用
① 網膜中のロトプシンの形成（視覚サイクル），② 皮膚粘膜・表皮細胞の分化，③ 成長促進，④ 抗コレステロール．

2）ビタミンD

カルシフェロール，D_2〜D_7の6種．高い生物活性を有するのはD_2とD_3．食品中はほとんどD_3．

$$\text{ビタミン}D_3 \xrightarrow[\text{水酸化}]{\text{肝臓で}} 2,5\text{-ヒドロキシコレカルシフェロール} \xrightarrow[\text{水酸化}]{\text{腎臓で}}$$

$$1,25\text{-ジヒドロキシビタミン}D_3$$

●基準範囲
〔血清〕 12〜62 ng/ml
●測定法
競合的蛋白結合反応．
●主な作用
① 小腸粘膜上皮細胞と腎尿細管上皮細胞に作用してカルシウム，リン酸の吸収あるいは再吸収を促す．② 骨で骨塩動員を促す．③ 小腸からのCa吸収と骨のCaの動員促進．これにより生体のCaの恒常性を維持．

3）ビタミンE

8種の同族体があり，そのうち α-トコフェロール（海藻類，緑葉植物に広く分布）がもっとも生物活性が高く，Eの約90%を占める．

●基準範囲
〔血清〕 5〜20μg/ml
●測定法
HPLC法.
●主な作用
① 多価不飽和脂肪酸,ビタミンA・Cの抗酸化作用ならびに過酸化物やフリーラジカル生成阻害. ② 生体内の抗酸化作用.
●臨床的意義
[高値] 高脂血症.
[低値] 肝障害による胆汁うっ滞,脂肪吸収障害,栄養失調症,Kwashiorkor,家族性ビタミンE欠乏症.
●影響を及ぼす因子
① 新生児,未熟児は低値. ② 妊娠により高値.

4) ビタミンK

K_1(フィロキノン),K_2(メナキノン),K_3(メナジオン)の3種.プロトロンビン,第Ⅶ,Ⅸ,Ⅹの血液凝固因子の生合成に欠かすことのできない物質.ヒトでは腸内細菌により合成されるので,通常,供給の必要はない.

●基準範囲
〔クエン酸Na加血漿〕
[K_1] 0.15〜1.25 ng/ml
[K_2] 0.10〜1.25 ng/ml以下
●測定法
HPLC法.

2 水溶性ビタミン

ビタミンB群:B_1, B_2, B_6, B_{12},ナイアシン,パントテン酸,ビオチン,葉酸
ビタミンC

ビタミンB群は補酵素として働き,ビタミンCは抗酸化作用を通してコラーゲンの三重らせんを維持.

1) ビタミン B_1（チアミン）

●基準範囲
〔EDTA 加血液〕 28～56 ng/ml

●測定法
HPLC 法．

●主な作用
① 糖質の酸化，② α-ケト酸の脱炭酸に関与する補酵素として作用，③ B_1 はチアミン-1-リン酸，チアミン-3-リン酸と遊離チアミンから構成．

●影響を及ぼす因子
妊娠，過労により低値．

2) ビタミン B_2（リボフラビン）

B_2 とは，フラビンの誘導体の 1 つで，フラビン酵素の補酵素（フラビンアデニンジヌクレオチド flavin adenine dinucleotide；FAD）として酸化，還元反応を触媒．

●基準範囲
〔EDTA 加血液〕 65.1～137.6 ng/ml

●測定法
HPLC 法．

●主な作用
① 発育や皮膚，角膜などの組織の機能を維持．② B_2 はほとんどの主要代謝経路に関与するため，脂肪酸の分解，胆汁酸の代謝，不飽和脂肪酸の生成など多彩．

●影響を及ぼす因子
妊娠，新生児は低値．

3) ビタミン B_6

ピリドキシン，ピリドキサル，ピリドキサミンおよびこれらの 5′-リン酸エステルと計 6 種．

●基準範囲
〔EDTA 加血液〕 55～110 pmol/ml

●測定法
酵素法（tyrosine decarboxylase）．

●主な作用

細胞内ではリン酸エステル型(ピリドキサルリン酸,ピリドキサミンリン酸)が圧倒的に多く,これらが補酵素としての活性をもち,アミノ酸のアミノ酸転移反応や脱炭酸反応などに関与.

●影響を及ぼす因子

妊娠により低値.

4) ビタミン B_{12}

狭義にはシアノコバラミン,広義にはコバラミン.

体内で還元,さらにアデノシル化(アデノシルコバラミン),またはメチル化(メチルコバラミン)され,補酵素型となる.

●基準範囲

〔血清〕

$240 \sim 840$ pg/ml

●測定法

競合性蛋白結合法.

●主な作用

細胞核の DNA 合成に関与.

●影響を及ぼす因子

飲酒,妊娠により低値.

5) ビタミン C(アスコルビン酸)

ウロン酸サイクルで生合成される.

●基準範囲

〔血清〕 $3.3 \sim 13.7 \mu$g/ml

●測定法

フェニルヒドラジンによる比色法.

●主な作用

① 鉄の吸収貯蔵, ② コラーゲン形成, ③ 感染による抵抗性の増加, ④ 細胞呼吸に関する酸化,還元反応, ⑤ ビタミン A などの酸化防止.

●臨床的意義

[低値] 壊血病.

●影響を及ぼす因子

ストレス，過度の喫煙により低値．

6）葉酸(folic acid)

肝臓，酵母，緑葉に広く存在する抗貧血性ビタミン．

7）ナイアシン(ニコチン酸)

ニコチン酸アミド(ナイアシンアミド)は，NAD，NADPの構成成分．

8）パントテン酸

食品中に広く分布するため，欠乏症はまれ．

パントテン酸が単独で存在することは少なく，むしろアセチル化に関与する酵素のCoAという補酵素中に含まれている．

9）ビオチン(ビタミンH)

ピルビン酸，プロピオニルCoA，アセチルCoAなどの基質の炭素転移反応を行うカルボキシラーゼの補酵素．

3 ビタミンの過剰症と欠乏症

	過剰症	欠乏症
ビタミンA	・脳圧亢進症（急性過剰症） ・食欲不振，嘔吐，めまい，複視などの偽性脳腫瘍症状や，四肢の有痛性腫瘍などの骨症状，脱毛などの皮膚症状（慢性過剰症）	・夜盲症→眼球 ・乾燥症→角膜潰瘍→失明（Aは網膜中のロドプシンの構成成分で，ロドプシンが生成されなくなる）
ビタミンD	高Ca，P血症を生じた状態 高Ca血症尿症：多尿，食欲不振，嘔吐 （重度で異所性石灰化や腎機能低下）	・腸管でのCa，P吸収障害による血中濃度低下——発汗，腹部膨満，肝腫腫 ・低Ca血症によるテタニー症状，くる病，骨軟化症
ビタミンE	—	溶血性貧血，小脳失調，深部感覚障害などの神経症状，胆道閉塞，短腸症候群，無βリ

		ポ蛋白血症
ビタミンK	核黄疸(小児), ハインツ小体形成を伴う溶血性貧血, 高ビリルビン血症, ショック状態（大人の過剰症はない）	出血傾向
ビタミンB_1	—	末梢神経神経炎（脚気） うっ血性心不全（脚気心）
ビタミンB_2	—	口唇炎, 口角炎, 口内炎, 舌炎, 皮膚症状, びまん性表層角膜炎などの眼症状, 貧血, 冷感痛覚過敏などの感覚障害
ビタミンB_6	—	口唇炎, 口角炎, 口内炎, 脂漏性湿疹, 神経炎, 貧血, 脂肪肝, 高コレステロール血症, リンパ球減少
ビタミンB_{12}	—	悪性貧血, 巨赤芽球性貧血
ビタミンC	—	壊血病, 小児壊血病(メラーバーローン病)

〈参考事項〉

*1　カロチン(carotene または carotin)とは, 動植物界に広く存在する赤色・黄色色素で, ビタミンAの前駆物質(プロビタミン)である.

*2　レチノール結合蛋白(retinol binding protein；RBP)とは, ビタミンAと1：1のモル比で特異的に結合する分子量21,000の蛋白. RBP-ビタミンA複合体はトランスサイレチン(プレアルブミン)と結合し, 分子量55,000となり, 腎糸球体濾過を防止.

*3　ビタミンD抵抗性くる病I型(ビタミンD_3依存性I型)：25-ヒドロキシビタミンD-1α-水酸化酵素の分子異常に基づくと考えられる常染色体優性疾患.

*4　ビタミンD抵抗性くる病II型(ビタミンD_3依存性II型)：ビタミンD受容体の構造機能的な異常が原因の常染色体劣性遺伝の疾患.

セルフ・チェック

B

1. 誤っているのはどれか
   a β-カロチンから2分子のビタミンAが生じる
   b ビタミンD_3は破骨作用をもっている
   c トコフェロールは水溶性ビタミンである
   d ビタミンB_{12}は分子中にMnを含んでいる
   e ビタミンB群のニコチン酸はNAD, NADPの構成成分である
   ① a, b, c ② a, b, e ③ a, d, e
   ④ b, c, d ⑤ c, d, e

2. 脂溶性ビタミンはどれか
   ① ビタミンB_2
   ② ビオチン
   ③ ニコチン酸
   ④ アスコルビン酸
   ⑤ ビタミンK

3. 誤っているのはどれか
   ① ビタミンKは抗プロトロンビン作用を有する
   ② β-カロチンはビタミンEの先駆物質である
   ③ 7-デヒドロコレステロールは紫外線によってビタミンD_3に変わる
   ④ トコフェロールは酸化防止作用を有する
   ⑤ ビタミンB_2はフラビン酵素の補酵素成分である

B 1-④, 2-⑤, 3-②

4. 水溶性ビタミンはどれか．2つ選べ
① ビタミンA
② ビタミンB_1
③ ビタミンC
④ ビタミンD
⑤ ビタミンE

5. 誤っているのはどれか
① ビタミンAはエステル化されて蓄えられる
② ビタミンB_{12}は胃の壁細胞から吸収される
③ ビタミンCは還元作用を持つ
④ ビタミンDはカルシウムの吸収に重要である
⑤ ビタミンEは抗酸化作用を持つ

4-②, ③, 5-②

P 機能検査

学習の目標

- ☐ 機能検査の目的
- ☐ 肝(胆道)機能検査
- ☐ 腎機能検査
- ☐ PSP 試験
- ☐ 糸球体濾過値
- ☐ 内因性クレアチニンクリアランス
- ☐ Fishberg 濃縮試験
- ☐ 膵機能検査
- ☐ 外分泌機能検査
- ☐ 内分泌機能検査
- ☐ 内分泌機能検査の原理
- ☐ 下垂体前葉機能検査
- ☐ 甲状腺機能検査
- ☐ 血中 T_4, T_3
- ☐ 副甲状腺機能検査
- ☐ 副腎皮質機能検査
- ☐ 17-OS
- ☐ 17-OHCS
- ☐ 副腎髄質機能検査
- ☐ カテコールアミン
- ☐ 性腺機能検査
- ☐ 消化管機能検査

機能検査の目的

　臓器はそれぞれ生命維持に必要な一定の機能をもっている。この機能が正常であるか，異常であるか，また，その異常がどの程度かを検査するのが機能検査である。通常は，ある一時点における体液成分の測定によって各臓器の機能障害の程度の指標としているが，真の機能検査とはもっと動的な検査，すなわち，時間の要因が加味された検査であるといえる。たとえば，ある物質を投与し，その代謝過程を経時的に追究することにより，臓器の最大機能や予備能力を把握することができる負荷試験や，臓器を刺激または抑制する物質を投与し，それに対する反応を血液や尿成分を通じて観察する刺激試験などが真の機能検査である。

肝(胆道)機能検査 (図P-1)

1 意 義

1) 蛋白代謝機能検査

肝細胞の蛋白合成能と，網内系における γ-グロブリンの合成能のバランスに関するものがほとんどである．肝実質細胞障害時には，アルブミンはじめ γ-グロブリン以外のほとんどの蛋白合成能が低下する．一方，慢性肝障害時には，γ-グロブリン，とくに IgG の増加が著しい．

① 総蛋白：アルブミンの低下と γ-グロブリンの増加で，その変化はまちまち．

② アルブミンおよび A/G 比：肝実質細胞障害で低下．

③ 血漿蛋白分画：肝硬変における γ-グロブリンの増加と，β-γ ブリッジングが特徴的．

④ 膠質反応：ZTT，TTT など．ZTT は IgG と正の相関をし，慢性肝障害で上昇する．TTT は IgG のほか，IgM とリポ蛋白の影響を受け，急性肝炎で上昇する．

2) 糖質代謝機能検査

① ガラクトース負荷試験：肝実質細胞障害で，ガラクトースのグルコースへの変換が障害される．

3) 異物排泄試験

① BSP(bromsulphalein)試験：色素を静注し，30 分または 45 分後の残存率で表す(580 nm で測定)．ショック，アレルギー反応，血管痛などの副作用を起こす．

〔基準範囲〕
[30 分値]　0〜5％．
[45 分値]　0〜2％．

② ICG 試験：色素を静注し，通常，15 分後の残存率で表す(805 nm で測定)．副作用が少ない．

〔基準範囲〕
[ICG 血中残存率 15 分値]　0〜10％．

図中のラベル:

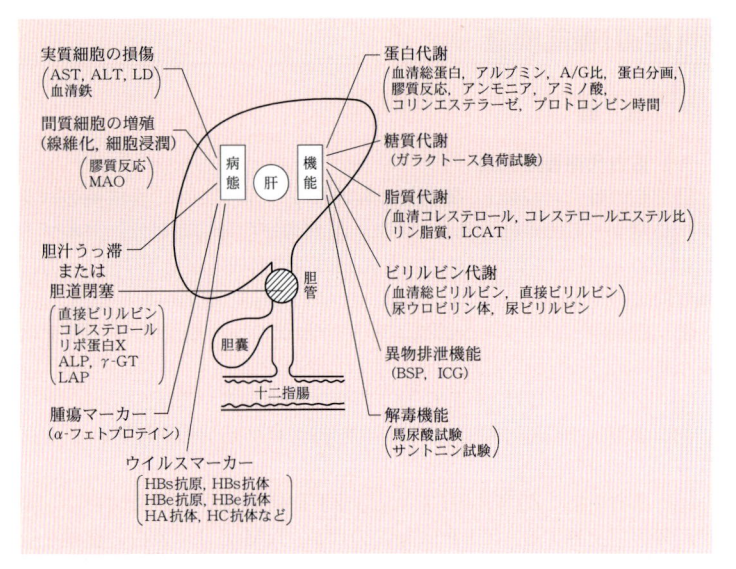

実質細胞の損傷
(AST, ALT, LD)
(血清鉄)

間質細胞の増殖
(線維化, 細胞浸潤)
(膠質反応)
(MAO)

胆汁うっ滞
または
胆道閉塞
(直接ビリルビン
コレステロール
リポ蛋白X
ALP, γ-GT
LAP)

腫瘍マーカー
(α-フェトプロテイン)

ウイルスマーカー
(HBs抗原, HBs抗体
HBe抗原, HBe抗体
HA抗体, HC抗体など)

蛋白代謝
(血清総蛋白, アルブミン, A/G比, 蛋白分画,
膠質反応, アンモニア, アミノ酸,
コリンエステラーゼ, プロトロンビン時間)

糖質代謝
(ガラクトース負荷試験)

脂質代謝
(血清コレステロール, コレステロールエステル比
リン脂質, LCAT)

ビリルビン代謝
(血清総ビリルビン, 直接ビリルビン
尿ウロビリン体, 尿ビリルビン)

異物排泄機能
(BSP, ICG)

解毒機能
(馬尿酸試験)
(サントニン試験)

病態　肝　機能
胆管　胆嚢　十二指腸

(保崎清人:臨床検査学講座　臨床化学.第Ⅲ章-2.肝(胆道)機能検査.医歯薬出版, 2002, p. 360, 図2-1)

図 P-1　主な肝機能検査とその意義

4) 解毒機能検査
① 馬尿酸合成試験:グリシン抱合障害.

5) 脂質代謝機能検査
① 総コレステロール:肝実質細胞障害ではコレステロール合成能が低下.閉塞性黄疸では排泄の障害のため上昇.
② コレステロールエステル比:LCAT の合成障害によるエステル比の低下.
③ リン脂質:肝実質細胞障害で合成能低下のため低下.閉塞性黄疸で排泄障害のため上昇.
④ リポ蛋白分画(リポプロテインX):胆汁うっ滞時に出現.
⑤ LCAT:肝細胞の蛋白合成障害があれば低下.

6) ビリルビン代謝機能検査

① 総ビリルビン：黄疸の程度．
② 直接および間接ビリルビン：黄疸の鑑別．

7）血清酵素検査
① 肝実質細胞の壊死・変性：AST，ALT，LD(LD_5)，ICDH．
② 胆汁うっ滞：ALP，γ-GT，LAP．
③ 酵素合成能の低下：コリンエステラーゼ．
④ アルコールや薬物による誘導：γ-GT．
⑤ 肝の線維化：MAO．

8）血清学的検査
① 病因ウイルスの抗原・抗体検査．
　［A型肝炎］　IgM 抗体，IgG 抗体．
　［B型肝炎］　HBs 抗原，HBs 抗体，HBc 抗体，HBe 抗原，HBe 抗体．
　［C型肝炎］　HC 抗体．
② 原発性肝癌：α-フェトプロテイン．

腎機能検査

1）腎の機能
腎の機能は生体内における細胞外液の組成を恒常的に維持するために，次のような重要な機能を有している．
① 水，電解質，水素イオン濃度，浸透圧などの調節．
② 終末代謝産物あるいは不必要な塩類などの老廃物の処理．
③ 蛋白質，アミノ酸，糖，ホルモンなどのような正常機能維持のために必要な成分の再吸収機能，アンモニア，水素イオンの生成排出による体液バランス維持のための酸・塩基平衡を保つ．

2）ネフロンの部位と主な機能検査（表P-1）

$$クリアランス=\frac{毎分尿中に排泄される量（mg/分）}{血漿中の濃度（mg/ml）}$$

$$=\frac{U \times V}{P} \ (ml/分)$$

U：ある物質の尿中濃度，P：ある物質の血漿中濃度，V：毎分の尿量

表 P-I　主な腎機能検査

部 位	主な機能検査
血管 (腎血流量)	パラアミノ馬尿酸クリアランス PSP 排泄試験
糸球体 (糸球体濾過)	イヌリンクリアランス マンニトールクリアランス チオ硫酸ナトリウムクリアランス 内因性クレアチニンクリアランス
近位尿細管	パラアミノ馬尿酸排泄極量 ダイオトラスト排泄極量 グルコース糖再吸収極量 PSP 排泄試験
遠位尿細管	濃縮試験 希釈試験 浸透圧クリアランス

注) クリアランスは体格により異なるので，これを標準化するため，被検者の体表面積(A, m^2)を求め $1.48/A$ を乗じ，標準化する場合が多い．ここで A は日本人の標準体表面積である．

1　腎血流量検査

　低濃度のパラアミノ馬尿酸(PAH)は，糸球体での濾過と尿細管からの分泌ですべて排泄され，腎静脈濃度は 0 となる．そこで，PAH クリアランスは腎血漿流量(RPF)に相当する．

1) パラアミノ馬尿酸(PAH)クリアランス

●操　作

約30分	25分	10分	10分	10分
水 300 ml ～ 400 ml	静注開始 静注終了 (PAH)	排尿	採血 P_1 (mg/100 ml)	採血 P_2	採血 U (mg/100 ml) V (ml/分)

●計　算

$$\text{RPF} = \frac{U \times V}{\dfrac{P_1 + P_2}{2}} \times \frac{1.48}{A}$$

U：PAH 尿中濃度，V：1分間の尿量，P：PAH 血漿中濃度（血清でもよい），A：体表面積（m²），1.48：日本人の平均体表面積

●基準範囲
（男）　519.1±7.1 ml/分
（女）　496.4±10.2 ml/分

2）PSP(phenolsulfonphtalein)排泄試験

PSP 液(6 mg/ml)1.0 ml 静注し，2時間後までの累積排泄量(%)を求める．15分値がとくに重要で，これが25%以上のとき正常とみなされる．

●操　作

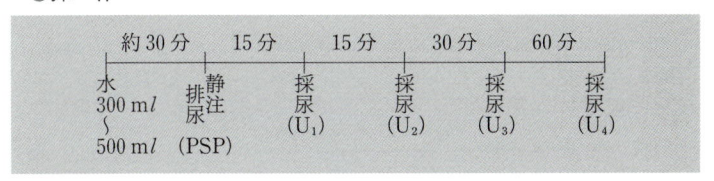

| 水 300 ml〜500 ml | 排尿 | 静注(PSP) | 約30分 | 採尿(U₁) | 15分 | 採尿(U₂) | 15分 | 採尿(U₃) | 30分 | 採尿(U₄) | 60分 |

（※表内の「約30分／15分／15分／30分／60分」は各採尿間の時間間隔を示す）

●計　算

① 各尿を1,000 ml のメスフラスコにとり，10%水酸化ナトリウムを数 ml 加えて十分に紅変させてから，水を足して1,000 ml とする．

② 水を盲検として545 nmで比色する．

●基準範囲
［15分値］　25〜50%
［30分値］　40〜60%
［60分値］　50〜75%
［120分値］　55〜85%

2　糸球体機能検査

1）糸球体濾過値(glomerular filtration rate；GFR)

イヌリンのクリアランスがもっとも正確に GFR を反映するとされて

いる．しかし，測定法が煩雑で，しかも副作用がときに認められるため，日常検査には用いられない．ほぼこれと同様なものに，チオ硫酸ナトリウム，マニトール（マンニット），クレアチニンなどがあり，測定のしやすいこれら物質が用いられることが多い．

2）外因性と内因性クリアランス

イヌリンやチオ硫酸ナトリウムなど，生体中に存在せず，検査に際して注射などで投与する必要がある物質を用いたとき，外因性クリアランスという．これらの物質は体内で分解されることもなく糸球体を自由に通過し，ある濃度以内では尿細管からの再吸収や分泌が行われずに，腎から排泄される．クレアチニンのように，本来体内に存在するような物質により求めた場合を内因性クリアランスという．

1 チオ硫酸ナトリウムクリアランス

副作用が少なく，ヨード滴定法によって比較的容易に定量可能．イヌリンクリアランスに代わる GFR の正確な指標．

● 操　作

```
      25分    10分   10分   10分
   ├─────┼────┼────┼────┤
   静    排    採    採    採
   注    尿    血    血    血
              (1)   (2)
              P₁    P₂    U (mg/100 ml)
                          V (ml/分)
```

● 計　算

$$\frac{U \times V}{\frac{P_1 + P_2}{2}} \times \frac{1.48}{A}$$

● 基準範囲

（男）　118.2±2.1 ml/分

（女）　100.0±0.4 ml/分

2 内因性クレアチニンクリアランス

血中クレアチニンは生理的変動幅がきわめて少ないこと，食事の影響を受けないこと，そして生体内に存在するため被検者に薬物投与をすることなくもっとも容易に求めることができるため，日常検査で多用され

ている．

●操 作

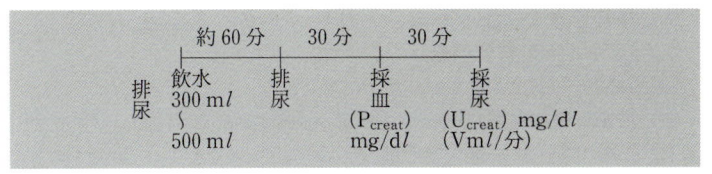

```
        約60分    30分    30分
排  飲水    排    採     採
尿  300 ml   尿    血     尿
    〜              (P_creat)  (U_creat) mg/dl
    500 ml          mg/dl    (V ml/分)
```

●計 算

$$C_{creat}\ (ml/分) = \frac{U \times V}{P} \times \frac{1.48}{A}$$

●基準範囲

〔40歳以下〕

(男)　116.5±5.1 ml/分

(女)　115.0±3.9 ml/分

3 24時間内因性クレアチニンクリアランス

水負荷の必要がない．外来患者の検査に適している．

●操 作

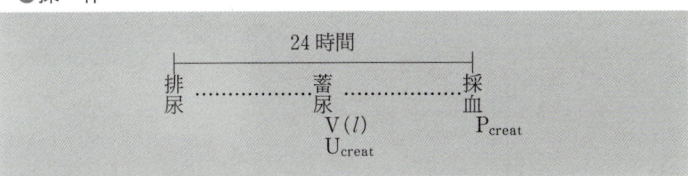

```
              24時間
排 ················ 蓄 ············ 採
尿                尿             血
                 V(l)           P_creat
                 U_creat
```

●計 算

$$\frac{U}{P} \times V \times \frac{1.48}{A}\ \ (この場合Vはl/日である)$$

●基準範囲

(男)　119.9±4.2 l/日

(女)　93.3±2.2 l/日

4 内因性尿素クリアランス

尿量によって計算方法が異なるため不正確で，最近ではほとんど利用されない．

3 尿細管機能検査

1）尿細管排泄極量(tubular excretory mass ; T_{mPAH})
T_{mPAH}：PAH の排泄極量.
〔基準範囲〕 30.9 ± 11.3 mg/分

2）尿細管吸収極量(tubular reabsorptive mass ; T_{mG})
T_{mG}：グルコースの最大吸収能.
〔基準範囲〕 340 ± 18.2 mg/分

3）Fishberg 濃縮試験
検査前日午後6時以降の飲食を禁じ，翌日起床時およびその後1時間ごとに3回採尿し，比重を測定する．正常では3回のうち1回は1.022以上．

〈参考事項〉
＊GFR と血中クレアチニンとの関連は図P-2のとおりで，GFR が正常の1/3以下にならなければ，血中クレアチニン濃度は異常値を示さないので注意を要する.

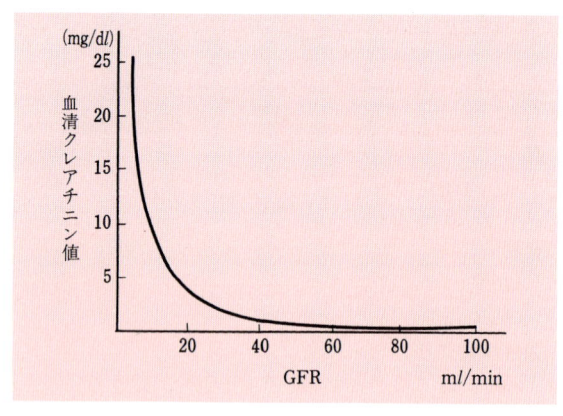

図 P-2 血清クレアチニン値と GFR の関係の模式図

膵機能検査

1）膵臓の機能
① 膵臓は，種々の消化酵素を十二指腸に分泌する外分泌機能と，インスリンやグルカゴンという糖代謝を支配するホルモンを血中に分泌する内分泌作用を併せもつ．

② 外分泌機能は腺細胞が，内分泌作用はランゲルハンス島細胞が分担している．外分泌機能とは，アミラーゼ，トリプシン，リパーゼなどの消化酵素の分泌機能であり，これは副交感神経とパンクレオザイミンとセクレチンという2種のペプチドホルモンで分泌刺激を受ける．

③ 内分泌機能としては，膵島部の β 細胞からインスリン，α 細胞からはグルカゴンがそれぞれ血中に分泌され，血糖調節に深く関与している．

2）外分泌機能検査
① 血液，尿アミラーゼ

② パンクレオザイミン・セクレチン試験：パンクレオザイミン，セクレチンを筋注し，その後，経時的に十二指腸液を採取し，セクレチン注射後60分の総排泄量，最高重炭酸塩濃度，パンクレオザイミン注射後70分の総アミラーゼ活性を定量する．パンクレオザイミンは消化酵素の外分泌を刺激し，セクレチンは膵液量と重炭酸の分泌を増加させる．

3）内分泌機能検査
① 血糖（p.111参照），尿糖検査（p.116参照）．

② グルコース負荷試験（glucose tolerance test；GTT）（p.119参照）．

内分泌機能検査

1）内分泌機能検査の原理
特定の内分泌器官の機能亢進，低下はその器官が分泌するホルモン，あるいはその代謝産物の尿中への排泄量を測定すればよい．ここで問題になるのは，その上位内分泌器官の異常の結果か，あるいはその内分泌器官自身の異常であるかの鑑別である．そのためには，上位ホルモンの定量が役に立つ．また多くのホルモンは，negative feedback 機構で調

節され，この機構を利用した分泌刺激試験，分泌抑制試験も診断に有用である．

1 下垂体前葉機能検査 (表P-2)

① 血中下垂体ホルモン定量：ACTH，TSH，プロラクチン，GH，LH，FSH．
② 分泌刺激試験：LH-RH試験など．正常では血中LHが増加する．
③ 分泌抑制試験：デキサメタゾン試験．正常ではデキサメタゾン投与後ACTHの分泌が減少する．

表 P-2 主な下垂体ホルモン分泌異常をきたす疾患

	増加する疾患	低下する疾患
TSH	原発性甲状腺機能低下症	甲状腺機能亢進症
ACTH	クッシング病	汎下垂体前葉機能低下症 汎下垂体前葉機能低下症 クッシング症候群
GH	巨人症，先端巨大症	汎下垂体前葉機能低下症 小人症
PRL	プロラクチン産生腺腫	汎下垂体前葉機能低下症
LH，FSH	更年期，閉経期，ターナー症候群	汎下垂体前葉機能低下症
ADH	異所性ADH産生腫瘍	尿崩症

注）汎下垂体機能低下症：すべてのホルモンに分泌低下がみられる場合につける．

2 甲状腺機能検査 (表P-3)

① 血中甲状腺ホルモンの定量：サイロキシン(T_4)，トリヨードサイロニン(T_3)．
② 甲状腺ホルモン結合蛋白定量：TBP，T_3-U（トリオソルブなど）．
③ TSHの測定：下垂体疾患との鑑別，甲状腺機能亢進症の治療経過観察に有用．
④ 分泌刺激試験：TSH試験．正常ではTSH投与後T_4が増加する．

表 P-3 主な甲状腺疾患と甲状腺機能検査

疾患名	T_4	T_3	T_3U	TBP	TSH
バセドウ病	↑	↑	↑	↓	↓
原発性甲状腺機能亢進症	↑	↑	↑	↓	↓
亜急性甲状腺炎	↑	↑	↑	→	↓
TBG 増多症	↑	↑	↓	↑	→
TBG 減少症	↓	↓	↑	↓	→
原発性甲状腺機能低下症	↓	↓	↓	↑	↑
下垂体性甲状腺機能低下症	↓	↓	↓	→	↓
外因性 T_4 中毒症	↑	↑	↑	→	↓
外因性 T_3 中毒症	↓	↑	↑	→	↓

注) ↑上昇, ↓低下, →不変. T_3U はトリオソルブ試験

1) 血中 $T_4 \cdot T_3$

1 意 義

甲状腺は TSH(甲状腺刺激ホルモン)の刺激を受け, サイロキシン(T_4), トリヨードサイロニン(T_3)を分泌する. 血中ではいずれもそのほとんどがサイロキシン結合グロブリン(TBG)と結合している. ごく一部が遊離型として存在し, これが生理的活性を呈する. 量的には T_4 が T_3 に比べて多いが, 活性は T_3 が高く, T_4 は T_3 の前駆物質的な存在と考えられている. その測定は, 甲状腺疾患の診断に不可欠である.

2 測定法

RIA 法あるいは EIA 法.

3 基準範囲

[T_4] 45〜130 ng/ml
[T_3] 0.8〜1.8 ng/ml

2) T_3 摂取率(T_3-U)

1 意 義

TBG の不飽和部分を求め, 血中 T_4, T_3 を推定する.

2 測定法(トリオソルブ法)

TBG がホルモンと結合していない部分に ^{125}I でラベルした T_3 を加え摂取させ, 残りの遊離の ^{125}I-T_3 をレジンに吸着させ, そのカウントを測定し, 添加総カウントに対する百分率を求める.

3 副甲状腺機能検査

① 血中ホルモンの定量：PTH．
② 血清カルシウム，無機リンの定量．
③ 分泌刺激試験：Ellsworth-Howard 試験．PTH を注射し，その後，尿中リンあるいは cyclic AMP の排泄量を観察する．機能低下症では負荷後 10 倍以上となる．
④ 分泌抑制試験：カルシウム負荷試験．正常では，カルシウム投与後血清リンの上昇，尿中リン排泄量の低下がみられる．

4 副腎皮質機能検査

① 血中ホルモンの定量：コルチゾールなど．
② 基礎分泌量の定量：尿 17-OHCS，尿 17-OS，尿 17-KGS など．
③ 分泌刺激試験：ACTH 試験．正常では刺激後 17-OHCS が 2〜3 倍に増量する．
④ 分泌抑制試験：デキサメタゾン試験．正常では投与後 17-OHCS が 50％以下に減少する．
⑤ レニン-アンジオテンシン-アルドステロン系検査：血中レニン，アンジオテンシン，アルドステロン定量．

1）フリーオキソステロイド―(1) 17-オキソステロイド(17-OS)

1 意 義

① 17-OS (17-oxosteroid) は，ステロイド核の C_{17} の位置がケトン基になっている物質群のうち，中性のものの総称である(17-ketosteroid；17-KS ともいう)．
② 尿 17-OS は，男性では 17-OS の約 2/3 が副腎皮質に由来し，約 1/3 は睾丸由来でテストステロンの代謝産物である．女性では大部分が副腎皮質に由来し，ごく少量が卵巣由来である．副腎皮質機能の指標として測定される．

〔主な尿中 17-OS〕
　　アンドロステロン
　　エチオコラノロン

ステロイド核 / アンドロステロン / エチオコラノロン

デヒドロイソアンドロステロン
11-ケトアンドロステロン
11-β-オキシアンドロステロン
11-β-オキシコラノロン

これらが 17-OS の 90% 以上を占める．

2 測定法

グルクロン酸抱合を酸水解したのち抽出し，Zimmermann 反応で比色定量する方法が一般的である．

●水解・抽出

17-OS の大部分がグルクロナイドおよび硫酸エステルとして排泄されるため，抱合型の 17-OS を強酸で加熱水解し，有機溶媒で抽出した中性分画を Zimmermann 反応で発色させる．

●Zimmermann 反応による比色定量

ステロイドの $CO-CH_2$（活性ケトメチレン）基がエタノール性 m-ジニトロベンゼンと反応し，アルカリ性で 520 nm に最大吸収をもつピンク色を呈するので，これを比色定量する．

●アレンの補正式

尿を酸加水分解すると着色不純物を生じやすく，不純物が 520 nm 付近に吸収をもつのみならず，Zimmermann 反応で呈色する．その影響を除くため，補正式による計算法が採用されている．これがアレンの補正式で，480，520，560 nm で測定する．真の 17-OS の値は，

$$520\,\text{nm の吸光度} - \frac{(480\,\text{nm の吸光度} + 560\,\text{nm の吸光度})}{2}$$

から求められる．

3 検体取り扱い上の注意
① 検体の安定性：冷蔵庫保存で1年以上安定である．
② 試料：一般に1日蓄尿の一部を用いて測定する．

4 測定への干渉物質
チンメルマン反応は多くの薬物により干渉を受けるため，患者が薬物を服用しているときは十分留意する必要がある．

5 基準範囲
(男)　約3～15 mg/日尿
(女)　約2～11 mg/日尿

男性では睾丸由来のものが含まれるため高値である．
年齢別にみると，加齢とともに増加し，成人以後はしだいに低下する．

6 臨床的意義
[増加]　クッシング症候群，副腎性器症候群，睾丸腫瘍．
[減少]　脳下垂体の機能低下症，男性性器の機能不全(発育不全，宦官症を含む)，アジソン病，粘液水腫，肝硬変．

2）フリーオキソステロイド―(2) 17-ヒドロキシコルチコイド（17-OHCS）

1 意　義
17-OHCS(17-hydroxycorticoid)とは，ステロイド核のC_{17}位にαの水酸基(−OH)を有するステロイドの総称である．尿 17-OHCS は，主としてコルチゾールおよび11-デヒドロコルチゾール（コルチゾン）の尿中代謝産物であり，副腎皮質糖質コルチコイドの指標として広く用いられている．

コルチゾール　　　コルチゾン

2 主な尿中 17-OHCS
テトラヒドロコルチゾン
テトラヒドロコルチゾール
アロテトラヒドロコルチゾール
コルチゾール
コルチゾン

3 測定法
① 尿のpHを1に調整したのち，n-ブタノールで抽出し，Porter-Silber反応で測定する方法．

② $β$-グルクロニダーゼで水解したのち，クロロホルムやジクロルメタンで抽出し，Porter-Silber反応で測定する方法．

〔測定上の問題点〕

① n-ブタノール抽出法：本法は水解する必要がないという簡便さがある．不純なブタノールを用いると盲検値が高くなり，不正確となる．

② 加水分解：17-OHCSは90％以上がグルクロン酸抱合であるため，通常，$β$-グルクロニダーゼによる酵素水解が用いられる．

③ 抽出溶媒：ジクロルメタンを用いることが多い．

④ 洗浄：尿色素が移行するため，通常0.1 N 水酸化ナトリウム液で洗浄する．

⑤ アレンの補正式：尿色素の除去のためには，17-OS測定同様，370 nm，410 nm，450 nmの吸光度を測定し，アレンの補正式を使用し，計算上で補正する．

●フェニルヒドラジン反応（Porter-Silber反応）

硫酸溶媒中で，17,21-デヒドロオキシ-20-ケトステロイドがフェニルヒドラジンと反応してヒドラゾンとなり黄色を呈する（吸収極大410 nm），この反応が17-OHCSの呈色反応として利用されている．

4 検体取り扱い上の注意点
① 検体の安全性：冷蔵庫保存で2〜3カ月は安定である．
② 試料：一般に1日蓄尿について測定を行う．

5 基準範囲
（男） 約2〜30 mg/日尿
（女） 約2〜8 mg/日尿

男性のほうがやや高値を示す．

6 臨床的意義

［増加］　クッシング症候群，副腎性器症候群．

［低下］　アジソン病，下垂体機能低下症．

5 副腎髄質機能検査

① 血中ホルモンの定量：アドレナリン，ノルアドレナリン．
② 尿中排泄量の定量：アドレナリン，ノルアドレナリン．
③ 尿中代謝産物の定量：VMA（バニリルマンデル酸）定量．

1）カテコールアミン

1 意義

カテコールアミンは副腎髄質ホルモンであるアドレナリン（エピネフリン），交感神経刺激伝達物質であるノルアドレナリン（ノルエピネフリン）などの総称で，フェニルアラニンまたはチロジンから生合成される．

2 測定法

●トリヒドロキシインドール法（THI 法，ルチン法）

カテコールアミンをフェリシアン化カリで酸化し THI とし，その蛍光を測定する．アドレナリンは pH 3.5 でも pH 6.0 でも THI となるが，ノルアドレナリンは pH 3.5 では THI とならない．これを利用し分別定量ができる．

●エチレンジアミン法

カテコールアミンにエチレンジアミンを縮合させ，その蛍光を測定する．アドレナリンとノルアドレナリンは1次，2次波長の異なった蛍光物質となるため分別定量できる．

●高速液体クロマトグラフィ

陽イオン交換樹脂と蛍光法との組み合わせで，アドレナリンとノルアドレナリンを分別定量する．感度，特異度のいずれも優れている．

3 基準範囲

［尿中総カテコールアミン］　100 μg/1 日尿

4 臨床的意義

褐色細胞腫，神経芽細胞腫で高値を示す（バニリルマンデル酸，ホモバ

ニリル酸も高値).

6 性腺機能検査

① 睾丸機能検査：ⅰ)血中テストステロン定量，ⅱ)ゴナドトロピン刺激試験．
② 卵巣機能検査：ⅰ)血中エストロゲン定量，ⅱ)血中プロゲステロン定量，ⅲ)ゴナドトロピン刺激試験．

その他の機能検査

1 消化管機能検査の意義

1) 胃液検査
●日本消化器病学会胃液測定法検討委員会法
合成ガストリン(テトラペプチドやペンタペプチドなどのガストリン様作用をもつ物質)を筋注し，経時的に胃液を採取し，最高酸素と分泌量を NaOH の滴定で測定．中和点は pH スタットあるいは pH メータで 7.0 とする．
●カフェイン法
正確な酸分泌能を反映していないといわれている．

セルフ・チェック

A 次の文章で正しいものに〇，誤っているものに×をつけよ

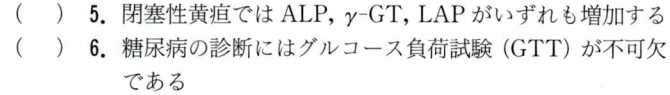

( ) 1. 肝臓の機能は多彩であるため機能検査の種類が多い
( ) 2. ビリルビンを合成するのは肝臓である
( ) 3. BSP 試験は ICG に比べ副作用が多い
( ) 4. アルブミンとコリンエステラーゼは肝の蛋白合成能を反映する
( ) 5. 閉塞性黄疸では ALP, γ-GT, LAP がいずれも増加する
( ) 6. 糖尿病の診断にはグルコース負荷試験（GTT）が不可欠である
( ) 7. 現在国際的に GTT に際して 50 g 負荷を行っている
( ) 8. RPF とは腎血漿流量で正常でほぼ 200 ml/min である
( ) 9. GFR は糸球体機能を反映し，正常ではほぼ 100 ml/min である
( ) 10. PSP 試験は 2 時間かかるが 15 分値が最も重要である
( ) 11. GFR はクレアチニンクリアランスで推定できる
( ) 12. 内分泌機能検査には負のフィードバック機構を利用した検査が利用される

A 1-〇，2-×，3-〇，4-〇，5-〇，6-〇，7-×，8-× (ほぼ 500 ml/min)，9-〇，10-〇，11-〇，12-〇

B

1. 誤っているのはどれか
① PS(パンクレオザイミン・セクレチン)試験では膵液について総排泄量, 最高重炭酸濃度, リパーゼ活性を測定する
② 肝機能検査における色素排泄試験では BSP, ICG の色素が用いられる
③ PSP(フェノールスルホンフタレイン)試験の15分値の基準値は 25～50％である
④ フィッシュバーグ濃縮試験では尿を3回採り, 少なくとも1回の比重が 1.022 以上であれば正常である
⑤ 糸球体濾過値(GFR)の測定には, クレアチニン, チオ硫酸ナトリウム, イヌリンなどが用いられる

2. 肝臓のみの機能でないのはどれか
① アルブミンの合成
② 胆汁酸の合成
③ 間接ビリルビンの抱合化
④ 尿素の合成
⑤ LDL(低比重リポ蛋白)の取り込み

3. 胆管閉塞で上昇しない血清成分はどれか
① LAP
② リン脂質
③ 間接ビリルビン
④ アルカリホスファターゼ
⑤ γ-GT

B 1-①, 2-⑤, 3-②

4. クレアチニンクリアランス値を求めよ．ただし，被検者の1分間尿量は6 ml，尿中クレアチニン濃度は5 mg/dl，血清中クレアチニン濃度は0.4 mg/dl，体表面積は1.48 m²とする

① 130 ml/min
② 51 ml/min
③ 75 ml/min
④ 111 ml/min
⑤ 150 ml/min

5. 腎機能検査法で近位尿細管の機能を反映する検査はどれか

a フェノールスルホンフタレイン排泄試験
b フィッシュバーグ濃縮試験
c クレアチニンクリアランス
d パラアミノ馬尿酸試験
e インジゴカルミン試験

① a，b，c ② a，b，e ③ a，d，e
④ b，c，d ⑤ c，d，e

6. 腎臓の機能と関係ないのはどれか

① ACTH
② アドレナリン
③ バソプレシン
④ クレアチニン
⑤ β_2-ミクログロブリン

4-③ (C creat (ml/min) = $\dfrac{U \times V}{P} = \dfrac{5 \times 6}{0.4} = \dfrac{30}{0.4} = 75$)，5-③，6-②

7. 糸球体ろ過値の測定に使用されるのはどれか
   a　マニトール
   b　クレアチニン
   c　パラアミノ馬尿酸
   d　フェノールスルホンフタレイン
   e　チオ硫酸ナトリウム
   ①　a, b, c　②　a, b, e　③　a, d, e
   ④　b, c, d　⑤　c, d, e

7-②

Q 遺伝子（gene）

学習の目標

- □ 核酸の構造
- □ ヌクレオシド
- □ ヌクレオチド
- □ DNA の構造
- □ ミスセンス変異
- □ ナンセンス変異
- □ フレームシフト変異
- □ サイレント変異
- □ 塩基除去修復機構
- □ ヌクレオチド除去修復機構
- □ ミスマッチ修復機構
- □ メッセンジャーRNA
- □ 転移 RNA
- □ PCR 法
- □ サザンブロット・ハイブリダイゼーション法
- □ ノーザンブロット・ハイブリダイゼーション法
- □ FISH 法
- □ 目的別にみた遺伝子検査
- □ 遺伝子診断
- □ 倫理

1 情報の伝達基礎

① 遺伝子とは，遺伝情報を伝える基本的単位．
② 遺伝子は細胞の核の中にあり，染色体（chromosome）に局在する．
③ 染色体上では，直列に配列しており，各遺伝子が存在する位置と構造はそれぞれ決まっている．

2 核酸・DNA の複製

1）核酸の種類と構造・構成成分（表 Q-1, 2）

① 核酸には，DNA（deoxyribonucleic acid）と，RNA（ribonucleic acid）の 2 種類がある．
② 核酸の基本構造は，五炭糖（pentose），窒素を含む塩基（nitrogenous base），リン酸基（phosphate group）からなるサブユニットが化学結合して作られている．

Q 遺伝子（gene）

表 Q-1 核酸（nucleic acid）の構成成分

	リボ核酸 (RNA)	デオキシリボ核酸 (DNA)
リ ン 酸	H_3PO_4	H_3PO_4
プリン塩基	アデニン グアニン	アデニン グアニン
ピリミジン塩基	シトシン ウラシル	シトシン チミン
五 炭 糖	D-リボース	D-2-デオキシリボース

表 Q-2 ヌクレオチドの名称と略号

塩 基 名	糖名	ヌクレオシド名	ヌクレオチド名	ヌクレオチド名（別名）
R ┌ アデニン (A)	リボース	アデノシン	アデニル酸	(adenosine monophosphate：AMP)
N │ グアニン (G)	〃	グアノシン	グアニル酸	〃 ；GMP)
A │ シトシン (C)	〃	シチジン	シチジル酸	(cytidine 〃 ；CMP)
└ ウラシル (U)	〃	ウリジン	ウリジル酸	(uridine 〃 ；UMP)
D ┌ アデニン (A)	デオキシ リボース	デオキシアデノシン	デオキシアデニル酸	(deoxy adenosine 〃 ：d AMP)
N │ グアニン (G)	〃	デオキシグアノシン	デオキシグアニル酸	(〃 guanosine 〃 ；d GMP)
A │ シトシン (C)	〃	デオキシシチジン	デオキシシチジル酸	(〃 cytidine 〃 ；d CMP)
└ チミン (T)	〃	チミジン （デオキシチミジン）	チミジル酸	(〃 thymidine 〃 ：d TMP)

五炭糖 { DNA　2-デオキシリボース (2-deoxyribose)
　　　　RNA　リボース (ribose)

塩基 { プリン (purine) 塩基：アデニン (adenine；A)，グアニン (guanine；G)
　　　 ピリミジン (pyrimidine) 塩基：シトシン (cytosine；C)，チミン (thymine；T)，ウラシル (uracil；U)
　　　 ＊プリン塩基では DNA, RNA とも同じであるが，ピリミジン塩基では DNA は C, T, RNA は C, U と異なる．

ヌクレオシド (nucleoside)：塩基に糖が N-グリコシド結合した物質．
ヌクレオチド (nucleotide)：塩基-糖-リン酸が結合した物質．リン酸

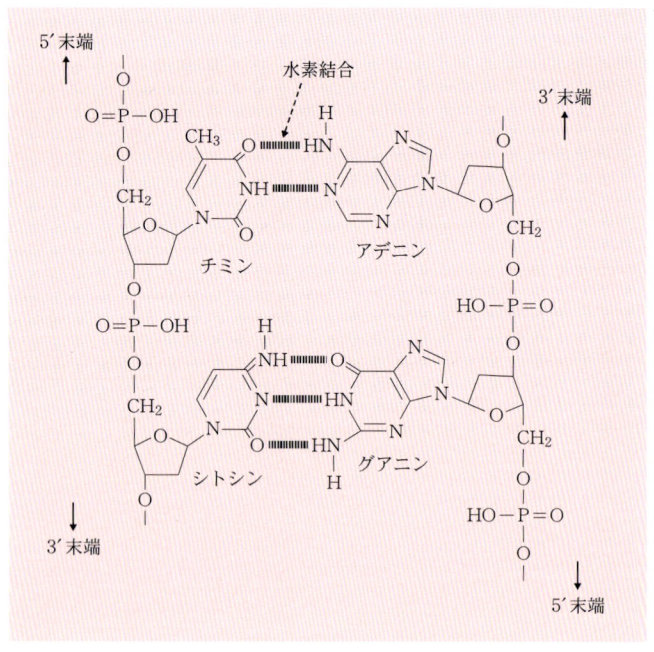

図 Q-1　4つのヌクレオチドとそれぞれの結合

基は五炭糖とエステル結合する．五炭糖には2種類あり，DNAの糖は2-デオキシリボースで，RNAの糖はリボースである．

③ 塩基同士が水素結合により結合する．この結合を塩基対(base pair)という．チミンは2本の水素結合でアデニンと，シトシンは3本の水素結合でグアニンとのみ塩基対を形成する．塩基対は常にプリン塩基とピリミジン塩基の組み合わせである(図Q-1)．

④ DNAは二重らせん構造で，右巻きらせん状である．DNAは2-デオキシリボースの両側の5′-OHと3′-OHでリン酸と介して連絡している．2本のDNA鎖は互いに逆向きに結合し，二重らせん構造（右巻き）を形成している(図Q-2)．

2）核酸の代謝

「核酸の代謝」(p.203)を参照．

3）DNAの複製

DNAが複製されるとき二本鎖が開かれ，一本鎖の塩基配列が鋳型(template)となり，DNAポリメラーゼが働いて，それに相補的な新しい鎖が合成される．必ず元のDNAの片方が残り，新しい一本鎖が加わる特徴を半保存性複製(semi-conservative replication)という．DNA鎖に並んだ塩基配列は，それが鋳型となってRNAに写し換えられることを転写(transcription)という．

4）DNAの傷害と修復

1 変異の形態

ゲノムDNAの塩基配列の変更は，突然変異(mutation)とよばれている．突然変異を誘発する原因は変異原とよび，DNAに親和性のある化学物質，紫外線や熱などが含まれる．これらの変異原はDNAの構造変化を引き起こし，ついでDNAが複製される際に異なった塩基が取り込まれることにより，突然変異が起こる．また，ウイルスゲノムに由来する外来性DNAが染色体DNAに組み込まれることによっても変異が生じる．変異が遺伝子の翻訳領域内で発生すると，アミノ酸配列の変更をきたすことがある．この変異は4形態に分けることができる．

●ミスセンス変異(missense mutation)

塩基の変異によってコドンが別のアミノ酸に対するコドンに変わるため，アミノ酸配列が変わる場合．

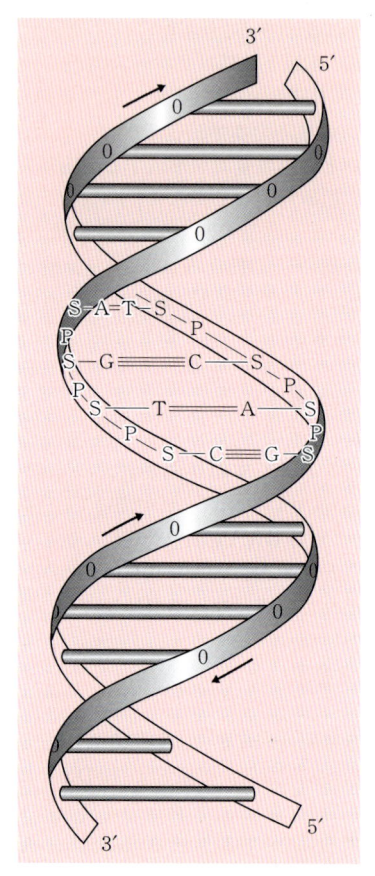

図 Q-2　DNA の二重らせん構造

●ナンセンス変異(nonsense mutation)

　塩基の変異，挿入や欠失によって終止コドン(UAA，UAG あるいは UGA)が生まれ，不完全な蛋白質がつくられる場合．

　●フレームシフト変異(frameshift mutation)

塩基の挿入や欠失によって読み枠(フレーム)がずれることによって生じるアミノ酸変異.

●サイレント変異(silent mutation)

変異が生じても発現形質に変化が生じない変異の総称で,点突然変異が起きても同義コドン(RNA に並んだ 3 つの塩基)のため,アミノ酸残基には変異を生じない場合を示す.

2 修復機構

修復機構は,遺伝子を常に正常に保持するのにきわめて重要である.その修復機構としての作用形式から 3 種類に大別される.

●塩基除去修復機構(base excision repair)

酸素ラジカルやアルキル化剤によって化学修飾された塩基は,塩基除去修復という一連の過程で修復を受ける.まず,特異的なグリコシダーゼによって損傷した塩基部分が取り除かれる.ついで損傷部位を含む 2〜3 ヌクレオチド残基が取り除かれ,DNA ポリメラーゼ β によって相補鎖を鋳型にして修復合成が行われ,DNA リガーゼによって断端が結合される.

●ヌクレオチド除去修復機構(nucleotide excision repair)

紫外線や変異原によってヌクレオチドの損傷が起こると,損傷の起こった側の DNA 鎖がいったん除去され,ついで DNA ポリメラーゼによって正常な鎖を鋳型にして修復合成が行われ,断端は DNA リガーゼによって結合される.

●ミスマッチ修復機構(mismatch repair)

DNA 複製を行う DNA ポリメラーゼは,10^4〜10^5 に 1 回の割合で挿入ミスを起こす.しかし,DNA 複製酵素にはプルーフリーディングとよばれる較正機構があり,実際にはミスの発生頻度は 10^{-8} 程度になっている.プルーフリーディングで見落とされた誤りは,ミスマッチ修復とよばれる機構で修復される.

3 転写と翻訳

1)蛋白質の合成と分布

遺伝物質である DNA の情報を伝えて,蛋白質の合成する介添役とな

るのが RNA である．3つの塩基が1組となって1つの特定のアミノ酸を指示する．RNA に並んだ3つの塩基をコドン(codon)とよび，1つのアミノ酸に対応する．

1 メッセンジャーRNA(messenger RNA：mRNA)

DNA のもつ遺伝子情報を写し取ったもの．細胞質に移り，リボソームに結合して蛋白質の鋳型となる．mRNA に写し取られた DNA の情報は，アミノ酸配列に置き換えられる．この過程は翻訳とよばれる．

2 転移 RNA(transfer RNA；tRNA)

細胞質中に存在する低分子量 RNA．分子中の1個所に暗号解読部(アンチコドン)部位があり，mRNA と結合する．さらにアミノ酸をエステル結合し，リボソームへと運ぶ．tRNA は核酸と蛋白質との橋渡しをする分子．

3 リボソーム RNA(ribosomal RNA；rRNA)

アミノ酸から蛋白質への合成はリボソームで行われる．リボソームは2つのサブユニットからできており，それぞれのサブユニットは rRNA と多数の蛋白からなる．蛋白質をつくるのが核酸で，核酸は遺伝情報の担い手，蛋白質は伝えられた遺伝情報を実行する手段といえる．

4 遺伝子検査の基礎

1) 検体の取り扱い

〈血液 1 ml〉 DNA……5～10 μg
RNA……約 1 μg
サザンブロット法では1回 3～10 μg DNA を必要．
PCR 法では1回 0.1～1.0 μg DNA を必要．

試験管の中での DNA 複製に必要なもの：プライマー DNA，鋳型 DNA，DNA ポリメラーゼ，ヌクレオチド，Mg^{2+}．

2) 遺伝子解析の基本技術

1 PCR 法(polymerase chain reaction，ポリメラーゼ連鎖反応)

> DNA鎖を熱により解離させ，1本鎖にする過程（変性）
> ↓
> 1本鎖のDNAの標的配列に相補的な2つの合成オリゴヌクレオチドを結合させる過程（アニーリング）
> ↓
> オリゴヌクレオチドをプライマーとして耐熱性のDNAポリメラーゼを作用させ，DNAを合成，伸長させる過程（伸長）

2 サザンブロット・ハイブリダイゼーション法（southern）

DNAの量的，質的変化の異常を解析．変性したDNAをアガロース電気泳動で分離し，メンブランフィルターに写し取ったあと，標識した特異的なプローブで検出．

3 ノーザンブロット・ハイブリダイゼーション法

mRNAの量的，質的変化の異常を解析．変性したRNAをアガロース電気泳動で分離し，メンブランフィルターに写し取ったあと，標識した特異的なプローブで検出．

4 FISH法（fluorescence *in situ* hybridization）

核酸プローブを用いて染色体上の遺伝子とハイブリダイゼーションすることにより，染色体上で遺伝子の局在を知る方法が *in situ* hybridizationで，蛍光色素で標識した核酸プローブを用いる方法がFISH法である．従来用いられていたRIよりも安全で簡便なので，近年，検査室でも用いられはじめている．

5 遺伝子の臨床検査

1）遺伝子の構造と機能の異常

目的別にみた遺伝子検査

目 的	代表例	特 徴
微量遺伝子の検出（本来ないはずのものである）	病原性微生物の核酸検出（結核菌，HCV，HBVなど）	高感度で迅速な測定法としてもっとも速く，幅広く

	腫瘍にのみ存在する遺伝子(腫瘍マーカーmRNA キメラ遺伝子など)	(保険適用の大部分を占める)
原因遺伝子の変異検出	遺伝子多型(集団においてDNA配列が1%以上のもの) 反復配列 $\begin{cases} ミニサテライト \\ マイクロサテライト \end{cases}$ 一塩基多型(single nucleotide polymorphism ; SNPS)	

〔前川真人:1. 総論-3. 遺伝子検査の基本原理. 誰でもわかる遺伝子検査. 検査と技術, **30**(**10**)(臨時増刊):905〜911, 2002〕

2) 遺伝子診断のための遺伝子検査の分類

1 感染症の検査

① ウイルス性肝炎:存在診断のみならず治療効果が病態のモニタリング.

② 結核菌や非定型抗酸菌による感染症.

2 悪性腫瘍

慢性骨髄性白血病,急性前骨髄性白血病.

癌の診断,病期診断,経過観察に威力を発揮.

3 出生前診断

ダウン(Down)症候群やターナー(Turner)症候群.

4 体質(発症前)診断

家族性高コレステロール血症のように,食事療法や薬物療法で改善するもの,またフェニルケトン尿症のように,知能障害を未然に防げるものには貢献度が高いが,多くの遺伝病に対して現時点で有効な治療はない.

上記 **3** **4** については倫理的問題がある.

6 倫 理

遺伝学的検査に関するガイドライン(案)が,平成13年3月,遺伝医学

8学会(日本遺伝カウンセリング学会,日本遺伝子診療学会,日本産科婦人科学会,日本小児遺伝学会,日本人類遺伝学会,日本先天異常学会,日本先天代謝異常学会,家族性腫瘍研究会)から提出されている.以下,その抜枠である.

1)遺伝学的検査に関するガイドラインの提言

ここでいう遺伝学的検査(染色体検査・遺伝生化学的検査・DNA検査)は,ヒト生殖細胞系列における遺伝子変異もしくは染色体異常に関する,または関連する検査を指し,確定診断のための検査,保因者検査,発症前検査,易罹患性検査,出生前検査,新生児スクリーニングなどが含まれる.癌などの体細胞に限局し,次世代に受け継がれることのない遺伝子変異や染色体異常の検査,細菌・ウイルスなどの病原体の検査,および親子鑑定などの法医学的検査は対象としていない.

I.遺伝学的検査の実施

1.遺伝学的検査は臨床的に有用と考えられる場合に考慮され,包括的遺伝医療の中で扱われる.

2.遺伝学的検査を実施する前に,担当医師が検査を受ける人(以下,被検者)から遺伝学的検査に関するインフォームド・コンセントを得なければならない.

3.遺伝学的検査は倫理的諸問題を十分考慮した上で,行われなければならない.

4.原則として提供を受けた試料は本来の目的以外に使用してはならない.

5.提供を受けた試料に関する個人識別情報は守秘義務の対象となる.

6.遺伝学的検査を担当する医療機関および検査施設は,一般市民に対し,遺伝学的検査の行為そのものを宣伝広告してはならない.宣伝にはインターネットを通じた広告が含まれる.

II.遺伝学的検査の結果の開示

1.検査結果の開示については,それを希望するか否かの被検者の意思を尊重しなければならない.得られた個人に関する遺伝情報は守秘義務の対象になり,基本的に,被検者本人の承諾がない限り,開示することは許されない.とりわけ,何らかの差別に利用されることのないよう

に慎重，かつ特別な配慮が要求される．

2．検査結果の開示にあたっては，担当医師は被検者が理解できる平易な言葉で説明しなければならない．検査が不成功であったり，診断が確定しなくてもその内容は被検者に伝える必要がある．

3．担当医師は検査結果の説明に際して，被検者単独であるよりも被検者が信頼する人物の同席が望ましいと判断されれば，これを勧める．

4．単一遺伝子病のみならず，多因子疾患などにあっても，得られた被検者の診断結果が，血縁者での発症予防や治療に確実に役立つ情報として利用でき，その血縁者が蒙る重大な被害が確実に防止できると判断され，その血縁者からの情報開示の要望があり，繰り返し被検者に説明しても同意が得られず，かつ被検者本人が不当な差別を受けないと判断される場合，診断，予防，治療に限って情報を開示することが考慮される．しかし，情報を開示するか否かの判断は担当医師個人の見解によるのでなく，所轄の倫理委員会などに委ねられるべきである．

III．遺伝学的検査と遺伝カウンセリング

1．遺伝学的検査は十分な遺伝カウンセリングを行った後に実施する．

2．遺伝カウンセリングは十分な遺伝医学的知識・経験をもち，遺伝カウンセリングに習熟した臨床遺伝専門医などにより行われるべきである．場合によっては，得られた遺伝情報に対する被検者の心理状態に配慮し，精神科医，心理職などの協力を求める必要がある．

3．遺伝カウンセリング担当者はできる限り，正確で最新の情報を被検者に提供するように努めなければならない．これには疾患の頻度，自然歴，再発率(遺伝的予後)，さらに保因者検査，出生前検査，発症前検査，易罹患性検査などの遺伝学的検査についての情報が含まれる．遺伝性疾患は同一疾患であっても，その遺伝子変異，臨床像，予後，治療効果などは異質性に富んでいることが多く，遺伝カウンセリングに携わるものはこれらについて十分留意しなければならない．

4．これらの説明にあたっては，遺伝カウンセリング担当者は，被検者が理解できる平易な言葉で説明する．被検者の依頼があれば，またその必要があると判断された場合は，被検者以外の人物の同席を考慮する．

5．遺伝カウンセリングの説明内容は，一般診療録とは別の遺伝カウ

ンセリング記録簿に記載し，一定期間保存する．

6．被検者が検査結果の開示を望んだ場合，それを伝えるとともに，被検者が自主的に意思決定できるように，遺伝カウンセリングを継続して行う．また必要に応じて，心理的，社会的支援を含めた，医療・福祉面での対応が図られるべきである．

7．遺伝学的診断結果が，担当医師によって，被検者の血縁者にも開示されるような場合には，その血縁者が遺伝カウンセリングを受けられるように配慮する．

2）遺伝子検査に関するその他の倫理指針

① 文部科学省，厚生労働省および経済産業省合同で作成された「ヒトゲノム・遺伝子解析研究に関する倫理指針」を3省指針といい，これは「研究」のみを対象としたものである．

② 営利目的に遺伝子検査を行おうとする企業などには，ヒト遺伝子検査受託に関する倫理指針が，平成13年，日本衛生検査所協会から出されている．

〈参考事項〉

＊ジヌクレオチド：生体には核酸の成分としてではなく，ジヌクレオチドとして，生体の酸化還元に関与するものがある．フラビンという塩基をもつ FAD (flavin adenine dinucleotide)，ニコチンアミドという塩基をもつ NAD^+ (nicotinamide adenine dinucleotide)，および $NADP^+$ (nicotinamide adenine dinucleotide phosphate) である．

セルフ・チェック

B

1. DNA複製を行っている細胞周期はどれか
   ① M期
   ② S期
   ③ G_1期
   ④ G_2期
   ⑤ G_0期
2. 核酸について誤っているのはどれか
   ① DNAではアデニンとチミン，グアニンとシトシンが塩基対を形成する
   ② アデニンおよびグアニンはプリン核を有する
   ③ 「転写」反応を行う酵素はDNA依存性RNAポリメラーゼである
   ④ リガーゼは「翻訳」反応に関与する酵素である
   ⑤ コドンとアンチコドンの結合は水素結合である
3. 核小体の働きはどれか
   ① DNAの複製
   ② mRNAの合成
   ③ rRNAの合成
   ④ mRNAのスプライシング
   ⑤ tRNAの合成
4. DNAの複製に関係ない酵素はどれか
   ① RNAポリメラーゼ
   ② アミノアシルtRNAシンテターゼ
   ③ DNAポリメラーゼⅠ
   ④ DNAポリメラーゼⅢ
   ⑤ DNAリガーゼ

B 1-②，2-④，3-③，4-②

5. 正しいのはどれか
 ① 遺伝子検査用の溶液や器具類はオートクレーブなどによる滅菌が必要である
 ② 遺伝子増幅は特異的であるので偽陽性の心配はない
 ③ HLAタイピングは血清学的にしか判定できない
 ④ 遺伝子を調べる臓器は特定されている
 ⑤ 遺伝子検査の反応系には通常脱イオン水が用いられる
6. ポリメラーゼチェーン反応（PCR）に使用されない試薬はどれか
 ① DNAポリメラーゼ
 ② Mg^{2+}
 ③ プライマーオリゴヌクレオチド
 ④ デオキシヌクレオチド三リン酸
 ⑤ フェノール

5-①，6-⑤

チェック項目リスト

和文項目

ア

- アイソザイム 230
- 亜鉛 99
- アガロース 50,52
- アガロースゲル電気泳動法 50
- アガロペクチン 50
- アクリジニウムアミルスルホンアミド誘導体 67
- アクリルアミド 50
- アコニダーゼ 109
- アジ化ナトリウム 140
- アジソン病 152,318
- アシッドバイオレット 17 53
- アシドーシス 76
- アシドミア 76
- アシル-CoA 合成酵素 151,263
- アシル CoA オキシダーゼ 263
- アシルグリセロール 137
- アスコルビン酸オキシダーゼ 65,143
- アスパラギン酸 172,173,175
- アセチル CoA 108,109,135,200
- アセチルアセトン法 137
- アセトアルデヒド比色法 123
- アセト酢酸 126
- アセトン 126
- アゾテミア 206
- アデニレートキナーゼ 248
- アデニン 203,328
- アデノシン-5'-三リン酸 4
- アデノシン三リン酸 107
- アデノシンデアミナーゼ 266
- アデノシン二リン酸 107
- アドレナリン 106,150,285,289,320
- アニオンギャップ 78
- アフィニティクロマトグラフィ 69
- アポ A-I 160
- アポ A-II 160
- アポ B 160
- アポ C-II 160
- アポ C-III 160
- アポ E 160
- アポ酵素 229,251
- アポ蛋白 B-100 161
- アポリポ蛋白(a) 161
- アマドリ転移 120
- アミドブラック 10 B 52
- アミノ酸 169
- アミノ酸代謝異常症 175
- アミノナフトールスルホン酸 148
- アミラーゼ 106,227,239
- アミラーゼアイソザイム 242

アミラーゼインヒビター法	243
アラキドン酸	134, 152
アラニン	171
アラビノース	104
アラントイン	210
アリルアミダーゼ	260
アルカリホスファターゼ	68, 86, 149, 232
アルカレミア	76
アルカローシス	76
アルギナーゼ	99, 175
アルギニン	170, 172, 175, 207
アルギノコハク酸	173
アルジミン	118, 120
アルデヒド脱水素酵素	142
アルドース	103, 108
アルドステロン	79, 285, 288
アルド糖	103
アルドラーゼ	227, 264
アルブミン	175, 176, 180
アルミニウム	283
アレンの補正式	317, 319
アロテトラヒドロコルチゾール	319
アンドロゲン	289
アンドロステロン	316
アンペロメトリ法	54
アンモニア	173, 212

イ

イオノフォア	55, 57
イオン化 Ca	82, 83, 85
イオン強度	49
イオン選択電極法	54, 79, 84
イオン電極法	88, 90
イオン透過担体	81
イオン輸送担体	55
イソクエン酸	109
イソメラーゼ	227
イソルミノール誘導体	68
イソロイシン	170, 171
遺伝子	326
易動度	49
イヌリンクリアランス	308
異物排泄試験	305
イムノブロッティング法	51
色ガラスフィルタ	42
陰イオン性界面活性剤	50
インスリノーマ	116
インスリン	105, 106, 150, 285, 290
インターロイキン 1	85

ウ

ウィルソン病	93, 187
ウェスタン法	52
ウラシル	203, 328
ウリカーゼ	6, 210
ウリジングルコースリン酸	107
ウリジンリン酸	107
ウレアーゼ	205
上皿天秤	13

エ

液状コントロール血清	25
液体クロマトグラフィ	68
液体膜電極	54
エステル型コレステロール	135, 142
エストロゲン	285, 289

エゼリン	245
エチオコラノロン	316
エノラーゼ	108
塩基除去修復機構	331
炎光光度計法	45, 46, 79
炎光法	84
遠心分離	18
遠心方式	58
塩析法	69, 180
エンブデン・マイヤーホフの経路	107

オ

黄色肝萎縮症	212
黄体形成ホルモン	284, 286
オキサロ酢酸	109, 175
オキシトシン	284, 287
オストワルド型ピペット	14
オゾン化シッフ	158
オルト-トルイジンホウ酸法	112
オルニチン	173
オルニチン回路	173
オレイン酸	134, 137, 141, 148, 150

カ

外因性クリアランス	310
外因性トリグリセリド	136
外呼吸	58
回収率	26
回折格子	43, 44, 47
解糖系	107
解糖阻止剤	115
概日リズム	2
外部精度管理法	23
外部標準法	46
カイロミクロン	153, 154, 155, 159
カイロミクロンレムナント	155
化学天秤	13
化学発光イムノアッセイ法	67
化学発光酵素イムノアッセイ	68
核	3, 4, 6
核酸	202
核小体	4
核膜	4
確率紙法	19
過酸化脂質	152
過酸化水素-ペルオキシダーゼ系呈色反応	63
可視光線	41
可視部	41, 42
下垂体後葉ホルモン	287, 284
下垂体前葉機能検査	314
下垂体前葉ホルモン	106, 284, 286
ガスクロマトグラフィ	68, 279
ガストリン	285, 290
カタラーゼ	4, 92, 140, 142, 218
カタラーゼ阻害剤	140
褐色細胞腫	85, 320
活性型ビタミンD	82
活性ケトメチレン基	317
カットオフ値	21
カットフィルタ	43
滑面小胞体	3, 4

カテコールアミン 285, 289, 320
カドヘリン 6
カドミウム 283
カプリル酸 134
カプロン酸 134
ガラクトース 104
ガラクトース負荷試験 305
ガラス膜電極 54, 79
カラリメトリックスライド 59, 60
カリウム 79, 82
カルシウム 82
カルシトニン 82, 285, 288
カルバモイル化 173
カルバモイルリン酸 173
カルバモイルリン酸合成酵素 173
カロチン 301
間質液 75
緩衝液 15
干渉フィルタ 42, 43, 47
肝性昏睡 212, 214
肝性リパーゼ 144
間接ビリルビン 221
感染症 93
寒天 50, 52
感度 20
肝内胆汁うっ滞 262
慣用単位 230
管理血清 25
感量 13

キ

キェルダール法 177
偽コリンエステラーゼ 244
キサンチン 203
キサンチンオキシダーゼ 96, 203
基質阻害 62
基質標識蛍光免疫法 280
希釈試験 308
技術誤差 22
基準範囲 18
キシリジルブルー法 86, 87
キシロース 104
キセノンランプ 42, 47
輝線スペクトル 43, 45
機能検査 304
基本単位 10
吸光光度法 41
吸光度測定法 48
急性肝炎 254
急性心筋梗塞 250, 254
急性相反応物質 125, 180, 188
共役酵素 60
共役反応 60, 62
銀-塩化銀電極 54
近紫外部 41
近赤外部 41

ク

グアニド酢酸 207
グアニン 203, 328
偶発誤差 22, 23, 24
クエン酸 109
クエン酸回路 108
クエン酸シンダーゼ 109
クッシング症候群 152, 318
クッシング病 314
屈折計法 177
クマシーブリリアントブルー

G 250 染色	53
☐☐クマシーブリリアントブルー R 250 染色	53
☐☐クラウンエーテル化合物	54
☐☐クラウンエーテル電極	55, 80
☐☐クリアランス	307
☐☐グリコーゲン	104
☐☐グリコキナーゼ	115
☐☐グリコシアミン	207
☐☐グリコシルトランスフェラーゼ	6
☐☐グリシン	169, 171
☐☐グリシンアミジノトランスフェラーゼ	207
☐☐グリセルアルデヒド-3-リン酸	108
☐☐グリセロールキナーゼ	138
☐☐グリセロール酸化酵素	138
☐☐グリセロールデヒドロゲナーゼ	138, 139
☐☐グリセロリン脂質	146
☐☐クリプタント	80, 81
☐☐グルカゴン	106, 150, 285, 290
☐☐グルクロニルトランスフェラーゼ	221
☐☐グルクロン酸転移酵素	221
☐☐グルコース	66, 104, 108
☐☐グルコース-6-ホスファターゼ	6
☐☐グルコース-6-リン酸	108
☐☐グルコース-6-リン酸デヒドロゲナーゼ	87, 97, 113
☐☐グルコースオキシダーゼ	55, 112, 115
☐☐グルコースデヒドロゲナーゼ	114, 115
☐☐グルコース糖再吸収極量	308
☐☐グルコース負荷試験	119
☐☐グルコースリン酸イソメラーゼ	108
☐☐グルコキナーゼ	87, 108, 114
☐☐グルコムタロターゼ	115
☐☐グルタミン	172
☐☐グルタミン酸	172, 253
☐☐グルタミン酸オキサロ酢酸トランスアミナーゼ	251
☐☐グルタミン酸デヒドロゲナーゼ	81, 205, 253
☐☐グルタミン酸ピルビン酸トランスアミナーゼ	251
☐☐クレアチナーゼ	208, 209
☐☐クレアチニナーゼ	208
☐☐クレアチニン	66, 207
☐☐クレアチニン係数	208
☐☐クレアチニンリン酸	95
☐☐クレアチン	66, 207
☐☐クレアチンキナーゼ	86, 207, 227, 247
☐☐クレアチンリン酸	200, 207
☐☐クレブス回路	108
☐☐クロール	93
☐☐グロブリン	175
☐☐クロマチン	4
☐☐クロマトグラフィ	68
☐☐クロライドメータ	57, 94
☐☐クンケル硫酸亜鉛試験	190

ケ

☐☐蛍光	47
☐☐蛍光標識基質	280
☐☐蛍光物質	47
☐☐蛍光偏光免疫測定法	281

蛍光免疫測定法	280
形質膜	3, 6
系統誤差	22, 23
劇症肝炎	184
血液ガス分析装置	58
血漿液	75
血清グアナーゼ	266
血清蛋白分画	182
血中ケトン体	126
血中薬物測定法	279
血糖	105, 111
血糖測定法	111
血糖値	105
ケトアミン	120, 122
ケトース	103
解毒機能検査	306
ケノデオキシコール酸	160
ゲル濾過法	69
ケン化	137
原核細胞	2
原子吸光計	45
原子吸光法	84, 90, 92
健常者(基準値)平均値法	24
原水	15
原発性甲状腺機能亢進症	315
原発性甲状腺機能低下症	314
原発性胆汁性肝硬変	149, 223, 255
原発性副甲状腺機能亢進症	85

コ

高 β-リポ蛋白血症	156
高 Ca 血症	85
高 pre β-, β-リポ蛋白血症	156
高 pre β-リポ蛋白血症	156
高 LDL コレステロール血症	158
高インスリン血症	116
高エネルギー化合物	200
高エネルギーリン酸化合物	95
高カイロミクロン pre β-リポ蛋白血症	156
高カイロミクロン血症	156
抗凝固剤	16
光源	42, 47
高コレステロール血症	158
高脂血症の診断基準	158
膠質反応	189
鉱質(ミネラル)コルチコイド	288
甲状腺機能亢進症	85, 116, 140, 143, 149, 152, 209, 314
甲状腺機能低下症	140, 143, 149, 152, 209
甲状腺刺激ホルモン	284, 286
甲状腺ホルモン	106
酵素活性	230
高速液体クロマトグラフィ	69, 118, 280, 320
高速凝固タイプ採血管	16
酵素抗体法	51
酵素阻害拮抗型(競合型)	231
酵素阻害非拮抗型	232
酵素電極法	55
酵素の分類	227
酵素反応速度	60
酵素分析法	60
酵素免疫測定法	67, 280

光電管	43
光電子増倍管	43, 47
光電池	43
高トリグリセリド血症	158
高比重リポ蛋白	153, 154
抗利尿ホルモン	79, 287
コール酸	160
コーンの冷エタノール分画法	69
呼吸	58
呼吸鎖	135
呼吸性アシドーシス	77, 95
呼吸性アルカローシス	77, 95
国際単位	230
国際標準化機構	11
国際標準法	90
固体膜電極	54
五炭糖	104
骨転移性前立腺癌	239
固定化酵素	63
コドン	332
コハク酸	109
コハク酸デヒドロゲナーゼ	109
個別方式	58
駒込ピペット	14
固有誤差	22
コラーゲン	6, 192
コリンエステラーゼ	227, 244
コリンオキシダーゼ	84
コリンオキシダーゼ法	148, 149
ゴルジ体	3, 4, 6
コルチゾール	285, 288, 318, 319
コルチゾン	318, 319
コレステリルエステル転送蛋白欠損症	144
コレステロール	141
コレステロールエステラーゼ	142
コレステロールエステル転送蛋白	155
コレステロールオキシダーゼ	142
コレステロールデヒドロゲナーゼ	142
コンドロイチン	104
コンドロイチン硫酸	104
コントロールサーベイ	27

サ

再蒸留水	15
再生不良性貧血	91, 189
サイトカイン	85
細胞外液	75
細胞間接着	6
細胞基質間接着	6
細胞骨格	3, 4
細胞質	6
細胞質基質	4
細胞周期	6
細胞内液	75
細胞の基本構造	2
細胞分画	5
細胞膜	3, 4
サイレント変異	331
サイロキシン	285, 287, 315
サイロキシン結合グロブリン	287, 315
サクシニル CoA	109, 200
サクシニル CoA シンニダー

ゼ	109
サザンブロット・ハイブリダイゼーション法	333
サザン法	52
サッカラーゼ	106
サルコイドーシス	85
サルコシンオキシダーゼ	208, 209
酸-塩基平衡	76
酸化還元酵素	227
酸血症	76
酸素電極法	113
三炭糖	104
サンドイッチ法	67
酸ホスファターゼ	6, 86, 232, 235
散乱光測定法	48

シ

ジアセチルモノオキシム法	206
ジアゾ試薬	221
シアル酸	125
シアル酸アルドラーゼ	125
ジエチルジチオカルバミン酸亜鉛	92
ジエチルジチオカルバミン酸ナトリウム	150
紫外線	41
紫外部	42
紫外部法	178
色素結合法	180
糸球体濾過値	208, 309
刺激試験	304
指示酵素	60
支持体電気泳動	49
脂質	133
脂質2重層	4
脂質管理目標値	147
脂質代謝機能検査	306
シスアコニット酸	109
シスチンアミノペプチダーゼ	260
システイン	171
ジチオスライトール	248
シッフ塩基	118, 120
シッフ結合	118
自動分析装置	24, 58
シトシン	203, 328
シトルリン	173
ジヌクレオチド	337
ジヒドロキシアセトンリン酸	108
ジフェニルカルバジド	150
ジフェニルカルバゾン	94
脂肪	134
脂肪酸	135
脂肪酸の種類	134
シャールズ・シャールズ法	94
シュウ酸塩 pH 標準液	56
シュウ酸カリウム	115
重水素放電管	42, 43
重炭酸イオン	98
自由電気泳動	49
重複再現性	22
終末分析	62
ジュール熱	49
受光部	47
出生前診断	334
消化管ホルモン	290
小器官	3

脂溶性色素	158
上皮上体ホルモン	288
小胞体	3, 4, 6
静脈血	17
常用標準物質	12
蒸留水	15
初速度	62
初速度分析	63
除蛋白法	70
しょ糖	103
初発酵素	60
真核細胞	2, 3
シングルビーム式	42
神経芽細胞腫	320
進行性筋ジストロフィ	209, 250
真コリンエステラーゼ	244
浸透圧	98
浸透圧クリアランス	308

ス

髄液糖	117
膵外分泌機能	313
水銀ランプ	42, 47
膵臓ホルモン	290
膵内分泌機能	313
水溶性ビタミン	297
スクロース	103
スクロースホスホリラーゼ	97
ステアリン酸	134, 150
ステルコビリン	221
ステロイド	134
ストレス	105
スフィンゴミエリン	148
スフィンゴリン脂質	148
スリット幅	43
スルホサリチル酸法	178
スレオニン	170, 172

セ

セ・ア膜電気泳動法	50
正確度	22, 26
正規分布型	19
性腺機能検査	321
性腺刺激ホルモン	284, 286
生体元素	1
生体のリズム	2
生体物質	2
成長ホルモン	284, 286
精度	22
精度管理	25, 27
生物発光イムノアッセイ法	68
性ホルモン	285, 289
石英セル	43, 47
赤外線	41
赤血球膜	18
接着因子	6
セファデックス	69
セファリン	146
ゼラチンフィルタ	42
セリン	172
セル	43, 47
セルロース	104
セルロースアセテート膜	183
セルロースアセテート膜電気泳動法	50, 182
セルロプラスミン	92, 180, 186
染色体	4, 326
先端巨大症	314

前立腺特異抗原 238

ソ

総コレステロール 66,135
総脂質 135
双値法 24
総鉄結合能 89
総ビリルビン 222
ゾーン電気泳動 49
ソマトトロピン 286
粗面小胞体 3,4
ソモジー法 70

タ

体液の分布 75
ダイオトラスト排泄極量 308
胎児ヘモグロビン 220
代謝性アシドーシス 77,78,95
代謝性アルカローシス 77,95
対数確率紙 19
対数正規分布型 19
体内時計機構 2
耐熱試験 238
多価不飽和脂肪酸 152
多糖類 104
ダブルビーム式 42
タングステンランプ 42
単光路式 42
炭酸塩 pH 緩衝液 57
胆汁酸 160
単純脂質 134
炭水化物 103
男性ホルモン 289
単糖類 103
蛋白質 173
蛋白染色剤 52
蛋白代謝機能検査 305

チ

チアミン 298
チェリー・クランダル 262
チオグリコール酸 89
チオシアン酸第2水銀法 94
チオ尿素 115
チオバルビツール酸法 152
チオ硫酸ナトリウムクリアランス 308,310
チタンイエロー法 86
窒素血症 206
チトクローム 92,218
チトクロームオキシダーゼ 6
チミン 203,328
チモール混濁試験 190
中間比重リポ蛋白 154
中空陰極ランプ 45
中性脂肪 137
中性リン酸塩 pH 緩衝液 57
超遠心法 144,155
超低比重リポ蛋白 153,154
直示天秤 13
直接ビリルビン 221,222
チロシン 170,171
チロジン 178
チロジン法 191
沈殿法 144

テ

低 HDL コレステロール血症 158
定時分析 63
低比重リポ蛋白 153,154

□□デオキシコール酸	160
□□デカリン	50
□□デキストリン	104
□□テストステロン	285,289
□□鉄	88
□□鉄欠乏性貧血	91,189
□□テトラヒドロコルチゾール	319
□□テトラヒドロコルチゾン	319
□□デヒドロイソアンドロステロン	317
□□デヒドロエピアンドロステロン	289
□□デルタチェック法	25
□□デルタビリルビン	223
□□転移RNA	332
□□転移酵素	227
□□電位差測定法	54
□□電気泳動	49
□□電気浸透	49
□□デンシトメトリ	50
□□転写膜	51
□□天秤	13
□□電量滴定法	57,94

ト

□□銅	92
□□同化	2
□□糖化アルブミン	120,122
□□糖化蛋白	120
□□透過率	41
□□糖脂質	134
□□糖質	103
□□糖質コルチコイド	288
□□糖質代謝機能検査	305
□□糖蛋白質	125

□□等電点電気泳動法	51
□□糖尿病	110,116
□□糖尿病の臨床診断	119
□□糖排泄閾値	105
□□特異度	20
□□ドパミン	285,289
□□ドライケミストリ方式	58
□□トランスアミナーゼ	227,251
□□トランスコルチン	176
□□トランスサイレチン	192,287,301
□□トランスフェリン	89,176,188
□□トリオース-3-リン酸デヒドロゲナーゼ	108
□□トリオースリン酸イソメラーゼ	108
□□トリグリセリド	66,135,136,138
□□トリピリジル・トリアジン法	90
□□トリプトファン	170,171,178
□□トリヨードサイロニン	285,287,315
□□トロポニン	250

ナ

□□ナイアシン	300
□□内因性クレアチニンクリアランス	308,310
□□内呼吸	58
□□内部精度管理法	23
□□内部標準法	46
□□ナトリウム	79,82
□□ナトリウム電極	54
□□鉛	283

ナ

- ナンセンス変異　330
- ナンバー・プラス法　25

ニ

- ニグロシン　52
- ニコチン酸　300
- 二重らせん構造　329
- 二炭糖　103
- 日差再現性　23
- 二糖類　103
- 乳酸　123
- 乳酸オキシダーゼ　124
- 乳酸デヒドロゲナーゼ　227, 256
- 乳汁分泌ホルモン　284
- 乳糖　103
- ニュートラルキャリア膜電極　54, 55, 80
- 尿アミラーゼ　313
- 尿酸　66, 203, 210
- 尿素　205
- 尿素回路　173
- 尿素窒素　66, 205
- 尿中酵素　265
- 尿糖　116
- 認証標準物質　12
- 妊娠糖尿病　110
- ニンヒドリン　170

ヌ

- ヌクレオシド　328
- ヌクレオチダーゼ　203
- ヌクレオチド　203, 328
- ヌクレオチド除去修復機構　331

ネ

- ネテルソン法　98

ノ

- ノイラミニダーゼ　125
- 脳下垂体機能亢進症　116
- 脳下垂体ホルモン　105
- 濃縮試験　308
- ノーザンブロット・ハイブリダイゼーション法　333
- ノザン法　52
- ノルアドレナリン　150, 285, 289, 320
- ノンパラメトリック法　19

ハ

- 麦芽糖　103
- バクテリア発光　68
- バソクプロイン　92, 150
- バソフェナンスロリン　89
- バソプレシン　284, 287
- 波長純度・精度　43
- 波長幅　43
- 白金電極　56
- パック方式　58
- バッジ方式　58
- バナジン酸法　222
- 馬尿酸合成試験　306
- バニリルマンデル酸　320
- ハプトグロビン　180, 187
- ハミルトン法　94
- パラアミノ馬尿酸排泄極量　308
- パラトルモン　285, 288
- パラメトリック法　19

ハ

- □□ バリノマイシン電極 54, 55, 80
- □□ バリン 170, 171
- □□ パルミチン酸 134, 137, 141, 148, 150
- □□ パルミトオレイン酸 134
- □□ ハロゲンランプ 42
- □□ パンクレオザイミン・セクレチン試験 313
- □□ 半減期 176
- □□ 搬送システム 18
- □□ パントテン酸 300
- □□ 半値幅 42
- □□ 反応速度 61
- □□ 半保存性複製 329

ヒ

- □□ ヒ・モリブデン酸法 112
- □□ ヒアルロン酸 104
- □□ ビウレット法 177
- □□ ビオチン 300
- □□ 非還元末端・還元末端修飾オリゴ糖 241
- □□ 比色計 43
- □□ ヒスチジン 170, 172
- □□ 比濁法 48
- □□ ビタミンA 295
- □□ ビタミンA_1 295
- □□ ビタミンA_2 295
- □□ ビタミンB_1 298
- □□ ビタミンB_2 298
- □□ ビタミンB_6 298
- □□ ビタミンB_{12} 218, 299
- □□ ビタミンB群 297
- □□ ビタミンC 297, 299
- □□ ビタミンD 95, 296
- □□ ビタミンE 296
- □□ ビタミンH 300
- □□ ビタミンK 297
- □□ ビタミン過剰症 300
- □□ ビタミン欠乏症 300
- □□ 非蛋白窒素 204
- □□ 必須アミノ酸 170
- □□ 必須脂肪酸 134
- □□ 比電気伝導度 15
- □□ ヒドロコルチゾン 288
- □□ ヒポキサンチン 203
- □□ 標準液 12
- □□ 標準血清 25, 26
- □□ 標準物質 11, 46
- □□ 標準法 26
- □□ 病態識別値 21
- □□ 氷点降下法 98
- □□ ピラノースオキシダーゼ 115, 122
- □□ ピラノースオキシダーゼ法 114
- □□ ピリドキサミン 298
- □□ ピリドキサル 298
- □□ ピリドキサルリン酸 251
- □□ ピリドキシン 298
- □□ ビリベルジン 220, 222
- □□ ピリミジン塩基 203, 328
- □□ ピリミジンヌクレオチド 203
- □□ 微量アルブミン尿 181
- □□ ビリルビン 65, 143, 220, 221
- □□ ビリルビンオキシダーゼ 65
- □□ ビリルビン酸化酵素 221, 222
- □□ ビリルビン代謝機能検査 306
- □□ ビリルビンメータ 222
- □□ ピルビン酸 99, 108, 109, 123
- □□ ピルビン酸オキシダーゼ

	123, 253
ピルビン酸キナーゼ	
	81, 108, 151
ピルビン酸酸化酵素	151
比ろう法	48
ピロガロールレッド法	178

フ

ファラデーの法則	57
フィードバック調節機構	285
フィスケ・サバロウ法	96
フィブリノゲン	183, 185, 191
ブーケ・ランバートの法則	
	41
プール血清	25
フェニルアラニン	
	170, 171, 178
フェニルケトン尿症	175
フェニルピルビン酸	107
フェニルリン酸	234
フェノール	234
フェノールレッド法	245
フェリチン	88, 89, 189
フェレン	91
フェロジン	91
負荷試験	304
複合脂質	134
副甲状腺ホルモン	
	82, 95, 285, 288
副腎機能低下症	116
副腎髄質ホルモン	285, 289
副腎性アンドロゲン	285
副腎皮質刺激ホルモン	
	284, 287
副腎皮質糖質コルチコイド	
	318
副腎皮質ホルモン	
	105, 106, 285, 288
フタル酸塩pH緩衝液	56
プチアリン	106
フッ化ナトリウム	17, 115
不透析性Ca	83
不飽和脂肪酸	134
不飽和鉄結合能	89
フマル酸	109, 175
フマル酸デヒドロゲナーゼ	
	109
プラスミノゲン	161
プラスミノゲンレセプター	
	161
プリズム	43
プリン塩基	203, 328
プリン体	210
プリンヌクレオシドホスホリラーゼ	
	96
プリンヌクレオチド	203
ブルースターチ	243
フルクトース	104
フルクトース-1,6-二リン酸	
	108
フルクトース-6-リン酸	108
フルクトサミン	120, 122
プレアルブミン	176, 192, 301
フレームシフト変異	330
プロゲステロン	285, 289
プロスタグランジン	150
ブロッティング法	52
プロトン勾配	109
ブロムクレゾールグリーン法	
	180
プロラクチン	284, 286
プロリン	171

☐☐分光器	42, 47
☐☐分光光度計	41, 43
☐☐分子吸光係数	44
☐☐分子篩	51, 69

へ

☐☐ベーアの法則	41
☐☐ヘキソース	104
☐☐ヘキソキナーゼ	86, 87, 108, 113, 115
☐☐ペクチン	104
☐☐ベネジクト法	116
☐☐ヘパリン	17, 104
☐☐ペプチド結合	175
☐☐ヘマチン	219
☐☐ヘム	219, 220
☐☐ヘムオキシゲナーゼ	220
☐☐ヘム酵素	88, 220
☐☐ヘモグロビン	88, 183, 218, 219, 220, 221
☐☐ヘモクロマトーシス	189
☐☐ヘモジデリン	88
☐☐ヘモジデローシス	189
☐☐ペルオキシソーム	3, 4, 6
☐☐ペルオキシダーゼ	68, 209, 218
☐☐ベンスジョーンズ蛋白質	179
☐☐変動係数	23
☐☐ペントース	104

ホ

☐☐抱合型ビリルビン	221
☐☐芳香族アミノ酸	170, 178
☐☐ホウ酸塩pH緩衝液	57
☐☐放射免疫測定法	67, 280
☐☐飽和脂肪酸	134
☐☐保護膠質作用	189
☐☐母細胞	6
☐☐補色	42
☐☐ホスファターゼ	227
☐☐ホスファチジルエタノールアミン	146
☐☐ホスファチジルコリン	146
☐☐ホスファチジルセリン	146
☐☐ホスファチジン酸	146
☐☐ホスホエノールピルビン酸	108, 200
☐☐ホスホグリセリン酸キナーゼ	108
☐☐ホスホグリセロムターゼ	108
☐☐ホスホグルコムターゼ	97
☐☐ホスホグルコムターゼ法	96
☐☐ホスホフルクトキナーゼ	108
☐☐ホスホリパーゼC	148, 149
☐☐ホスホリパーゼD	84, 148, 149
☐☐ホスホリラーゼ	203
☐☐ホタル発光	68
☐☐ポテンシオメトリック電極スライド	60
☐☐ホモシスチン尿症	175
☐☐ポリアクリルアミドゲル電気泳動法	50
☐☐ポリペプチド	173
☐☐ポリメラーゼ連鎖反応	332
☐☐ホリン・ウ除蛋白法	204
☐☐ポルフィリン	88, 218
☐☐ポルフィン誘導体	218
☐☐ホルミウムフィルタ	43
☐☐ホルモン	284
☐☐ホルモン感性リパーゼ	150
☐☐ホロカソードランプ	45

ホロ酵素	229, 251
ポンソー3R染色	52
ポンソーS染色	52

マ

マグネシウム	66
マクロアミラーゼ	243
松原法	89
マラカイトグリーン法	96
マルターゼ	106
マルチルール管理法	24
マルトース	103
マンガン	99, 283
マンニトールクリアランス	308
マンノース	104

ミ

ミオキナーゼ	151
ミオグロビン	88, 192, 218, 220
ミオシン軽鎖	250
ミカエリス・メンテンの式	63
ミカエリス定数	61
ミスセンス変異	329
ミスマッチ修復機構	331
ミトコンドリア	3, 4, 6
ミリスチン酸	134
ミリ当量	79

ム

無機リン	66, 95
ムコ多糖類	104
娘細胞	6

メ

迷光	43
メープルシロップ尿症	175
メチオニン	170, 171
メチルキシノールブルー法	83
メチルトランスフェラーゼ	207
メッセンジャーRNA	332
メトヘモグロビン	219
メナキノン	297
メナジオン	297

モ

毛細管血	17
モノアミンオキシダーゼ	6, 92, 264
モリブデンブルー法	96
モル吸光係数	44

ユ

有糸分裂	6
誘導単位	10
遊離型コレステロール	135, 142
遊離型ビリルビン	221
遊離脂肪酸	66, 135, 150

ヨ

陽イオン	78
葉酸	300
ヨウ素滴定法	112
容量分析用1次標準物質	12
容量分析用標準物質	12
余色	42

四炭糖	104

ラ

ライトマン・フランケル法	253
ラウリン酸	134
ラクターゼ	106
ラクトース	103
ラミニン	6
ランベルト・ベーアの法則	42,44
卵胞刺激ホルモン	284,286

リ

リアーゼ	175,227
リガーゼ	227
リジン	170,172
リソソーム	3,4,6
リゾホスファチジルコリン	148
リゾレシチン	148
リチウムイオン	99
立体異性体	169
リトコール酸	160
リノール酸	134,137,141,148,150,152
リノレイン酸	134,152
リパーゼ	262
リボース	104,328
リボソーム	3,4
リボソーム RNA	332
リポ蛋白	134,153
リポ蛋白リパーゼ	138,140,150,155
リボフラビン	298
硫酸アンモニウム	69
硫酸アンモニウム比濁法	191
量器の検定・公差	14
両性電解質	51
リン・モリブデン酸法	112
リンゴ酸	109,175
リンゴ酸デヒドロゲナーゼ	109,227
リン酸塩 pH 緩衝液	57
リン脂質	66,134,135,146

ル

累和法	24

レ

零次反応	61
レーザネフェロメトリ	48
レシチン	146,148
レシチン・コレステロール・アシル・トランスフェラーゼ	155,263
レチナール	296
レチノイン酸	296
レチノール	295
レチノール結合蛋白	193,301
レムナントリポ蛋白	146
レムナントレセプター	155
連続計測法	231
連続流れ方式	60

ロ

ロイシン	170,171
ロイシンアミノペプチダーゼ	227,260
蠟	134
ローリー法	178
六炭糖	104

数字・欧文項目

数字

- 1,2-ジリノレオイルグリセロール 263
- 1,3-ジホスホグリセリン酸 200
- 1,3 ビスホスホグリセリン酸 108
- 1,5-アンヒドログルシトール 121
- 11-β-オキシアンドロステロン 317
- 11-β-オキシコラノロン 317
- 11-ケトアンドロステロン 317
- 11-デヒドロコルチゾール 318
- 12-クラウン-4 55,80
- 15-クラウン-5 55,80
- 17-hydroxycorticoid 318
- 17-OHCS 318
- 17-OS 316
- 17-oxosteroid 316
- 1 型糖尿病 110
- 1 次胆汁酸 160
- 1 次反応 61
- 1 次標準物質 12
- 1 点測定法 231
- 2-デオキシリボース 328
- 2-ホスホグリセリン酸 108
- 2,4-ジニトロフェニルヒドラジン 256
- 2,6-ジクロロ-4-アセチルフェニルリン酸 235
- 2,6-ジクロロ-4-ニトロフェニルリン酸 235
- 2 型糖尿病 110
- 2 次元電気泳動法 51
- 2 次標準物質 12
- 2 波長測定 44
- 3-デヒドロレチノール 295
- 3-ヒドロキシ酪酸 126
- 3-ヒドロキシ酪酸デヒドロゲナーゼ 126
- 3-ホスホグリセリン酸 108
- 3 α-HSD 160
- 3α-hydroxysteroid dehydrogenase 160
- 8-ヒドロキシキノリン 83
- 75 g OGTT 負荷試験 110

ギリシャ

- α-HBD 265
- α-アミラーゼ 239
- α-ケトグルタル酸 109
- α-ケトグルタル酸デヒドロゲナーゼ 109
- α-酸化 135
- α-ヒドロキシ酪酸デヒドロゲナーゼ 265
- α-フェトプロテイン 185
- α-リポ蛋白 153,154,158
- α_1-アンチトリプシン 125,192
- α_1-酸性糖蛋白 125,180,192
- α_1-ミクログロブリン 193
- α サブユニット 286
- β-γ ブリッジング 185
- β-ガラクトシダーゼ 68,81
- β-酸化 135

チェック項目リスト

- β-リポ蛋白 153, 154, 158
- β-リポ蛋白欠損症 140
- β_2-ミクログロブリン 193
- β サブユニット 286
- γ-グルタミル-β-ナフチルアミド 255
- γ-グルタミル-3-カルボキシ-4-ニトロアニリド 255
- γ-グルタミル-p-ニトロアニリド 254
- γ-グルタミルトランスペプチダーゼ 227, 254
- δ-ビリルビン 223
- ω-酸化 135

A

- A/G 比 180
- Abell-Kendall 法 141
- acetyl CoA 135
- AcP 227, 232
- ACS 151
- ACTH 150, 284, 287, 314
- active transport 18
- ADA 266
- adenine 328
- ADH 314
- ADP 108
- adrenaline 289
- adrenocortical hormone 288
- adrenocorticotropic hormone 287
- alanine aminotransferase 251
- aldosteron 288
- ALP 227, 232
- ALP アイソザイム 237
- ALT 66, 227, 251
- aminopeptidase 260
- Amyloclastic 法 240
- androgen 289
- aspartate aminotransferase 251
- AST 66, 227, 251
- ATP 4, 95, 108, 200, 201
- AV-17 53

B

- BCG 法 180
- Benedict 法 116
- Bessey-Lowry 法 234, 235
- bioluminescent immunoassay 68
- BLIA 68
- Bloor の抽出液 70
- broad β-リポ蛋白 154
- BSP 試験 305

C

- C reactive protein 188
- Ca^{2+} 82
- Ca 代謝 95
- calcitonin 288
- CAP 260
- CBB-G 250 53
- CBB-R 250 53
- CD 142
- cell membrane 3
- CETP 155
- CETP 欠損症 144
- chemiluminescent enzyme immunoassay 68
- chemiluminescent immuno-

assay	67
Cherry-Crandall 法	262
Chromogenic 法	240
chromosome	326
chylomicron	154
CK	66, 227, 247
CK アイソザイム	249
CK アイソフォーム	250
Clark-Collip 法	83
CLEIA	68
CLIA	67
Cl 電極	54
CoA	135
codon	332
coenzyme A	135
competitive protein binding assay	67
continuous flow system	60
cortisol	288
CPBA	67
CRM 470	12
CRP	188
CT	288
cusum 法	24
cystine aminopeptidase	260
cytosine	328
cytoskeletor	3
C 反応性蛋白	188

D

deoxyribonucleic acid	202, 326
discrete system	58
DNA	4, 202, 203, 326
DNA のブロッティング法	52
DNA ポリメラーゼ	6
Dole 法	150
dopamine	289
dry chemistry system	58
Duncombe 法	150

E

EIA	67, 280
ELISA	51
Ellsworth-Howard 試験	316
Embden-Meyerhof の経路	107
EMIT 法	67, 280
endoplasmic reticulum	3
enzyme immunoassay	67
enzyme-linked immunosorbent assay	51

F

FAD	337
fat red 7B	158
FFA	150
Fishberg 濃縮試験	312
FISH 法	333
flavin adenine dinucleotide	337
Fletcher 法	137
floating β-リポ蛋白血症	156
fluorescence in situ hybridization	333
fluorescence polarization immunoassay	281
Folch の抽出液	70
folic acid	300
Folin-Wu 法	70, 112
follicle stimulating hormone	286

☐☐FPIA	281
☐☐frameshift mutation	330
☐☐free fatty acid	150
☐☐Friedewald 法	146
☐☐FSH	284, 286, 314

G

☐☐G-6-PD	113
☐☐GC	279
☐☐GD	138, 139
☐☐GD 法	114
☐☐GFR	208, 309
☐☐GH	286, 314
☐☐GK	138
☐☐GK 法	114
☐☐GLD	81, 205, 253
☐☐glomerular filtration rate	309
☐☐glucose tolerance test	119
☐☐glycated albumin	122
☐☐GOD	138
☐☐gold standards	20
☐☐Golgi body	3
☐☐gonadotropin	286
☐☐growth hormone	286
☐☐GTT	119
☐☐guanine	328

H

☐☐Hagedorn-Jensen 法	112
☐☐HbA$_{1c}$	118
☐☐HbF	220
☐☐HDL	153, 154, 155
☐☐HDL-C	144
☐☐heme	219
☐☐Henderson-Hasselbalch の式	15
☐☐heterogeneous EIA	67
☐☐HK 法	113
☐☐Hoffmann 法	19
☐☐homeostasis	2
☐☐homogeneous EIA	67
☐☐homogeneous immunoassay 法	280
☐☐HPLC	69, 280
☐☐HTGL	144
☐☐H サブユニット欠損症	259

I

☐☐ICG 試験	305
☐☐IDL	154
☐☐International Organization for Standardization	11
☐☐ISO	11
☐☐isoform	250
☐☐IU	230

J

☐☐Jaffé 反応	208
☐☐JIS 規格	12, 13

K

☐☐K	46, 79, 81, 82
☐☐K$^+$電極	54
☐☐Karmen 法	252
☐☐kat	230
☐☐katal	230
☐☐Kiliani 反応	142
☐☐Kind-King 法	234
☐☐K_m	61
☐☐Kolthoff 反応	86
☐☐Krebs 回路	108

K電極 55

L

L-ロイシル-β-ナフチルアミド 260
L-ロイシル-p-ニトロアニリド 261
L-ロイシルアミド 261
lag time 62
LAP 227, 260
Laurell-Tibbling法 150
LCAT 155, 263
LD 6, 66, 227, 256
LDアイソザイム 258
LDL 153, 154, 155
LDL-C 146
LDL-コレステロール 146
LDL(β) 159
LDサブユニット欠損症 259
LDサブユニット変異 259
lecithin cholesterol acyltransferase 263
LH 284, 286, 314
Li 46
Liebermann-Burchard反応 141, 142
Lineweaver-Burkの式 61
Lohmann反応 248
Lp-X 145
Lp(a) 161
LPL 155
luteinizing hormone 286
lysosome 3

M

malignancy associated hypercalcemia 86
Malloy-Evelyn法 222
MAO 264
MARKIT法 280
MDH 227
messenger RNA 332
Meulemans法 178
Michaelis-Mentenの式 61
microalbuminuria 181
mismatch repair 331
missense mutation 329
mitochondria 3
MK 151
Mn 99
mRNA 332
MXB法 83
Mサブユニット欠損症 259
M蛋白 185

N

N-acetylneuraminic acid 125
N-アセチル-β-D-グルコサミニド 265
N-アセチルシステイン 248
Na 46, 79, 80, 82
$Na^+ \cdot K^+$ ATPアーゼ 6
Na電極 79
NAC 248
NADH 107, 108
NAG 265
NANA 125
NEFA 150
nicotinamide adenine dinucleotide 337
nicotinamide adenine

dinucleotide phosphate	337
non protein nitrogen	204
non-esterified fatty acids	150
nonsense mutation	330
noradrenaline	289
NPN	204
nucleoside	328
nucleotide	328
nucleotide excision repair	331
nucleus	3
number plus 法	25

O

o-CPC 法	83
o-TB 法	112
o-ジアニシジン法	113
o-トリジン法	113
o-フタルアルデヒド反応	142
oil red O	158
organelles	3
Orlowski 法	254
oxytocin	287

P

p-ニトロフェニルリン酸	233, 234
p-ニトロフェノール	233
PAGE	50
parathormone	288
parathyroid hormone	288
PCR 法	332
peroxysome	3
phenolsulfonphtalein 試験	309
pH 勾配	51
pH 調節機構	77
pH メータ	54, 56
PK	81, 151
plasma membrane	3
POCT	60
polymerase chain reaction	332
POP	151, 253
porphin	218
Porter Silber 反応	319
pre β-リポ蛋白	137, 153, 154, 158
PRL	286, 314
prolactin	286
PSA	238
pseudo choline esterase	244
PSP 排泄試験	308, 309
PTH	82, 288
PTH related protein	85
PTHrP	85
purine 塩基	328
pyrimidine 塩基	328

R

radio immunoassay	67
RBP	193, 301
receiver operating characteristic curve	21
receptor assay	67
Reitman-Frankel 法	253
remnant	155
retinol binding protein	301
RIA	67, 280
ribonucleic acid	202, 326
ribose	328

ribosomal RNA 332
ribosome 3
RNA 4, 6, 202, 203, 326
RNAのブロッティング法 52
ROC曲線 21
rRNA 332

S

Saccharogenic法 240
salting out 69
Schiff結合 118
SDS 50
SDS-PAGE 50, 51
semi-conservative replication 329
sensitivity 20
SH酵素 247
shift現象 24
Sibley-Lehninger法 264
silent mutation 331
SI単位 10
SLFIA 280
somatotropin 286
Somogyi-Nelson法 112
specificity 20
substrate-labelled fluorescent immunoassay 280
sudan black B 158

T

T_3 285, 287, 315
T_4 285, 287, 315
TBA法 152
TBG 287, 315
TCA 178
TCAサイクル 108
TDM 279
thymine 328
thyroid-stimulating hormone 286
thyroxin-binding globulin 287
TIBC 89
Tonksの許容限界 22
TPTZ法 90
transfer RNA 332
transthyretin 287
trend現象 24
tripyridyl triazine法 90
tRNA 332
TSH 150, 284, 286, 314
TTR 287
TTT 190
twin plot法 24

U

UIBC 89
unrest 24
uracil 328

V

Van Handel法 137
vasopressin 287
VLDL 153, 154, 155
VLDL(pre β) 159
VMA 320

W

Westgard法 24

X

$\bar{x}$-Rs-R管理図法 24

☐☐ $\bar{x}$-R 管理図法	23
☐☐ xylidyl blue 法	87

Y

☐☐ Youden plot 法	24

Z

☐☐ Zak-Henly 法	142
☐☐ Zimmermann 反応	317
☐☐ Zn	99
☐☐ ZTT	190

ガイドライン対応　臨床検査知識の整理
臨床化学　　　　　　　　　　　ISBN978-4-263-22567-7

2004年 4月20日　第1版第1刷発行
2009年12月 5日　第1版第5刷発行

編　者　新臨床検査技師教育研究会
発行者　大　畑　秀　穂
発行所　医歯薬出版株式会社

〒113-8612　東京都文京区本駒込 1-7-10
TEL　(03) 5395—7620(編集)・7616(販売)
FAX　(03) 5395—7624(編集)・8563(販売)
URL　http://www.ishiyaku.co.jp/
郵便振替番号　00190-5-13816

乱丁，落丁の際はお取り替えいたします　　　　印刷・三報社印刷/製本・皆川製本所
Ⓒ Ishiyaku Publishers, Inc., 2004. Printed in Japan ［検印廃止］

本書の複製権・翻訳権・上映権・譲渡権・貸与権・公衆送信権（送信可能化権を含む）は，医歯薬出版㈱が保有します．
JCOPY ＜㈳出版者著作権管理機構　委託出版物＞
本書の無断複写は，著作権法上での例外を除き禁じられています．複写される場合は，そのつど事前に㈳出版者著作権管理機構（電話 03-3513-6969，FAX 03-3513-6979，e-mail：info@jcopy.or.jp）の許諾を得てください．